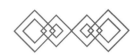

実践から学ぶ
婦人科細胞診

GYNECOLOGICAL CYTOLOGY

監修

加藤　久盛
独立行政法人 神奈川県立がんセンター

安田　政実
埼玉医科大学国際医療センター

編集

北村　隆司
昭和大学横浜市北部病院

大金　直樹
独立行政法人 神奈川県立足柄上病院

加藤　智美
埼玉医科大学国際医療センター

矢野　恵子
関西医療大学

推薦の言葉

　本書を，最初に拝見した際に，まず印象付けられたのは構成（総論，基礎編，実践編）と大きな見やすい写真が豊富で本文が読みやすい点である．また，根底に WHO の腫瘍分類を視野に入れている点も，これからの時代の先取りをした内容が伺えるのである．また多くの著者の方々も熟慮の末に選ばれた方々と考え，全員が意気投合して素晴らしい内容に仕上げている．すべて監修者の高い見識の現れであり，まず心よりの賛辞をお送りするものである．

　内容は，I. 総論として，婦人科細胞診の変遷，基本知識（WHO 改訂に伴う概念・分類の変遷），コルポスコピーの見方が述べられている．婦人科細胞診のこれまでの歴史を紐解き，過去から現在へ至る疾患概念の考え方を見つめなおす良い機会である．また，近年の WHO 改訂からみた細胞診断の在り方や普段馴染みの薄いコルポスコピーと異型上皮を関連付けた解説はより的確な細胞診断へと繋がり，読者にとってもより理解が深まるであろう．

　II. 基礎編では，外陰　子宮腟部・頸部として 20 病変を，子宮体部として 10 病変，卵巣として 9 病変を選んで解説され，多くの疾患について理解しやすいような配慮が伺える．WHO 2014 では，腺系の病変の診断・記載内容が大きく変わった．特に腺異形成，頸部腺癌については，2003 年 WHO 分類と比較してかなり整理された感がある．それを受けて，本書でも子宮頸部腺癌の記載項目が豊富であり，これに伴う細胞像の見方・考え方が重点的に述べられている．実際に細胞診を鏡検して，ある特定の疾患を念頭に置き本書を紐解くと，実に的確な解答あるいは示唆が得られると思われる．

　III. 実践編として，II で述べられた　外陰　子宮腟部・頸部，子宮体部，卵巣での鑑別診断が主体となる．ここでも，我々がしばしば悩む病変が適格に選定されており，大型の美麗な写真を使用した説明は，実に理解しやすく構成されている．更にまた，大きな特色として感じるのは，本書では基本的な記載および写真の供覧は Papanicolaou 染色であり，それを基本として細胞診をどのように見て，診断してゆくかのポリシーが微に入り細に入り徹底されている．核・細胞質および構成集団の特徴から，より実践的で且つ的確な鑑別診断へと導く術が随所で示され，これまでの教科書とは類をみない体裁となっている．免疫染色，分子病理の解説は必要最小限にし，「どこでも，いつでも」Papanicolaou 染色で正しい最適な細胞診の診断を提供できるよう配慮が行き届いている．現在において，この哲学を貫徹されたことは素晴らしいことである．このような斬新な構成により全体として統一のとれた教科書は，細胞診の基本的な事項を習得した細胞診検査士を目指す諸君，若手のみならず熟達した細胞検査士の方々および細胞病理医の諸兄姉にとって，極めて有用な「実践書」といえる．細胞診断の現場において本書がその役割を遺憾なく発揮して，我が国の細胞診断のレベル向上に貢献することが大いに期待される．

　また，国際細胞学会 IAC においても，世界の各地域でこのような「わかり易い実践書」を渇望しているのが現状と思われる．本書が近い将来，英語は元より種々の言語に翻訳され各地域で活用されるよう心より願うものである．

国際医療福祉大学大学院特任教授，日本鋼管病院病理診断科部長

国際細胞学会 IAC 理事長　　長村　義之

監修者序

『実践から学ぶ婦人科細胞診』の監修に際して

　最初に，この本の作成に至った経緯に触れたい．この本の立ち上げに関わった編集スタッフより作成動機について伺った．それは，婦人科細胞診において実際の臨床現場で判定に苦慮することが多々あるものの，なんとか解決しようと既存の教本を読んでみても典型的な細胞像所見の掲載及び解説にとどまり，なかなか疑問が解決しにくい現状がある．その現場の声を何とか解決しようと立ち上げたのがこの本の作成のきっかけとなっている．まず総論では細胞を診断するにあたり，知っておくべき婦人科細胞診の変遷，基本的な知識として婦人科腫瘍の現在の分類について解説している．

　そして私は各疾患の基本的な組織像をきちんと理解して初めて，該当疾患の細胞像が見えてくると考えており，この本はまさしくそれを意識して作られた内容となっており，これが基礎編に述べられている．そしてこの本の作成動機となった，実際の臨床現場で遭遇する鑑別診断するのに悩ましいケース27項目を外陰　子宮膣部・頸部，子宮体部，卵巣の各臓器に分けて解説している．解説を担当された分担著者はいずれも第一線で細胞診断にあたっているスタッフであり，自分自身で苦労し悩んで診断してきた経験があるからこそ書ける内容及び文体になっている．細胞診断で困ったときに相談できる細胞検査士，細胞診専門医が潤沢に整っていたとしても中々意見がまとまらないこともあるであろう．また少人数で心細く細胞診断を行わねばばらない施設もあるであろう．いずれの場合でも，そんな時は是非この本を顕微鏡の横に置き，細胞診断するにあたり悩ましい迷いやすい所見を，同じ目線で悩みを共有し一緒に考え解決を導く手引書になることを期待したい．

　最後に，よくぞこの本を企画してくれた安田政実先生，北村隆司様，矢野恵子様，大金直樹様，加藤智美様，各執筆者の方々そして医療科学社の担当者の方々に御礼申し上げ，監修者の言葉としたい．

2017年4月吉日

神奈川県立がんセンター　婦人科

加藤　久盛

監修者序

　細胞診のスキルアップを図る過程で組織診の知識，経験は必要欠くべからざるものであり，筆者は細胞診の理解の根底に常に組織診の見方・考え方を位置づけてきた．しかるに昨今，この考え方は説得力を欠くと思うようになってきた．多くの検査士の人たちから学び，教わってきた細胞診的感覚が次第に（漸くというべきかも知れないが）身になり始めたことの証かもしれない．このような状況を生んだ最大の契機に，ベセスダシステムの成熟とわが国への上陸がある．（当初，筆者には）いわば疑陽性を体よく表現しただけに思えた ASC は，臨床実地の上でも治療管理方針を包含した意義の深いカテゴリーであり，練りに練られた分類といえる．このような ASC は組織診に大きな影響を与え，とくに微妙な LSIL/CIN1/mild dysplasia に対峙するときには，ASC-US との整合性に納得せざるを得ないことが少なくない．"これはきっと ASC-US だろう"と細胞診に妥当性を求めることもある．一方，ASC-H に関しては考えさせられることが多く，悩みは一言では表せない．

　こんな"細胞診雑感"を抱くなかで，筆者は本書に対して執筆者の一人でもあり，かつ「監修のことば」をしたためる役割を与えられた．今，こうして本書が刊行に至ったのも，優秀な検査士の方々に執筆していただいたことにつきる．"共通の言語"（＝疾患の概念，定義，最近の動向などに対する知識）に対する理解を互いに深めることは，病理医・検査士個々の力量を高め，職場の精度向上にも大きな成果を生むと期待される．先人たちが編み出してきた幾多の細胞診関連の成書があるなかで，それらを乗りこえんばかりの本書の企画に賛同し，編集にも補助的ながら筆者は微力を注いだ．細胞診はときに組織診の及ばない範囲をカバーし，確定診断をもたらしてくれる．婦人科領域は言うまでもなく女性にしか起きない疾患が対象であり，幾多の面で固有の考え方が存在する．最近では，WHO 分類が 2014 年に大幅に改訂され，少々混乱するような新興の情報が随所に盛り込まれている．細胞診の見方・根本に揺らぎはないものの，表現型は日進月歩の変化を遂げている．現場において，"共通の言語"を用いた会話が一層弾むことに本書が役立ってくれると期待する．

　最後に，編集者および執筆者，出版者の各位に深謝の意を表したい（この場で全員のお名前を表すことは控えた）．

2017 年 4 月吉日
埼玉医科大学国際医療センター　病理診断科

安田　政実

執筆者一覧 (50 音順)

生澤　竜	聖マリアンナ医科大学横浜市西部病院　病理診断科	
池田　勝秀	国際医療福祉大学　成田保健医療学部医学検査学科	
伊藤　崇彦	がん研有明病院　細胞診断部	
大金　直樹	独立行政法人 神奈川県立足柄上病院　検査技術科	
大塚　重則	医療法人藤和会 藤間病院　検査科	
岡本　聡	東北大学病院　婦人科	
梶原　博	東海大学医学部基盤診療学系病理診断学	
加藤　智美	埼玉医科大学国際医療センター　病理診断部	
加藤　久盛	独立行政法人 神奈川県立がんセンター　婦人科	
金守　彰	埼玉県済生会 川口総合病院　臨床検査科	
金子 あゆみ	昭和大学横浜市北部病院　臨床病理検査室	
河野　哲也	自治医科大学附属さいたま医療センター　病理部	
急式　政志	埼玉県立小児医療センター　検査技術部	
岸本　宏志	埼玉県立小児医療センター　病理検査室	
北村　隆司	昭和大学横浜市北部病院　臨床病理検査室	
小島　朋子	昭和大学横浜市北部病院　臨床病理検査室	
小林 志津子	独立行政法人 神奈川県立足柄上病院　検査技術科	
坂下　仁美	茅ヶ崎市立病院　臨床検査科	
桜井　孝規	京都大学医学部附属病院　病理診断科	
笹島 ゆう子	帝京大学医学部付属病院　病理診断科	
佐治　晴哉	藤沢市民病院　婦人科	
實原　正明	飯田市立病院　検査科病理	
渋木　康雄	国立研究開発法人 国立がんセンター中央病院　病理・臨床検査科	
白波瀬 浩幸	京都大学医学部附属病院　病理診断科	
清野　重男	公益財団法人 世田谷区保健センター　医務科病理	
津田　祥子	昭和大学横浜市北部病院　臨床病理検査室	
中澤 久美子	山梨大学医学部附属病院　病院病理部	
服部　洋介	JA 神奈川県厚生連 伊勢原協同病院　臨床検査科	
花井 絵梨果	昭和大学横浜市北部病院　臨床病理検査室	
前田　宣延	日本赤十字社 富山赤十字病院　病理診断科	
松井　成明	日本鋼管病院　病理検査科	
宮本　藤之	富山県立中央病院　病理診断科	
棟方　哲	地方独立行政法人堺市立病院機構 堺市立総合医療センター　病理診断科	
村山　巧馬	JA 神奈川県厚生連 伊勢原協同病院　臨床検査科	
森下　明博	茅ヶ崎市立病院　臨床検査科	
安田　政実	埼玉医科大学国際医療センター　病理診断科	
柳井　広之	岡山大学病院　病理診断科	
矢納　研二	JA 三重厚生連 鈴鹿中央総合病院　婦人科	
矢野　恵子	関西医療大学　保健医療学部臨床検査学科	
和田　光平	JA 神奈川県厚生連 相模原協同病院　医療技術部臨床検査室	

実践から学ぶ　婦人科細胞診
目　次

推薦の言葉　iii

監修者序文　iv

執筆者一覧　vi

目　　次　vii

I　総　論 1

1. 婦人科細胞診の変遷 …………………………………………… 加藤久盛 ……… 2

2. 婦人科細胞診の基本知識

"WHO 改訂に伴う概念・分類の変遷と細胞診への影響" …… 梶原　博・安田政実 ……… 4

1）子宮頸部 …………………………………………………………………… 4

2）子宮体部 …………………………………………………………………… 8

3）卵巣 ………………………………………………………………………… 12

3. コルポスコピーの簡単で解りやすい見方 ………… 佐治晴哉・加藤久盛 …… 16

参考文献・18

II　基礎編 19

1. 外陰　子宮腟部・頸部 …………………………………………………… 20

伊藤崇彦・生澤　竜・服部洋介・大金直樹・和田光平・小島朋子
金守　彰・村山巧馬・岡本　聡・笹島ゆう子・渋木康雄
池田勝秀・實原正明・森下明博・金子あゆみ・小林志津子

1）外陰部上皮内腫瘍 ………………………………………………………… 20

2）乳房外 Paget 病 …………………………………………………………… 22

3）扁平上皮癌 ………………………………………………………………… 24

4）悪性黒色腫 ………………………………………………………………… 26

5）反応性変化 ………………………………………………………………… 28

6）感染症 ……………………………………………………………………… 32

7）HPV 感染——コイロサイトーシスを中心に ………………………… 34

8-a）軽度異形成 ……………………………………………………………… 36

8-b）中等度異形成 …………………………………………………………… 38

8-c）高度異形成 ……………………………………………………………… 40

9）上皮内癌 …………………………………………………………………… 42

10）微小浸潤扁平上皮癌 …………………………………………………… 44

11）扁平上皮癌 ……………………………………………………………… 46

12）上皮内腺癌 ……………………………………………………………… 48

13）通常型内頸部腺癌 ……………………………………………………… 50

14）粘液性腺癌 ……………………………………………………………… 52

15）類内膜腺癌 ……………………………………………………………… 54

16）漿液性腺癌 ……………………………………………………………… 56

17）明細胞腺癌 ……………………………………………………………… 58

18）腺扁平上皮癌 …………………………………………………………… 60

19）すりガラス細胞癌 ……………………………………………………… 62

20）小細胞癌 ………………………………………………………………… 64

参考文献・66

2. 子宮体部 ……………………………………………………………………… 70

前田宣延・矢野恵子・桜井孝規・柳井広之・矢納研二

1）月経周期における子宮内膜変化 ……………………………………… 70

2）ホルモン不均衡内膜 …………………………………………………… 72

3）子宮内膜腺に生じる細胞質変化（化生）…………………………… 74

4）子宮内膜炎 ……………………………………………………………… 76

5）SERM 投与時の子宮内膜変化 ……………………………………… 78

6）子宮内膜増殖症 ………………………………………………………… 80

7）子宮内膜異型増殖症 …………………………………………………… 82

8）類内膜癌 ………………………………………………………………… 84

9）扁平上皮への分化を伴う類内膜癌 ………………………………… 86

10）特殊型の子宮体癌 ……………………………………………………… 88

付記：記述式内膜細胞診報告様式 ……………………………………… 90

参考文献・94

3. 卵　巣 ……………………………………………………………………………… 96

加藤智美・河野哲也・津田祥子・中澤久美子・急式政志・岸本宏志

1）漿液性境界悪性腫瘍 …………………………………………………… 96

2）漿液性癌 ………………………………………………………………… 98

3）粘液性境界悪性腫瘍 …………………………………………………… 100

4）粘液性癌 ………………………………………………………………… 102

5）類内膜癌 ………………………………………………………………… 104

6）明細胞癌 ………………………………………………………………… 106

7）顆粒膜細胞腫 …………………………………………………………… 108

8）卵黄嚢腫瘍 ……………………………………………………………… 110

9）転移性卵巣腫瘍 ………………………………………………………… 112

参考文献・114

III　実践編 117

1. 外陰　子宮腟部・頸部 ……………………………………………………… 118

伊藤崇彦・小島朋子・金守　彰・松井成明・清野重男

花井絵梨果・池田勝秀・森下仁美

1）外陰部扁平上皮系病変の鑑別診断 ………………………………… 118

2）中等度異形成と高度異形成の鑑別診断 …………………………… 120

viii

3）角化が著しい HSIL の判断と鑑別診断 ……………………………………… 122

4）高度異形成と上皮内癌の鑑別 …………………………………………………… 124

5）上皮内癌と微小浸潤癌との鑑別 ………………………………………………… 126

6）リンパ上皮腫様癌 ………………………………………………………………… 128

7）分葉状頸管腺過形成（LEGH）と最小偏倚型粘液性腺癌（MDA）の鑑別 …… 130

8）小型細胞で構成される腫瘍細胞の組織型推定 ………………………………… 132

参考文献・134

2. 子宮体部 ……………………………………………………………………… 136

矢野恵子・宮本藤之・大塚重則・棟方　哲・柳井広之

前田宣延・加藤智美・白波瀬浩幸

1）著しい好酸性細胞質変化（化生）を伴う子宮内膜腺間質破綻 ……………… 136

2）ポリープ状異型腺筋腫 …………………………………………………………… 138

3）微小な類内膜癌 G1 の鑑別診断 ………………………………………………… 140

4）著しい細胞質変化（化生）を伴う類内膜癌（G1）…………………………… 142

5）肉腫様の形態を示す類内膜癌（G3）…………………………………………… 144

6）粘液性癌の鑑別診断 ……………………………………………………………… 146

7）漿液性癌の鑑別診断①（乳頭状増生が著しい漿液性癌）…………………… 148

8）漿液性癌の鑑別診断②（大型で異型の強い漿液性癌）……………………… 150

9）明細胞癌の鑑別診断 ……………………………………………………………… 152

10）癌肉腫の細胞診断………………………………………………………………… 154

11）漿液性癌の初期病変・漿液性子宮内膜上皮内癌……………………………… 156

12）子宮内膜細胞診陽性であった卵管癌症例……………………………………… 158

13）腹水中に出現した子宮内膜間質肉腫…………………………………………… 160

参考文献・162

3. 卵　巣 ………………………………………………………………………… 166

加藤智美・河野哲也・津田祥子・中澤久美子

1）体腔液中にみられる漿液性境界悪性腫瘍の鑑別診断 ………………………… 166

2）骨盤内漿液性癌の考え方：高異型度漿液性癌 ………………………………… 168

3）腹膜偽粘液腫の現状 ……………………………………………………………… 170

4）類内膜癌からみた体腔液細胞診の鑑別診断 …………………………………… 172

5）明細胞癌からみた体腔液細胞診の鑑別診断 …………………………………… 174

6）顆粒膜細胞腫との鑑別 …………………………………………………………… 176

参考文献・178

索　引・180

ix

I　総　論

1. 婦人科細胞診の変遷
2. 婦人科細胞診の基本知識
3. コルポスコピーの簡単で解り
   やすい見方

| 総　論

1.　婦人科細胞診の変遷

独立行政法人神奈川県立がんセンター婦人科　加藤久盛

はじめに

　わが国の婦人科細胞診，とくに子宮頸癌細胞診の重要性が周知された理由としては，1983年（昭和58年）2月から厚生労働省より制定・施行された老人保健法に基づいた子宮癌検診において細胞診検査の有用性が正式に認められたことは大きい．婦人科細胞診の歴史で，近年，報告様式と検体作製法の二つに大きな変革があった．子宮癌検診における細胞診の報告様式は，現在汎用されているベセスダシステム以前はパパニコロウ分類あるいは日母分類が用いられていた．また，標本作製法も綿棒あるいはヘラなどを用いた擦過標本が主流であったが，現在ではHPVウイルスの検査を兼ねたliquid based cytology（LBC）による標本作製法も用いられるようになっている．本項ではこのような現状をふまえ，報告様式と標本作製についての変遷を中心に概説したい．

1)　報告様式の変遷

　婦人科細胞診を語るうえで，ゲオルギオス・パパニコロウ博士を語らずして，婦人科細胞診の歴史を語ることはできないであろう．コーネル大学医学部臨床解剖学に所属していた博士は子宮頸部癌の婦人の膣スメア中に癌細胞が認められることに気づき，1928年（昭和3年）にミシガンで開かれた第3回 Race betterment Conference（人種改善会議）にて，膣スメアの細胞診で子宮頸部癌が診断できることを初めて発表した．なかなか当時受け入れられなかったが，1941年 Americann Joyrnal of Obstetrics and Gynaecology に論文掲載し紹介，1943年にはカラー図譜にした『Diagnosis of Uterine Cancer by the Vaginal Sears』を出版した．この頃より多くの研究者がこれらの発表を支持する報告が相次ぎアメリカのみならず，世界各国の関心をひき，評価されるようになった．その後，1954年に博士は5段階のパパニコロウ分類（Papanicolaou's classification）を発表し，その後，クラスⅢをaとbに分け亜型分類するよう改変した．日本では1978年日本母性保護医協会（日母）が，パニコロウ分類と若干異なる独自のクラス分類を発表し，1983年2月から実施された老人保険法で，子宮癌検診の細胞診報告様式として使われているが，2001年改変されたベセスダシステムの登場で，現在はベセスダシステムが婦人科頸部細胞診報告の主流となっている．ベセスダシステム，日母クラス分類，WHO病理組織分類，CIN（cervical intraepithelial neoplasia）分類の比較を**表1-1**に示す．

　ベセスダシステムが作成された背景には，1987年12月アメリカの全国紙 The Wall Street Journal にセンセーショナルなパップテスト（Papanicolaou test）に関するスクープ記事（1. 重要でポピュラー，だが最も不正確な検査法 2. 検査を受けていたにもかかわらず陰性判定後，子宮癌で死亡した実例報道）が掲載されたことに起因している．また，パップテストのエラーが多い原因としては，①判定する細胞検査士の過大な作業量とオーバーワーク，②大量処理を受け，かつ値引きして請け負う検査所の存在，③細胞検査士の低報酬と出来高払い制，④キッチンサイトロジスト（自宅に持ち帰って台所で家事をしながら判定する細胞検査士）の存在，⑤細胞検査士の数の不足，⑥検体の採取法が不適正（検体の不適性を指摘するとビジネスを失うおそれがある）が指摘されている．なお，報道を行ったWalt Bogdanich記者はジャーナリスト最高のピュリッツァー賞を受賞し評価を受けている．

　この報道によって当時の細胞診の問題点が鋭く指摘され，いままで封じ込められていた解決すべき点をあぶりだすことにつながり，1988年12月に米国国立がん研究所（NCI）が主催して細胞病理学関係書が集まり，細胞診のあるべき姿についてのコンセンサス会議がメリーランド州のベセスダにて開催された．この会議で作成されたものが「The 1988 Bethesda System for Reporting Cervical/Vaginal Cytologic Diagnoses」（1988TBS）である．以降1991年，2001年と改変を重ね現在のシステムに至っている．

　ベセスダシステムで重要なことは，細胞診検査の報告はmedical consultation（医療意見書）であり，その報告書はいわゆる診断的役割を担う文書であるとして位置づけた点である．すなわち，報告者は標本が診断するのにあたり適正標本であるか否かの判断も含め，細胞診に責任を持たねばならないことを意味する．それまでは，適正な検体とはい

表 1-1　報告様式対比

ベセスダシステム	NILM		LSIL		HSIL		SCC		AGC	AIS	Adenocarcinoma
日母分類	クラス I II	扁平上皮系	クラスⅢa		クラスⅢb	クラスⅣ	クラスV	腺系	クラスⅢ	クラスⅣ	クラスV
病理組織診断			異形成			上皮内癌	扁平上皮癌		腺異形成または腺癌疑い	上皮内腺癌	腺癌
			軽度	中等度	高度						
CIN			CIN1	CIN2	CIN3						

NILM：negative for intraepithelial lesion or malignancy
LSIL：low grade squamous intraepithelial lesion
HSIL：low grade squamous intraepithelial lesion
SCC：squamous cell carcinoma
AGC：atypical glandular cells
AIS：adenocarcinoms in site

えない標本でも，契約終了をおそれ遠慮がちであった民間ラボの細胞検査士も，ベセスダシステムにより，正当に不適正検体と判定することができるようになった．もちろん，不適正標本と判定するからにはその根拠も明確に記載する必要がある．なお，わが国においては，クラス分類に推定病変を組み合わせた日母クラス分類（日本母性保護産婦人科医会：現日本産婦人科医会作成）により判定し，その結果で方針を立ててきたが，先述した世界動向を受け2001年より日母クラス分類とベセスダシステムの併記をすることとなり，2008年からは厚生労働省健康局長通知によりベセスダシステムに準拠することとなった．

2) 検体採取方法の変遷

前記したように，1983年より実施されたこの老人保健法により，がん検診として正式に子宮頸癌検診が取り上げられることになった．この検診は，問診，視診，細胞診，内診を基本とし，必要に応じてコルポスコープ検査を行うものである．細胞診検査は子宮頸管および腟部表面の細胞を採取し，直ちに固定後，パパニコロウ染色を施し，検鏡して日母分類によりクラス分類を行い，組織診断の推定と管理方針の対応を決めていくことが体系化されている．また，この流れが臨床現場においても大いに役立てられている．そのような細胞診検査を行ううえで，従来行われていた専用の綿棒やヘラを用いた検体採取法は，①細胞採取の不足，②塗抹不良（厚く塗抹された標本など），③乾燥標本，④固定不良，このような問題点の改善とHPV-DNA検査を同一検体で検査できる標本作製法としてLBC法が登場した．加えて本法は上記した利点以外にも観察範囲を限定され細胞も均等に塗抹されるため，鏡検者への過剰な負担（塗抹範囲の広さや細胞の重なり）を軽減されるなどの長所もある．しかし，コストの問題もありLBC法に移行した施設，検討中の施設，従来法であるconventional法で十分と考えている施設と各施設でまだ統一されていないのが現状である．ただし平成26年4月より細胞診で婦人科材料等によるものについて，固定保存液に回収した検体から標本を作製し，診断を行った場合には，婦人科材料等液状化検体細胞診加算として18点を所定点数に加算することになった．まだまだ保険点数は低いものの，今後さらに普及していくきっかけになると思われる．

| 総　論

2. 婦人科腫瘍の基本知識
WHO 改訂に伴う概念・分類の変遷と細胞診への影響

東海大学医学部基盤診療学系病理診断学　**梶原　博**
埼玉医科大学国際医療センター病理診断科　**安田政実**

1）子宮頸部

　扁平上皮内病変（squamous intraepithelial lesion，以下 SIL）は細胞診用語をこえて組織診用語としても普及しつつある．WHO 2003 年分類では，子宮頸部（以下頸部）扁平上皮内腫瘍（cervical intraepithelial neoplasia，以下 CIN）の同義語に位置づけられていたが，WHO 2014 年分類になると，これらの関係が逆転し SIL が前面に出た．HPV 病因論を土台とした SIL/CIN の考え方の本質に変わりはないといえるが，ベセスダシステムの構築後は臨床的な取り扱いも徐々には変わってきている．

　一方，腺系病変をみると，腺異形成（glandular dysplasia）が用語としては消滅し，上皮内病変 / 前駆病変は上皮内腺癌（adenocarcinoma in situ：AIS）に一本化された．また，卵巣および子宮体部における「腺癌 adenocarcinoma」がすべてが姿を消し，単に「癌腫 carcinoma」と表記されるようになったが，頸部の腺癌だけは扁平上皮癌との対比において「腺」が残された．これら腺癌の分類もかなり改変に曝され，とりわけ粘液性癌に対する従来の概念・定義が変更された．

　本項では，1. 扁平上皮系病変と，2.. 腺系病変に分けて WHO 分類改訂のポイントを整理し，筆者の視点からみた病理診断の問題点にも触れる．加えて，3. 日常細胞診が直面する課題にも言及する．

1．扁平上皮系病変

　SIL/CIN の 2 極化：LSIL = low grade CIN vs. HSIL = high grade CIN は，臨床的意義に基づいた分類であり，一過性もしくは可逆性変化が大半を占める LSIL と，かなりの割合が腫瘍性を帯びている HSIL を明確に分けることが要求される．かつ，HSIL に発展する可能性の高い LSIL を捉えていくことも大きな課題である．

【LSIL】
　WHO 2014 年分類では，LSIL の定義を "clinical and morphological manifestation of a productive HPV infection" とし，同義語には flat condyloma, koilocytotic atypia, koilocytosis といった用語が並ぶ．これによって LSIL が HPV 感染を反映したものであることがさらに強調されたような印象がもたれる．基本的な診断基準は，上皮の下 1/3 に起こる異常細胞の増生からなる．すなわち，基底 / 傍基底細胞に異型があり，これらに核の腫大や密度の増加，核分裂が散見される．通常，コイロサイトーシス（koilocytosis）は中層以上で明瞭に観察される．一方で，明瞭なコイロサイトーシスを欠き，核分裂が散見される下層の異型細胞の増生のみで LSIL と判断される例も少なくはない．

　LSIL と鑑別すべき病態に，"LSIL 様で潜在的には HSIL" がある．すなわち，異常増生は下層 1/3 にとどまっていても，内実は HPV16 や 18 といった high risk 型が感染しており，このような例ではかなり急速に病巣が広がっていくことがある．DNA instability や aneuploidy pattern を示すことなども HSIL に相当する．これらは，LSIL と underdiagnosis とされないよう留意する必要があり，WHO 2014 年分類と同様にベセスダシステムおよび WHO 2003 年分類でも，CIN2・3/HSIL と本質的に同等の扱いをすべきであると言及としている．また，核分裂が基底層寄りに限局していながら有意に頻度が高い，abnormal mitosis が目につくといった例も，LSIL とすべきではないと考えられている．一方で日常的な頻度からすれば，underdiagnosis よりもむしろ陥りやすい overdiagnosis を避けることも肝要である．HPV 感染とは関わりのない炎症性・反応性変化や，"偽コイロサイトーシス" を LSIL とすべきではない．

　組織発生においては，LSIL の大半が high risk HPV の感染によるもので，low risk HPV が成因となる例はむしろ少ない．HPV16 の感染は HSIL への進展，円錐切除後の再発および癌化を招く危険因子といわれている．

2. 婦人科腫瘍の基本知識

【HSIL】

HSILは「未治療のままでは浸潤癌になるリスクをもつもの」と定義され，好発年齢は浸潤癌に比べて20歳ほど若く，LSILに比べるとHSILの発生年齢は高い．HSILは30〜50％ほどが退行するといわれている．退行に関わる因子として年齢や病変の大きさ，感染したHPVのタイプなどがあげられるが，加えて生検が与える影響も考えられる．HSILはCIN2とCIN3からなり，両者はそれぞれに管理治療方針が異なるため，明確な線引きが求められるが，診断者間や施設間での"CINのズレ"は想像に難くない．実際，米国のデータではCINの評価にはかなり大きなバラツキが生じている．また，CIN2と生検で診断された症例の過半数が，切除によってCIN3に変更されるとの報告がある．このようなCIN2・3診断が定まらない現状を踏まえて，米国ではCIN2も円錐切除の対象とするガイドラインが設けられた．

HSILは組織発生上，LSILからの連続病変か，HSILとは独立して発生するのか定まってはいない．ただし，組織上ではHSILの多くにLSILとの連続／移行をみる．HSILは，high risk HPV-DNAが宿主細胞にintegrationされた状態にあるため，DNAは不安定で多くはaneuploidy patternをとり，LSILよりも癌に近い染色体異常を示す．

【Biomarker：p16】

p16は広義の癌抑制遺伝子で，RBタンパクと結合して細胞周期を抑制するが，HPV感染により過剰発現したE7タンパクによってRBタンパクとの結合が障害され，細胞周期が制御されなくなる．正常化を計るためにp16タンパクの産生が亢進する．ただし，p16はHPV感染に特異性を示すマーカーではない．

免疫組織化学的なp16の応用は以下のような問題の解決に寄与することが多い：① HSILに類似した所見を呈する萎縮や未熟化生と鑑別する，② CIN2かCIN3かを迷った際に診断を確定する，③熟練者間で不一致をみた場合に診断を統一する，④コルポスコピーの所見と組織診断が乖離した際に確認する，などがあげられ，p16の発現態度の観察に加え，Ki-67の標識パターンをみることで，病態の理解がより深まり診断の精度が高まることが期待できる．一方で"やがてHSILへと発展し得るリスクを秘めたLSILの発掘"において，p16にその役割を求めることは難しい．

2. 腺系病変

扁平上皮内病変SIL/CINの本質的な考え方に大きな変化が生じていないのに対して，腺系病変は以下に示すごとくに変遷にさらされた．

【腺異形成と上皮内腺癌】

これまで腺異形成の概念に対しては，多くの異論（むしろ反論）が投げかけられてきた．実際，混沌した状況下，診断基準が定まっていないために上皮内腺癌との鑑別が問題とされ，診断の再現性は低く，診断者間で統一性を欠いてきた．さらに，HPV感染との関わりが明確でないとして，概念としての独立性が疑問視されてきた．一方で，上皮内腺癌ほどの異型がみられず，病変の広がり（＝量）も悪性とする説得力をもたない例に遭遇した際には，腺異形成はある意味"使い勝手の良い概念"でもあった．このような現状を反映して，上皮内病変をcervical glandular intraepithelial neoplasia（CGIN）とし，これをlow gradeとhigh gradeに分けるといった考え方がある．WHO 2014分類では上皮内腺癌の同義語にhigh grade CGINを位置づけている．しかしながら，WHO 2014分類は"high gradeは認める"見解を示しながらも，"low gradeには否定的"な立場をとっている．いずれにせよ，腺異形成は分類項目から削除されたため，診断用語としては存在しなくなった．

上皮内腺癌のvariant変異型に，stratified mucin-producing intraepithelial lesion（以下，SMILE）が紹介されている．SMILEは単独でみられることもあるとされているが，その多くはHSILあるいは上皮内腺癌と併存することが知られている．すなわち，SMILEは腺系異常を優位に示すが扁平上皮の性格も重なった腫瘍性変化と考えられる．なお，SILの進展が起こる際にみられる「腺管侵襲」でもSMILEに似た所見を捉えることがある．

| 総　論

【腺癌】（図 1-1，図 1-2）

　従来の頸部腺癌のイメージは，"粘液性癌・内頸部型"にほぼ固定されてきた．実際，わが国の腫瘍登録（患者年報）における頸部腺癌の組織型別の頻度をみると，粘液性癌・内頸部型が 5 割弱を占めている．子宮頸癌取扱い規約第 3 版には，WHO 2003 分類に基づいて「細胞質内粘液を有する細胞が少数でも認められる腺癌である」と定義され，「粘液の多寡は問わない．浸潤性頸部腺癌のうち最も多い型である」と解説されている．しかしながら，診断者によっては，粘液産生の乏しい腺癌を類内膜癌と診断する傾向がみられた．また，頸部腺癌では分類不能が 2 割にも達することからも，これまでの分類の基準がやや理にかなっていなかったと考えられる．

　今回の WHO 分類の改訂では，このような粘液性癌はむしろまれで「腺癌のほとんどが通常型 usual type で占められる」と記載されるに至っている．粘液性癌は NOS と特殊型に分類され，後者には胃型，腸型，絨毛腺管型があげられている．胃型腺癌は，わが国に多いタイプで，HPV との関連が低く，予後不良といわれている．発生部もやや子宮の内方にみられる傾向がある．最小偏倚腺癌（minimal deviation adenocarcinoma，悪性腺腫（adenoma malignum））は，分類項目からは姿を消したが，胃型腺癌の超高分化な一亜型に整理された．なお，最小偏倚腺癌は分葉状内頸部腺過形成（lobular endocervical hyperplasia：LEGH）とは胃型粘液形質を有する点で共通点をもち，最小偏倚癌の発生由来が LEGH であることを示唆する例も経験される．

3. 細胞診の今後

1）扁平上皮系

　WHO 分類の改訂によって今後益々，組織診でも SIL が日常に溶け込んでいくものと予想される．しかしながら，診断の再現性向上を期待された 2 階層化の流れが本質的な精度向上に繋がると考えるには，疑問の余地が残される．現実に，4 段階の上皮内病変：軽度・中等度・高度異形成・上皮内癌が細胞診および組織診で併記される状況はそれほど揺らいではいない．そのような状況下，組織診では高度異形成と上皮内癌の診断者間での不一致例が多いために，CIN3 に包括させて両者の識別はしないとする立場の推定診断が増えてきているように思われる．また，細胞診でも中等度異形成と高度異形成の識別において両者にまたがるような曖昧さを漂わす診断が組織診とともに日常的になりつつある．米国から発信されているように，臨床的観点（円錐切除の適応）から CIN2 と 3 を一括した扱いが実践的には混乱がないかもしれない．一方で，今回の WHO 分類で削除となった診断項目でもある「微小浸潤癌 microinvasive carcinoma」は，今後，細胞診的にも消滅する可能性がある．SIL において（SIL に限ったことではないが），組織診よりも細胞診推定が的を得ている例は日常の現場では決して少なくない．

2）腺系

　腺異形成が姿を消したことで腫瘍性病変は上皮内腺癌が"出発点"となる．しかしながら，細胞診においては，上皮内腺癌が疑われても量的・質的には確定し得ない際にはこれまで通りに AGC のカテゴリーを用いることで，"異形成相当"の病変を指摘することにも対応し，また，SMILE のような腺系・扁平上皮系を混合したような病変に名称が与えられたことで，細胞診上で"どちらかを迷うような所見"を捉えた場合には，その旨を推定することに整合性が与えられたと思われる．いわば，SIL の腺侵襲の概念が広がったと考えられる．

　粘液性癌に対しては，この腫瘍群が大きく改変された旨を踏まえて，多少の細胞質内粘液が観察されても粘液性癌の推定には短絡的に結びつかないこと，すわなち，粘液性癌はまれな組織型であることに注意されたい．最小偏倚腺癌はこれまで通りに粘液性癌の一亜型であることに変わりはないが，腫瘍としての独立性がやや薄れ，広く胃型腺癌として捉えていくことになる．類内膜癌は体部に絶対的に多い癌で，本来，頸部細胞診では原発巣が体部なのかの混乱を与えかねない点でも慎重に使うべき概念であり，WHO 分類の改訂では，この辺りがよく整理されたようにも思われる．

2. 婦人科腫瘍の基本知識

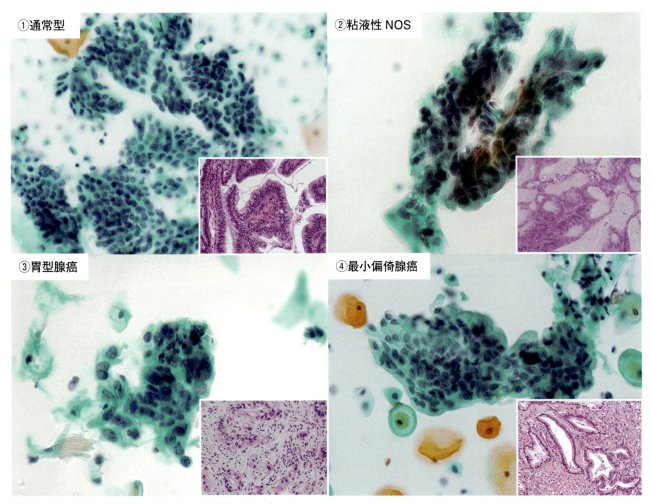

図1-1
粘液性癌の定義の変更により，それぞれの組織型の頻度・割合も大きく変わる．今後は，とくに頸部腺癌の代表とされてきた粘液性癌内頸部型が通常型へと移行する．また，類内膜癌も通常型に包括されていくものが多いと思われる．

図1-2　代表的な組織型の細胞像と組織像（inset）

おわりに

ベセスダ分類も2014年版として改訂をみたが，ほとんど変化はなく，2001年版が"優れもの"であったことの証ともいえる．WHO 2014年分類は多くの点で，最近の知見を取り入れた改変をなしとげており，部分的ながら頸部病変におけるこれまでの矛盾点や現実にそぐわない内容は，とりわけ腺癌において解決されている．総じて，細胞診が大きく影響を受け混乱を招くことはないように思えるが，"腺癌は腺癌でなくなった"ことなど，診断用語の変化には常に鋭敏であるようお願いしたい．

| 総 論

2）子宮体部

　子宮内膜（以下，内膜）は，年齢や月経周期による生理的変化に加え，ホルモン異常（卵巣機能不全）に起因して多彩な形態変化を示すが，それらは個人差が大きく，一個人内でも変化は均一ではなく斑状にみられることが少なくない．このような内膜の固有性は，ときに内膜組織診での確定診断を難しくし，良悪の判定や疾患の特定に悩むことの最大の要因といえる．内膜細胞診は，わが国では内膜癌の早期発見に効力を発揮する一面をもち，その精度や信頼性の向上に益するべく，採取方法，標本作製，判定方法などにおける標準化が図られてきている．

　子宮体部腫瘍における WHO 2014 年分類には，従来の組織，細胞形態による分類に加え，分子生物学的知見による新たな概念，定義なども多く盛り込まれてきている．本分類では，子宮体部（以下，体部）の項目に記載されていた絨毛性疾患が別項目立てとして記載されるようになった．手術進行期は 2008 年に改訂された FIGO および TNM 分類にならって，上皮性悪性腫瘍と子宮肉腫は個別の分類で取り扱われる．上皮性腫瘍においては，前駆病変である子宮内膜増殖症の分類が簡素化され，子宮内膜間質腫瘍の高悪性度は，WHO 2003 年分類では未分化子宮内膜肉腫に含めることになっていたが，低悪性度との中間的形態を示すものが現実的に経験されることや，特定の分子マーカーが明らかにされたことなどで，改めて高悪性度子宮内膜間質肉腫が分類に明示された．なお，婦人科領域の腫瘍における「grade」は他臓器の腫瘍と同様に「異型度」と邦訳されるため，低悪性度→低異型度，高悪性度→高異型度に名称が変更になった（子宮体癌取扱い規約第 4 版参照）．また，神経内分泌腫瘍の存在も明確に位置づけられている．WHO 2014 年分類の主な改訂点を**表 2-1** に示す．

【子宮内膜増殖症】
　子宮内膜増殖症（以下，増殖症）の亜分類が，これまで細胞異型と構造異型を基に 4 つに亜分類されてきた．すなわち，細胞異型あり・なしにより異型増殖症と異型を伴わない増殖症，構造異型あり・なしにより単純型と複雑型が存在し，これらの組み合わせにより診断がなされてきた．新分類では，これまでの 4 つの分類法はやや煩雑で再現性に乏しい点を取り上げ，前駆病変としてより生物学的かつ臨床的意義が深いのが細胞異型であることを指摘して 2 階層に簡素

表 2-1　WHO 分類の主な改訂点

WHO 2003	WHO 2014	WHO 2003	WHO 2014
子宮内膜腫瘍および前駆病変		**子宮内膜間質腫瘍と関連病変**	
子宮内膜増殖症	子宮内膜増殖症	子宮内膜間質結節	子宮内膜間質結節
異型を伴わない内膜増殖症	異型を伴わない内膜増殖症	低悪性度子宮内膜間質肉腫	低異型度子宮内膜間質肉腫
単純型，複雑型	異型内膜増殖症／ 子宮内膜上皮内腫瘍		高異型度子宮内膜間質肉腫
異型内膜増殖症		未分化子宮肉腫	未分化子宮肉腫
単純型，複雑型			卵巣精索腫瘍類似子宮腫瘍
類内膜腺癌	類内膜癌,	**平滑筋肉腫と関連病変**	
粘液性腺癌	粘液性癌	平滑筋肉腫	平滑筋肉腫
漿液性腺癌	漿液性癌	悪性度不明な平滑筋腫瘍	悪性度不明な平滑筋腫瘍
	漿液性子宮内膜上皮内癌	平滑筋腫	平滑筋腫
明細胞腺癌	明細胞癌	**上皮性・間葉性混合腫瘍**	
混合細胞腺癌	混合細胞腺癌	悪性上皮性・間葉性混合腫瘍	悪性上皮性・間葉性混合腫瘍
扁平上皮癌		腺肉腫	腺肉腫
移行上皮癌		癌線維腫	癌線維腫
小細胞癌	神経内分泌腫瘍	癌肉腫	癌肉腫
	低異型度神経内分泌腫瘍	同所性，異所性	同所性，異所性
	カルチノイド	良性上皮性・間葉性混合腫瘍	良性上皮性・間葉性混合腫瘍
	高異型度神経内分泌癌	腺線維腫	腺線維腫
	小細胞癌	腺筋腫	腺筋腫
	大細胞神経内分泌癌	異型ポリープ状腺筋腫	異型ポリープ状腺筋腫
未分化癌	未分化癌	**絨毛性疾患**	子宮体部の項目とは別項目で記載
その他	脱分化癌		内容に大きな変更はなし

化された.とりわけ,単純型異型増殖症に対する疑義がもたれ,このような病態が実存してもきわめてまれであるとの意見が優勢であったことも一連の簡素化を助長した.また,Mutterが提唱した子宮内膜上皮内腫瘍 (endometrial intraepithelial neoplasia：EIN,腺管の領域が間質成分よりも優位で,周囲の正常内膜腺上皮とは細胞学的に異なり,領域が1mmをこえるもの) が異型増殖症と同列に記載されるようになった.今後は,診断名として次第にレポート上に出てくるものと考えられる.ただし,WHO 2014年分類ではオリジナルのendometrialではなく,endometrioidに変更されている点に留意されたい.

一方で,細胞診における増殖症の判定は,細胞異型,構造異型を加味して行われるものであり,両者を重視する根本姿勢に揺るぎはないように思われる (図2-1上段).

【内膜癌】

腺癌に関しては,Ⅰ型体癌 (類内膜癌：図2-1下段),Ⅱ型体癌 (漿液性癌) を基盤にした大枠に変更はないが,漿液性子宮内膜上皮内癌 (serous endometrial intraepithelial carcinoma：SEIC) が項目に新設された.予後不良な漿液性癌の前駆病変として,より注目度が高まったことを反映していると考えられる (図2-2).すなわち,SEICは年齢層が高く,多くが子宮内膜ポリープに関連して発生し,発見時にⅣ期の例も決してまれではない.また,内膜細胞診の方がSEICの発見に強みを発揮することもある.

未分化癌から分離して,分化型の類内膜癌と比較的明瞭な境界を示して未分化癌が存在する場合を脱分化癌 (dedifferentiated carcinoma) と定義するようになった.

【神経内分泌腫瘍】

今までのWHO分類では子宮内膜腫瘍においては,小細胞癌のみが記載されていたが,他臓器と同様に大型の異型細胞よりなる神経内分泌腫瘍 (図2-3) も存在することから,神経内分泌腫瘍の項目が独立し,低異型度としてカルチノイド,高異型度に小細胞型神経内分泌腫瘍と大細胞型神経内分泌腫瘍が整理・標準化された.これにより,子宮頸部や他臓器における神経内分泌腫瘍に即した形となった.

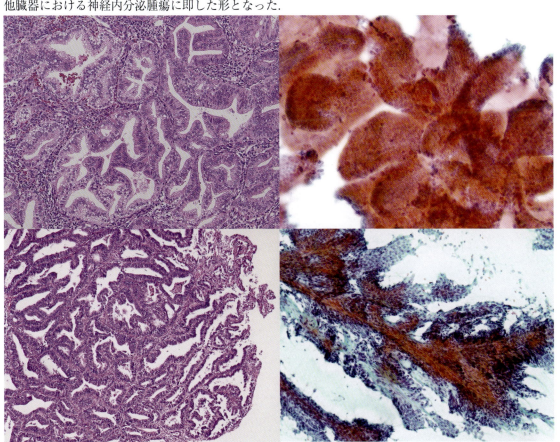

図2-1 子宮内膜異型増殖症 (複雑型) (上段) と高分化型類内膜癌 (下段) の組織像および細胞像
異型増殖症では,組織像において腺管の密な増殖がみられ,管状乳頭状構造を呈している.腺管間には内膜間質細胞の介在がみられる.細胞像では拡張分岐を示す大小の内膜細胞集塊がみられ,集塊の周りには間質細胞を認める.高分化型の類内膜癌では,組織像において,線維性間質を背景に異型内膜腺の密な増殖がみられる.細胞診では血管結合織を芯とした異型内膜細胞の樹枝状乳頭状増殖がみられる.

| 総論

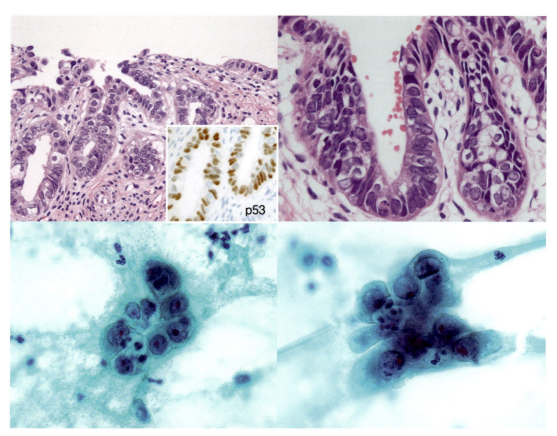

図 2-2　漿液性子宮内膜上皮内癌の組織像（上段）および細胞像（下段）
組織像：高度の核異型を伴う腫瘍細胞が既存内膜腺を置換増殖している．免疫染色では，p53 に陽性を示す．
細胞像：強い核異型と明瞭な核小体を示す異型腺細胞の乳頭状集塊が観察される．

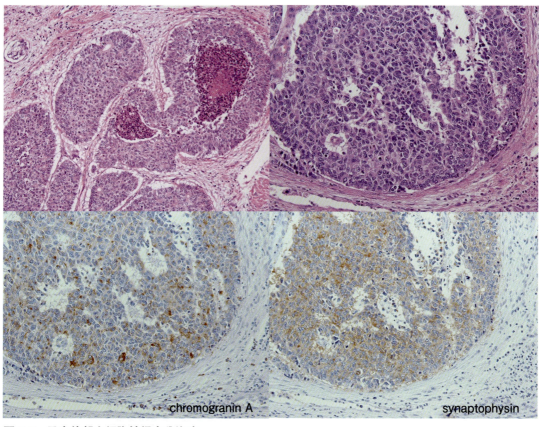

図 2-3　子宮体部大細胞神経内分泌癌
やや大型の異型細胞が充実性ないし面皰様の壊死を伴う胞巣で観察される．腫瘍の一部ではロゼット様の配列も確認される．腫瘍細胞は，chromogranin A および synaptophysin が陽性となる．

【間葉系腫瘍】

間葉系腫瘍は，細胞診により充分量採取されることが少なく，また細胞形態のみで詳細な分類をすることは困難であることから，内膜細胞診が確定診断をもたらす例は多くない．また，内膜組織診も深部にある腫瘍を採取することの困難さゆえに，ほとんどの確定診断は摘出検体での検索に委ねられるのが実情といえる．内膜間質腫瘍においては，近年，高異型度の内膜間質腫瘍の一部に特定の癒合遺伝子 *YWHAE-FAM22* が明らかとなり，低異型度子宮内膜間質肉腫（low grade endometrial stromal sarcoma）でみられる癒合遺伝子 *JAZF1* および *SUZ*（*JJAZ1*）とは異なることから高異型度子宮内膜間質肉腫（hight grade endometrial stromal sarcoma）の名称が復活をとげた．細胞診と組織診の併用ならびに分子生物学的手法により診断の精度が高まることが期待される．

細胞診のための基礎知識

内膜細胞診の判定（子宮内膜増殖症，類内膜癌を念頭においた観察）

内膜細胞診は，内膜腺管の配列（構築），間質細胞との出現割合，細胞異型，背景の性状を観察し，それらを組み合わせて判定を行う．組織構築を読み取るうえで組織像を反映するような内膜細胞集塊を確認し，土管状ないしシート状集塊，拡張・分岐集塊や乳頭状・管状集塊のいずれに該当するかを検討し，重積性や集塊辺縁よりの小突起状不整突出の有無を確認する．細胞異型に関しては，細胞および核の大小不同，クロマチンの異常，核形不整，核縁肥厚，核小体出現に留意する．扁平上皮化生細胞や孤立散在性上皮細胞の出現も異型増殖症や類内膜癌 G1 を推定する指標となる．細胞異型においては，異型増殖症と類内膜癌が逆転することもあり，かつ初期/早期の類内膜癌では異型増殖症との移行・混在がしばしば経験されるため，厳密な意味での両者の鑑別は難しく，双方の可能性をあげることがより実践に応じた推定診断となる．

内膜細胞診と臨床進行期分類

内膜癌における腹腔細胞診の予後因子としての統一見解がないため，内膜癌の手術進行期分類 FIGO 2008 および TNM 分類では，腹腔細胞診の結果は直接進行期に反映されない（**表 2-2**）．しかしながら，実際には腹腔細胞診陽性を示すものに予後不良例があることをふまえて，FIGO 2008 分類では腹腔細胞診の結果を診断に反映することを推奨している．決して多くはないものの，陽性を予期せずに行った腹腔洗浄細胞診の結果が，目視不能な子宮外病変の発見にも繋がる事例がある．腹腔細胞診陽性の意義は引き続き検討されるべきであり，所見として記載が必須であると考えられる．

表 2-2　子宮内膜腫瘍の進行期分類

TNM 2017 分類	FIGO 2008 分類	
Tis		上皮内癌
T1	I 期	癌が子宮体部に限局するもの
T1a	I A 期	癌が子宮筋層 1/2 未満のもの
T1 b	I B 期	癌が子宮筋層 1/2 以上のもの
T2	II 期	子宮頸部間質浸潤のあるもの
T3 and/or N1	III 期	癌が子宮外に広がるが小骨盤をこえないもの（ならびに/あるいは）所属リンパ節転移のあるもの
T3a	III A 期	子宮漿膜（ならびに/あるいは）付属器を侵すもの
T3b	III B 期	腟（ならびに/あるいは）子宮傍組織へ広がるもの
N1	III C 期	骨盤リンパ節転移（ならびに/あるいは）傍大動脈リンパ節転移のあるもの
	III C1 期	骨盤リンパ節転移のあるもの
	III C2 期	傍大動脈リンパ節転移のあるもの
T4	IV A 期	膀胱（ならびに/あるいは）腸粘膜に浸潤のあるもの
M1	IV B 期	遠隔転移のあるもの

おわりに

増殖症の記載項目においては，異型を伴う増殖症と異型を伴わない増殖症の 2 つに分類することとなったが，依然として内膜細胞診を積極的に行っているわが国においては，細胞異型とともに，その構造異型も重視されるべきと考える．また，癌との鑑別には間質細胞の見極めが大きな key となると思われる．

| 総 論

3）卵 巣

はじめに

　この 10 年ほどの間に卵巣腫瘍の本質が大きく揺らぐような組織発生論が展開され，「悪性腫瘍の大半を占める上皮性腫瘍は本質的に卵巣由来はなく，真の卵巣腫瘍は性索間質腫瘍や胚細胞腫瘍といった，起源を卵巣の固有組織に求めることができるもの」とする新たな卵巣腫瘍の概念が提唱されるまでに至った．現在は，この理論が多くの事例を説明し得ない，との反論もあり，"卵巣癌・卵管癌・腹膜癌を包括した骨盤腫瘍の概念" はいまだ混沌した状況にある．本項では，1．WHO 2014 年分類でいくつかの変遷をとげた概念・分類に言及し，2．台頭した組織発生論の根幹をなす漿液性腫瘍（serous tumor）をとりあげる．加えて，3．細胞診の実践に不可欠な，または有益と思われる情報を整理してみる．

1．WHO 2014 年分類の概要と改訂点

　WHO 2003 年分類，および古くは 40 年ほど前に遡る WHO 1973 年分類と比べても，2014 年分類では，主に上皮性腫瘍のカテゴリーに大きな変遷が生じている（**表3-1**）．上皮性腫瘍はこれまでは，表層上皮性・間質性腫瘍（surface epithelial-stromal tumor）と呼ばれていたが，この名称自体が変更されたことにも組織発生論が反映されている．すなわち，卵巣腫瘍の起源が表層上皮とは限らないことからシンプルな名称が与えられたとも解釈し得る．以下に，改訂の要点を示す．

2．漿液性腫瘍の理解

　先述のように，WHO 2014 分類で上皮腫瘍へと名称が変更された（従来の）卵巣表層上皮性・間質性腫瘍（surface epithelial-stromal tumor）は，「卵巣表層上皮およびそれに由来する上皮から発生する腫瘍で，種々の割合の間質性成分とで構成される」と定義されてきた．「卵巣表層上皮およびそれに由来する上皮」は漿液性であり，漿液性腫瘍の定義「卵巣表層上皮あるいは卵管上皮に類似の形態を示す腫瘍」の根本でもあった．

【漿液性癌 serous carcinoma】

　わが国ならび諸外国で最も多い卵巣悪性腫瘍であり，「Ⅰ期はかなり少なくⅢ期で発見されるものがほとんどを占める」とされ，「初期の頃から卵巣外に進展する」のが特徴であると考えられてきた．また，漿液性癌は，一般に悪性腫瘍がそうであるように高分化・低異型度→（中分化）→低分化・高異型度へと進展すると理解されていた．しかしながら，現在は低異型度漿液性癌（low grade serous carcinoma）と高異型度漿液性癌（high grade serous carcinoma）はまれには連続性が起きうるが，根本的にはそれぞれ独立した腫瘍であると考えられている．その根拠に，低異型度漿液性癌と高異型度漿液性癌は，分子・遺伝子異常，前駆病変の有無，遺伝子不安定性などにおいて，明らかな差異があることがあげられる．実際のところ，低異型度漿液性癌はかなり少なく，通常，経験される漿液性癌は細胞異型の明瞭な高異型度である．低異型度には，前駆病変としての境界悪性腫瘍と連続性をみるものがある．

　漿液性癌と類内膜癌は，それぞれがⅠ型・低異型度とⅡ型・高異型度に分けられ，卵巣腫瘍の分類体系が構築された．これに伴って，分化度の低い（高異型度の）類内膜癌は高異型度漿液性癌と生物学的に近似していることから 2 つの境界は曖昧となり，また，従来の分類に存在した移行上皮癌は高異型漿液性癌に含められるようになった．

　冒頭でも述べたように，"卵巣癌・腹膜癌・卵管癌を包括した骨盤腫瘍の概念" は十分なコンセンサスは得られていない．すなわち，漿液性癌の原発巣の捉え方において，卵巣・卵管・腹膜のいずれとも決め難いものがあること，および臨床的には（治療の面から）原発巣がいずれでも構わない，といった現実論から骨盤内漿液性癌（pelvic serous carcinoma）なる新たな用語を生んだ．卵巣の漿液性癌では卵管遠位（卵管采）に漿液性卵管上皮内癌（serous tubal intraepithelial carcinoma，以下 STIC）を高率に伴うことが知られており，すでに幾多の証左に基づいて漿液性癌は STIC がオリジンであるとの見解が普及をみせた．然るに理論と現実の狭間で，以下に示すような "漿液性癌取扱い指針" が示されている．

2. 婦人科腫瘍の基本知識

表 3-1 WHO 分類の変更点要旨

2003	2014	備　考
腺癌 adenocarcinoma	癌腫 carcinoma	子宮頸部おいてのみ扁平上皮癌との違いを明確にするため腺癌が用いられる
漿液性腺癌 serous adenocarcinoma	漿液性 serous carcinoma は低異型度 low grade と高異型度 high grade に分けられる	組織発生や予後の点から両者は別個の腫瘍に位置づけられる
粘液性腺癌 mucinous adenocarcinoma：浸潤の程度を問わない	粘液癌 mucinous carcinoma：微小浸潤をこえた場合	圧排性増殖の従来の基準（10 mm^2 以上，または 3 mm 以上）を 5 mm を以上とする
境界悪性腫瘍 borderline tumor	Atypical proliferative tumor（APT）が境界悪性腫瘍に併記された	APT は歴史的にみて新しい用語ではない
境界悪性腫瘍における微小浸潤の大きさ：3 mm 未満または 10 mm^2 未満	それぞれの浸潤巣が 5mm をこえる	微小浸潤は漿液性境界悪性腫瘍のみでなくすべての組織型にあてはめられる
非浸潤性インプラント：上皮性 epithelial と間質反応性 desmoplastic	非浸潤性か浸潤性かに分ける	上皮性か間質反応性かは生物学的意義が明確ではない，両者の識別が難しい
粘液性境界悪性腫瘍・内頸部型 endocervical-like	漿液粘液性境界悪性腫瘍 seromucinous tumor	漿液粘液性腫瘍 seromucinous tumor として独立し，良性や悪性も含む腫瘍群とされた
子宮内膜症性囊胞 endometriotic cyst：腫瘍様病変	子宮内膜症性囊胞 endometriotic cyst：良性腫瘍	腫瘍様病変から良性腫瘍として定義された
混合型上皮性間葉系腫瘍 mixed epithelial and mesenchymal tumor：類内膜腫瘍群	混合型上皮性間葉系腫瘍 mixed epithelial and mesenchymal tumor として独立（別項目）	腺肉腫 adenosarcoma，癌肉腫 carcinosarcoma などが含まれる
性索間質性腫瘍 sex cord-stromal tumor	純粋型間質性腫瘍 pure stromal tumor，純粋型性索腫瘍 pure sex cord tumor，混合型性索間質性腫瘍 mixed sex cord-stromal tumor に整理された	
混合型上皮性腫瘍 mixed epithelial tumor	項目として削除	現実的には存在しうるため従来の定義を用いる：第 2 番目以下の成分が 10%以上を占めているもの．良性，境界悪性，悪性のいずれにもみられ，それらが良性，境界悪性，悪性の成分が種々の程度に混在することがある
分類不能腺癌 unclassified adenocarcinoma	項目として削除	現実的には存在しうるため従来の定義を用いる：腫瘍の分化の方向や特徴を明確に識別し得ない，いくつかの型の（腺）癌に共通性や類似点を見出すことができるが，混在している．未分化癌とは区別する

「原発巣確定のための診断基準」

・原則として腫瘍の主座が存在する臓器を原発巣とする．

・卵巣表層を主座とする腫瘍は卵巣原発とする．

・高異型度漿液性癌の場合には，卵巣・卵管・腹膜の一連の病変として扱う．

・卵管に高異型度漿液性癌ないし STIC が存在していても，卵巣病変が卵管からの転移あるいは直接浸潤であることを示唆する所見がなければ卵巣原発とする．すなわち，STIC の存在がそのまま卵管原発であることを示すわけではない．

・病理学的に，卵巣・卵管・腹膜のいずれが原発巣であるかを確定できない場合は，卵巣・卵管・腹膜かの分類は不能とする．

・両側卵巣・卵管に腫瘍が存在する場合には，（1）左右それぞれが原発である，（2）左右いずれか一方が原発で，もう一方が播種・転移巣である，の 2 つが存在する．前者はⅠB期，後者はⅡA期となる．両者の鑑別が困難な際にはⅠB期とする．

【漿液性境界悪性腫瘍】

漿液性腫瘍には，ほとんど他には類をみない，特異的な現象といえる表在乳頭発育型（surface papillary type）がしばしば経験され，とりわけ境界悪性腫瘍では珊瑚状やカリフラワー状を呈するものが 1〜2 割程度にみられる（図 3-1）．このような外向性発育をとるものでは，多くが腹水貯留を伴い腹腔細胞診が陽性となる．また，漿液性境界悪性

13

| 総 論

腫瘍では，原発巣での微小浸潤，腹膜へのインプラント（implant），およびリンパ節内にも原発巣と同様の腫瘍成分をみるといった所見を示すものがある．腫瘍発生上も，漿液性癌と同様に卵管上皮に由来するとの説が提唱されている．ただし，癌における STIC とは異なり，乳頭状過形成（papillary tubal hyperplasia）が前駆病変であると考えられている．

3. 細胞診のための知識

　手術進行期分類＝FIGO 分類も，WHO 分類の改訂とほぼ同時期に改訂され，現在は FIGO 2014 分類が用いられている．従来の卵巣癌に適応されてきた分類との違いとして，FIGO 2014 分類は対象が卵巣腫瘍に加えて，卵管癌および腹膜癌を含むことが明記された．以下に，「細胞診陽性」が病期決定に関わっている項目をあげる（一部，原文を簡略化）．

・Ⅰ期：卵巣あるいは卵管内限局発育
　　IC：腫瘍が一側または両側の卵巣あるいは卵管に限局するが，以下のいずれかが認められる．
　　IC1：手術操作による被膜破綻
　　IC2：自然被膜破綻あるいは被膜表面への浸潤
　　IC3：腹水または腹腔洗浄細胞診に悪性細胞を認める．
・Ⅲ期：腫瘍が一側または両側の卵巣あるいは卵管に存在し，あるいは原発性腹膜癌で，細胞学的あるいは組織学的に確認された骨盤外の腹膜播種ならびに／あるいは後腹膜リンパ節転移を認める．
　　ⅢA1：後腹膜リンパ節転移陽性のみを認める（細胞学的あるいは組織学的に確認）．
　　ⅢA2：後腹膜リンパ節転移の有無に関わらず，骨盤外に顕微鏡的播種を認める．
　　ⅢB：後腹膜リンパ節転移の有無に関わらず，最大径 2 cm 以下の腹腔内播種を認める．
　　ⅢC：後腹膜リンパ節転移の有無に関わらず，最大径 2 cm をこえる腹腔内播種を認める（実質臓器転移を伴わない肝および脾の被膜への進展を含む）．
・Ⅳ期：腹膜播種を除く遠隔転移
　　ⅣA：胸水中に悪性細胞を認める．

　上記のように，卵巣腫瘍および卵管癌，腹膜癌の病期決定において，いくつかの分類項目に体腔液細胞診が関わっている．卵巣腫瘍は，漿液性の他，明細胞，類内膜，粘液性などが代表的であり，この他にも頻度は低いながら性索間質腫瘍や胚細胞腫瘍といったバリエーションがかなり多い．このなかで，本項では漿液性腫瘍：悪性・境界悪性に重点を置いた．これらは細胞診の日常性に鑑みて遭遇頻度が最も高く，実際の対応に悩むことが多い．

　漿液性癌は，原発巣が卵巣か，卵管か，腹膜かに関わらず，発見時に多くの例が進行した状態にあり，大なり小なり腹水を伴っている（図 3-2，図 3-3）．境界悪性腫瘍でも，外向性発育やインプラントと関連して腹腔細胞診陽性となる例が少なくない．

　明らかな悪性細胞を漿液性癌として推定診断することはそれほど困難ではないが，境界悪性腫瘍への対処はあまり明確な指針が示されていない（以下に著者の私見的指針を述べる）．一般に，"細胞診で境界悪性細胞を推定することは困難である"とされているが，本来，高異型度漿液性癌とは細胞異型において悪性とは隔たりがある．現在，漿液性癌が低異型度と高異型度の 2 階層化されたことに関連して，「鑑別が基本的に困難である漿液性境界悪性腫瘍と低異型度漿液性癌を一つの群とし，高異型度漿液性癌とは明確に推定する」必要があると考える（図 3-1 ～図 3-3）．従来からいわれているように，パパニコロウ分類による数的カテゴリーは，境界悪性腫瘍を推定する際には不向きであり，記述的に推定診断をあげることが肝要である．

おわりに

　今回の WHO 分類改訂で，卵巣では腺癌の名称がすべて"癌と略される"ことになった．名称変更は本質ではないが，これにより細胞診の現場はどのような大きな影響が受けるのだろうか．腹水に浮かぶ卵巣の"腺癌細胞"を捉えた際，"癌細胞を認める"と報告しても分類上は問題がない．しかしながら，組織型の鑑別を意識した推定診断に努めるのが本論であると考える．

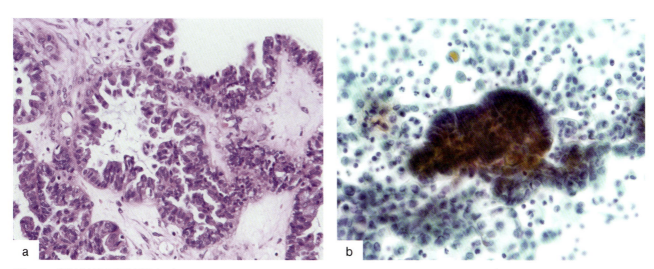

図3-1　漿液性境界悪性腫瘍（serous borderline tumor / atypical serous proliferative tumor）
a：腫瘍細胞は中等度の異型を示し，腔内に微小な乳頭状の隆起をなしている．
b：一部に外向性発育を伴い，多量の腹水中には腫瘍細胞塊がみられるが，低異型度漿液性癌との鑑別が難しい．

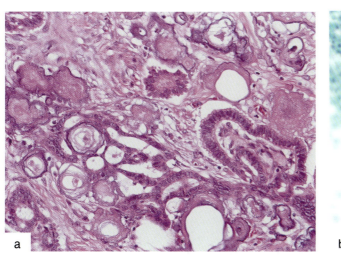
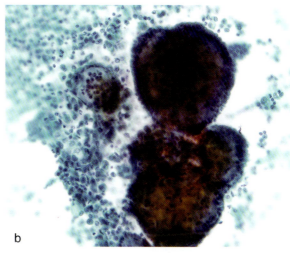

図3-2　低異型度漿液性癌（low grade serous carcinoma）
a：腹膜（大網）に浸潤性インプラントを示す．石灰化が目立っている．
b：腹水細胞診．細胞異型は軽度であるが，細胞密度の高い乳頭状集塊がみられる．集塊には石灰化物質も認める．

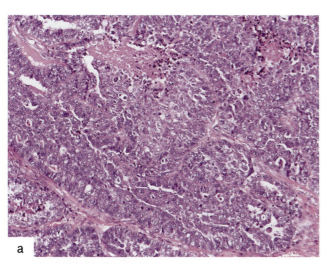
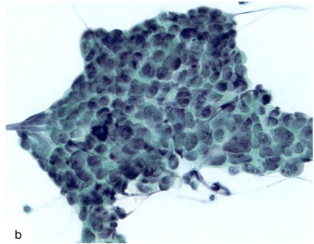

図3-3　高異型度漿液性癌（high grade serous carcinoma）
a：卵巣原発巣．N/C比が高く，核異型の強い腫瘍細胞が充実性主体に増殖し，小間隙がみられる．
b：腹腔洗浄細胞診．核間距離が不均一で，重積性の顕著な腫瘍細胞集塊を認める．

| 総　論

3. コルポスコピーの簡単で解りやすい見方

藤沢市民病院産婦人科　**佐治晴哉**
独立行政法人神奈川県立がんセンター婦人科　**加藤久盛**

　コルポスコピーは狙い打ちを特徴とする子宮頸部組織診を行ううえで欠かせない検査であり，その正確な評価が組織診の quality に直結するといっても過言ではない．コルポスコピーによる詳細な観察には約 2 分程度の十分な酢酸加工を行う必要があるが，酢酸加工により「粘液は白く」，「血管は収縮する」ため，十分粘液を除去してから加工するべきで，血管像の観察は加工前にグリーンフィルターを用いて行うとよい．現在わが国で使用しているコルポスコピー所見分類「改訂コルポスコピー分類：日本婦人科腫瘍学会 2014」は，国際的対応も考慮し 2011 年採択されたリオデジャネイロ分類を基盤としている．本項ではコルポスコピーにおける正常所見を除く評価項目と所見分類のポイントを概説する．

①総合評価（GA：general assessment）
　・SCJ → V1（可視），V2（部分可視），V3（不可視）
　・TZ → TZ1（すべて外頸部，観察可能），TZ2（一部内頸部にかかる，観察可能），TZ3（内頸部のみで上限が観察不可）
　　扁平円柱境界（SCJ：squamocolumnar junction）や移行帯（TZ：transformation zone）を 3 段階で評価する．目的は正確な可視の下で生検が行われているか否かを共有することで，V2，V3 では最強病変がみえていない可能性が，TZ3 では最強病変が生検されていない可能性があることを認識する．
②異常所見　Grade 1（minor）
　軽度所見　Grade 1（minor）
　　白色上皮（軽度）；thin acetwhite epithelium：W1　　モザイク（軽度）；fine mosaic：M1
　　不規則・地図上辺縁；irregular, geographic border：B1　　赤色斑（軽度）；fine punctuation：P1
　高度所見　Grade 2（major）
　　白色上皮（高度）；dense acetwhite epithelium：W2　　モザイク（高度）；coarse mosaic：M2
　　異常腺開口；abnormal gland opening：aGo　　赤色斑（高度）；coarse punctuation：P2
　　鋭角辺縁，内部境界，尾根状隆起；sharp border, inner border, ridge sign：B2
　非特異的所見　nonspecific findings
　　白斑；leukoplakia：L　　びらん；erosion：Er
　　酢酸加工後の観察で比較的早く色調変化がみられるのは軽度，遅れて所見が顕在化するのが高度所見である．病変部位の観察は重要だが，周辺部観察の基準として，B1 を軽度，B2 を高度と分類する．主病変に目がいって細かい異常所見を見逃さないことが重要で，とくに B2 では白色上皮のなかに強い白色上皮所見がみられることに代表される内部境界所見には留意する必要がある．また異常腺開口が高度所見に，さらに白斑やびらんが従来の非癌所見から異常所見の範疇となったことにも注目したい．
③浸潤癌所見（IC：suspicious for invasion）
　異型血管　atypical vessels：aV
　付随所見　additional signs：fragile vessels, irregular surface necrosis, ulceration (necrotic), tumor or gross neoplasm
　　良性変化と一線を画す，癌浸潤を強く疑う血管像を異型血管と判定し浸潤癌所見に組み入れている．

簡単な見方と判別のポイント
1）まずは白色病変の評価をしっかり行う．
　・透明感・光沢があれば軽度（W1）→軽度・中等度異形成，厚みがあって透明感なければ高度（W2）→高度異形成以上が推定される．
　・微小浸潤癌ではむしろ白色上皮は薄くみえることがあり，高度モザイク所見や異常腺開口が目立つ．
　・酢酸加工後すぐに変化し消退するのは W1，加工後変化まで時間がかかり消退は遅いのは W2.
2）モザイク所見は大小不同の有無に注目する．
　・モザイクの大小不同は上皮内高度病変を推定させるので，大小不同がない→ M1，ある→ M2
3）周辺部観察は白色上皮の評価と連動しやすい．
　・W1-B1，W2-B2，所見が一致しやすい（酢酸加工後から消退までの時間も）．
　・とくに高度 B2 では内部境界白色上皮のなかや内側に厚みのある白色調が強い部分の存在に注目する．
4）異型血管は（微小）浸潤癌以上でみられる．
　・上皮内癌を推定される病変までであれば aV は認めない．

16

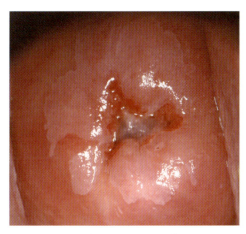

図1 軽度異形成（中拡大・加工後）
比較的透過性のある薄い白色上皮が広範囲にみられ，その辺縁は不規則・地図状である．モザイク（軽度所見）も同時に観察される．

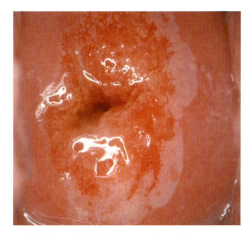

図2 中等度異形成（中拡大・加工後）
薄い白色上皮が広範囲にみられ，その辺縁（6時方向）は不規則でモザイク（軽度所見）がみられる．酢酸加工による所見の消退は早い．

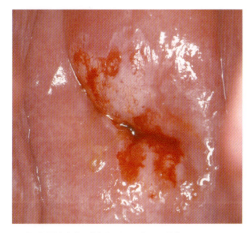

図3 高度異形成（中拡大・加工後）
12時方向に透明感なく肥厚した白色上皮（W2）と赤色斑（P1）が混在し，大小不同なモザイクへの移行像もみられ，上皮内高度病変を推定させる（M2）．

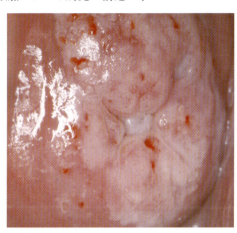

図4 上皮内癌（中拡大・加工後）
全周性に厚みをもった白色上皮は光沢なく酢酸加工の消退は遅い．大小不同のモザイクや，白色上皮のなかに一部白色の強い内部境界（B2）がみられる．

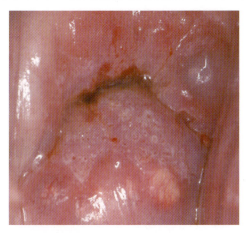

図5 微小浸潤癌（中拡大，加工後）
やや透明感のある白色調を基盤に多数の腺開口を認め（異常腺開口；aGo），やや厚みのある白色上皮で異常腺開口部は覆われている．わずかに小型樹根状を呈する異型血管（aV）がみられる．

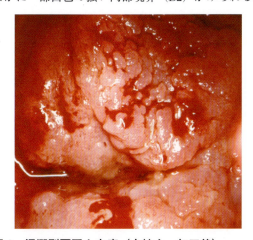

図6 浸潤型扁平上皮癌（中拡大，加工後）
不規則な隆起と樹根状の不規則な異型血管（aV）がみられ浸潤癌病変を推定させる．

| 総　論

【 参考文献 】

2．婦人科細胞診の基本知識
1）子宮頸部

1）Darrah TM, Colgan TJ, Cox J, et al. The Lower Anogenital Squamous Terminology Standardization Project for HPV-Associated Lesions: background and consensus recommendations from the College of American Pathologists and the American Society for Colposcopy and Cervical Pathology. Arch Pathol Lab Med. 2012; 136: 1266-1297.

2）Sagasta A, Castillo P, Saco A, et al. p16 staining has limited value in predicting the outcome of histological low-grade squamous intraepithelial lesions of the cervix. Mod Pathol. 2016; 29: 51-59.

3）Wright TC Jr, Stoler MH, Behrens CM, et al. The ATHENA human papillomavirus study: design, methods, and baseline results. Am J Obstet Gynecol. 2012; 206: 46.

4）Gage JC, Schiffman M, Hunt WC, et al. Cervical histopathology variability among laboratories: a population-based statewide investigation. Am J Clin Pathol. 2013; 139 (3) : 330-335.

5）Massad LS, Einstein MH, Huh WK, et al. 2012 updated consensus guidelines for the management of abnormal cervical cancer screening tests and cancer precursors. Obstet Gynecol. 2013; 121: 829-846.

2）子宮体部

1）WHO Classification of Tumours of Female Reproductive Organs, 4th ed. (2014) Kurman RJ, Carcangiu ML, Herrington CS, Young RH eds. IARC: Lyon.

2）Pathology and Genetics of Tumours of the Breast and Femal Genital Organs. (2003) Tavassoli FA and Devilee P eds. IARC: Lyon.

3）American Joint Committee on Cncer (AJCC) Cancer Staging Manual, 7th ed. (2011) Edge SB, Byrd DR, Compton CC, Fritz AG, Greene FL, Trotti III eds. Springer: New York.

4）International Union against Cancer (UICC) : TNM Classification of Malignant Tumours, 7th ed. (2009) Sobin LH, Gospodarowicz MK, Wittekind Ch eds. Wiley-Blackwell: Oxford.

5）則松良明・他．子宮増殖症および類内膜腺癌 grade-1 の細胞像に関する検討 - 細胞集塊の形態異常を中心に - 日臨細胞誌. 1998; 37: 677-682.

6）則松良明・他．子宮内膜細胞診における正常内膜，腺腫性増殖症，高分化型腺癌の細胞学的検討－細胞集塊形態の比較を中心に－日臨細胞誌. 1995; 34: 439-448.

7）則松良明・他．子宮内膜細胞診における正常内膜，腺腫性増殖症，高分化型腺癌の細胞学的検討－細胞集塊形態の比較を中心に－日臨細胞誌. 1995; 34: 439-448.

8）則松良明・他．分化型類内膜腺癌の細胞像に関する検討．Dysplastic changes in prophylactically removed Fallopian tubes of women predisposed to developing ovarian cancer. J Pathol. 2001; 195: 451-456.

3）Przybycin CG, Kurman RJ, Ronnett BM, et al. Are all pelvic (nonuterine) serous carcinomas of tubal origin? Am J Surg Pathol. 2010; 34: 1407-1416.

4）Salvador S, Rempel A, Soslow RA, et al. Chromosomal instability in fallopian tube precursor lesions of serous carcinoma and frequent monoclonality of synchronous ovarian and fallopian tube mucosal serous carcinoma. Gynecol oncol 2008; 110: 408-417.

5）Staging classification for cancer of the ovary, fallopian tube, and peritoneum. Int J Gynaecol Obstet. 2014; 124: 1-5.

6）Singh N, Gilks CB, Wilkinson N, et al. Assignment of primary site in high-grade serous tubal, ovarian and peritoneal carcinoma: a proposal. Histopathology. 2014; 65: 149-154.

II 基礎編

1. 外陰　子宮膣部・頸部
2. 子宮体部
3. 卵　　巣

II 基礎編　1. 外陰　子宮膣部・頸部

1) 外陰部上皮内腫瘍
Vulvar intraepithelial neoplasia（VIN）

疾患の概要

外陰部上皮内腫瘍は硬化性苔癬とともに扁平上皮癌の前駆病変である．小陰唇に多く発生し，肉眼的には孤立性あるいは多発性の斑状，丘疹様の病変で，白色を呈したり，色素沈着を認めることも多い[1]．WHO 2014 では low grade SIL（LSIL）と high grade SIL（HSIL）および HPV 陰性の病変である differentiated-type vulvar intraepithelial neoplasia に分類されている[2]．

病理所見のポイント

本型は重層扁平上皮の各層における細胞成熟過程の乱れ，核の異常を示す異形成と上皮内癌を指す．子宮頸部上皮内腫瘍と同様の組織基準により 3 段階に分類される．異形成が上皮の下層 1/3 に限局するかコイロサイトーシスを表層 1/3 に認める VIN1（図 1，図 2），異形成が上皮の下層 2/3 に限局する VIN2，異形成が表層 1/3 に及ぶか全層を置換する VIN3（図 3，図 4）である[3]．

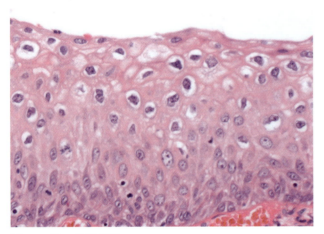

図 1　VIN1 の組織像
異形成が下層 1/3 に限局している．

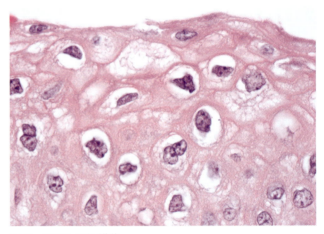

図 2　VIN1 の組織像
表層にはコイロサイトが認められる．

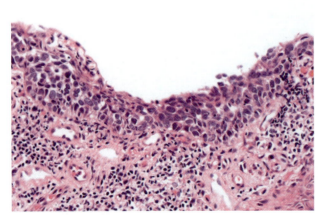

図 3　VIN3 の組織像
全層を置換するように異型細胞が増殖している．

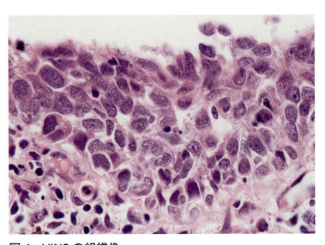

図 4　VIN3 の組織像
N/C 比が高く，クロマチン濃染する傍基底型の異型細胞が認められる．

1．外陰　子宮腟部・頸部

細胞診所見

　外陰部の上皮内病変では細胞が十分に採取されないことが多く，とくにVIN1ではその傾向が強い．
　VIN1では，きれいな背景に表層型から中層型の核異常細胞（図5）やコイロサイトーシスなどのHPV感染所見（図6）が認められる．HPV感染によってみられる最も特徴的な所見はコイロサイトーシスであり，他にパラケラトサイトや多核細胞，巨細胞等がある[4]．核異型は軽度であり，表層型を主体とするため異型細胞の細胞質に厚みはみられない．
　VIN2では，中層型の核異常細胞が主体を占めるが，表層型から傍基底型の核異常細胞も認められる．多核形成や核の大小不同を呈する異型核がみられる．
　VIN3では，きれいな背景に，傍基底型の核異常細胞が主体として出現し，単調な傍基底型異型細胞が集塊状から孤立性に出現する（図7）．上皮内癌では，個々の細胞はN/C比が非常に高く，核は類円形で緊満感があり，クロマチンは細顆粒状から顆粒状を呈する．集塊内に核分裂像が確認できることがある（図8）．高度異形成では傍基底型の核異常細胞が出現し，上皮内癌と比べ緊満感が乏しく，核形不整がみられるが，N/C比が高い症例などは鑑別が困難な像も多い．

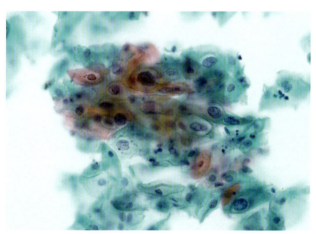

図5　VIN1の細胞像
表層型扁平上皮細胞の集簇のなかに核異常細胞が認められる．

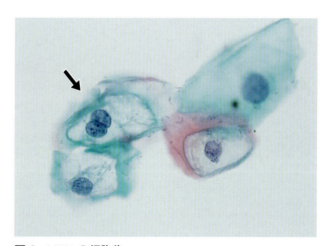

図6　VIN1の細胞像
細胞質にはコイロサイトーシスを認める．写真左上には二核細胞が確認できる（矢印）．

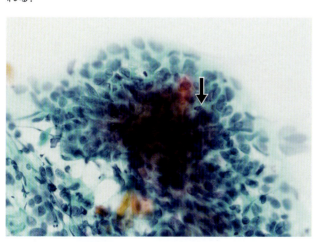

図7　VIN3の細胞像
傍基底型の異型扁平上皮細胞が重積性を示す集塊を形成している．核分裂像も認められる（矢印）．

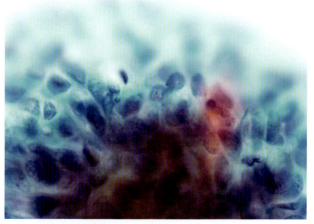

図8　VIN3の細胞像
N/C比の高い単調な異型細胞が認められる．

II 基礎編　1．外陰　子宮膣部・頸部

2) 乳房外 Paget 病
Extramammary Paget's disease

疾患の概要

乳房外Paget病は，わが国では60歳以上の男性に多く，女性の発生率は男性の1/3から1/2である．外陰部，肛門，会陰，腋窩，臍周囲に発生する腫瘍であるが，そのなかでも，外陰部は乳房外に発生するPaget病の好発部位である．全外陰部腫瘍の3%を占める．60歳代に好発し，大陰唇に強い掻痒感を訴え，湿疹様の紅斑に鱗屑，白斑などの病変を認める[1), 3)]．

病理所見のポイント

Paget細胞と呼ばれるアポクリン腺またはエックリン腺への分化を示す大型の腫瘍細胞が上皮内に増殖するまれな腫瘍である．間質に浸潤する場合はPaget癌と呼ばれる．組織学的には乳房や他の皮膚発生と同様である．大型で明るい泡沫状の細胞質をもつ腫瘍細胞が上皮内で増殖する（図1〜図3）．間質への明らかな浸潤はみられない（図2）．時に印環細胞が出現することや，毛包，皮脂腺，汗腺などを侵襲する像を認めることもある．腫瘍細胞は胞体内にPAS染色（図4a），alcian blue染色（図4b），ムチカルミン陽性の粘液物質を有する．免疫染色では，サイトケラチン（CK7），癌胎児性抗原（CEA），上皮膜抗原（EMA）陽性である[3)]．

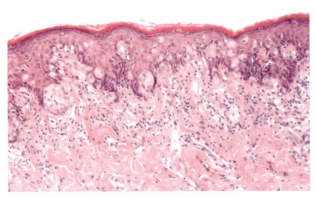

図1　Paget病の組織像
表皮内に淡明な細胞質をもつ腫瘍細胞を認める．

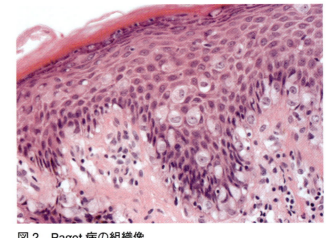

図2　Paget病の組織像
腫瘍細胞が孤立性に認められる．間質への浸潤は明らかではない．

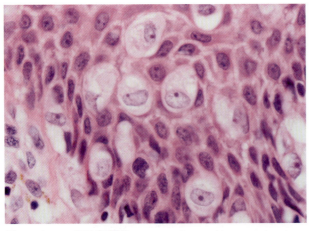

図3　Paget病の組織像
明るく豊富な細胞質を有し核偏在性を示す．腫大した核には明瞭な核小体が認められる．

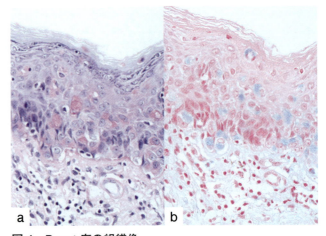

図4　Paget病の組織像
腫瘍細胞はPAS染色陽性（a），alcian blue染色陽性（b）を示す．

細胞診所見

周囲には表皮に由来した角化細胞を伴うことが多い（**図5**）．腫瘍細胞の核は腫大し明瞭な核小体を有する．細胞質は広く，孤立性からシート状の集塊として出現する（**図6**，**図7**）．相互封入像（**図8**）や粗大なメラニン顆粒を有する細胞を認めることがある（**図7**，**図9**）[2]．偏在性を示す類円形の核は微細なクロマチンを呈し，比較的核小体が目立ち核縁の肥厚はみられない（**図10**）．

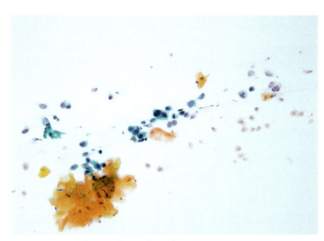

図5　Paget病の細胞像（擦過）
角化した扁平上皮細胞と共に，腫瘍細胞を認める．

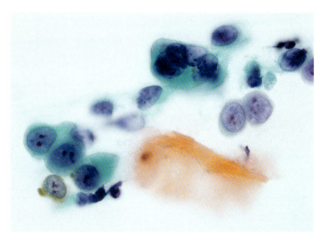

図6　Paget病の細胞像（擦過）
小集塊状および孤立性に出現している．

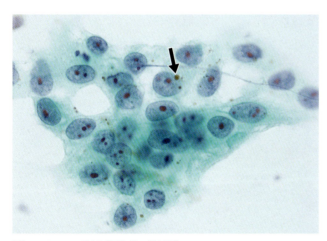

図7　Paget病の細胞像（擦過）
シート状の集塊を形成する．細胞質内には粗大なメラニン顆粒を有する（矢印）．

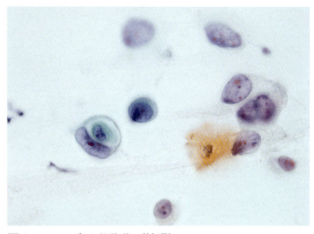

図8　Paget病の細胞像（擦過）
相互封入像を認める．

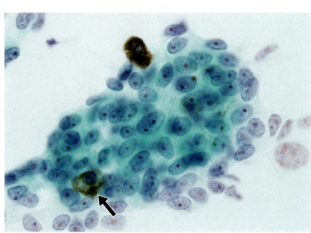

図9　Paget病の細胞像（擦過）
メラニンを有する腫瘍細胞がみられることがある（矢印）．

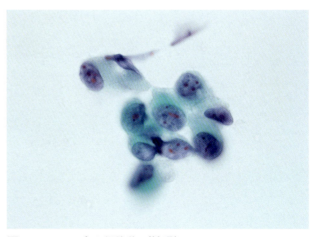

図10　Paget病の細胞像（擦過）
偏在性を示す類円形の核は微細なクロマチンを呈している．

II 基礎編　1．外陰　子宮腟部・頸部

3) 扁平上皮癌
Squamous cell carcinoma

疾患の概要

扁平上皮癌は外陰部原発の悪性腫瘍の約90％を占め，HPV関連癌が約30％である．60～70歳代で好発する．扁平上皮癌の危険因子にはHPV感染の他，喫煙も知られているが，原因の明らかでないものもある．好発部位は小陰唇，大陰唇で潰瘍を伴うこともある．組織学的には角化真珠形成を伴う角化型，角化真珠形成を伴わない非角化型，基底細胞型，コンジローマ型，疣贅癌，巨大腫瘍細胞を伴う型，その他に分類される[1)～3)]．

病理所見のポイント

腫瘍は肉眼的には白色隆起性のものが多い．角化型では著しい角化を伴う胞巣をなして浸潤性に増生する腫瘍の他に，表面から突出するように乳頭状増殖を示すものもある．多数の角化真珠を伴い（**図1**），表面から連続性に大，小胞巣状に浸潤し最深部は皮下組織まで浸潤している（**図2**）．非角化型は角化真珠を欠く癌細胞がびまん性，索状に浸潤している（**図3**）．基底細胞型は基底細胞様に分化する扁平上皮癌である．胞体の乏しい単調な小型癌細胞が増殖を示す．角化を伴うことがあるが，角化真珠は認めない（**図4**）[3)]．

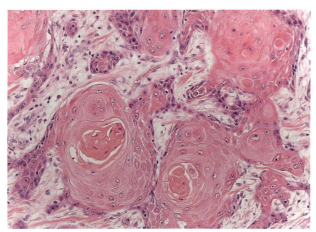

図1　角化型扁平上皮癌の組織像
角化真珠を形成している．

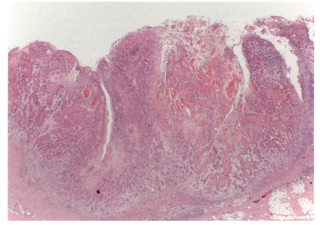

図2　角化型扁平上皮癌の組織像
表面から連続性に大小の胞巣状に浸潤している．

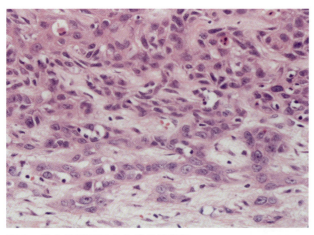

図3　非角化型扁平上皮癌の組織像
角化真珠を欠く低分化な扁平上皮癌である．索状に浸潤している．

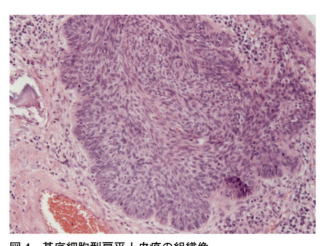

図4　基底細胞型扁平上皮癌の組織像
基底細胞様細胞が胞巣辺縁に柵状配列を示す扁平上皮癌である．細胞質の乏しい小型癌細胞の増生からなる．角化を伴うことがあるが，角化真珠は認めない．

細胞診所見

　角化型扁平上皮癌では炎症細胞を背景に，角化真珠形成（**図5**）や脱核した細胞（**図6**），奇妙な形を呈する線維型細胞や蛇型細胞が認められる（**図7**）[4]．非角化型扁平上皮癌では多辺形で豊富な細胞質を有するものから小型でN/C比の高い悪性細胞が出現し（**図8**），核小体腫大や核の大小不同，粗大顆粒状のクロマチンを呈するなどの異型がみられる．集塊は層状の重積性を示す細胞集塊を形成する（**図9**，**図10**）．

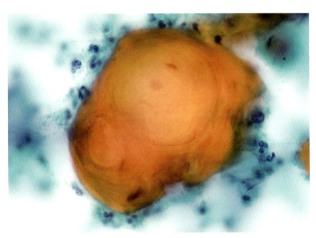

図5　角化扁平上皮癌の細胞像
細胞質はオレンジGに好染し，角化真珠を形成している．

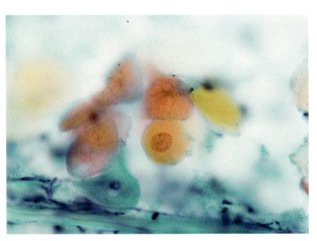

図6　角化扁平上皮癌の細胞像
無核のゴーストセルを伴っている．

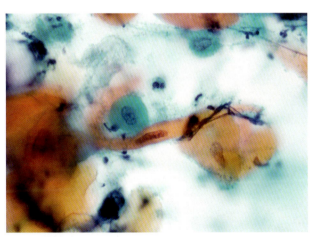

図7　角化扁平上皮癌の細胞像
奇妙な形状の角化細胞である．周囲の細胞も細胞質に厚みがある．

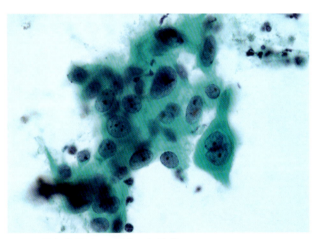

図8　非角化扁平上皮癌の細胞像
多辺形で厚みのある細胞質を有している．

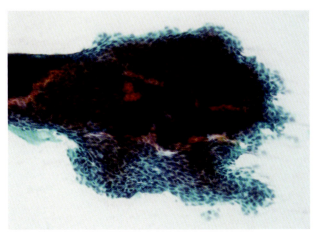

図9　非角化扁平上皮癌の細胞像
層状の重積性を示す大型集塊を形成している．

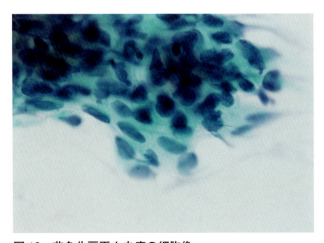

図10　非角化扁平上皮癌の細胞像
クロマチン濃染する紡錘形から多辺形細胞が集塊を形成している．

II 基礎編　1．外陰　子宮膣部・頸部

4) 悪性黒色腫
Malignant melanoma

疾患の概要

外陰部悪性腫瘍のなかで扁平上皮癌に次いで多いのが悪性黒色腫（約9％）である．悪性黒色腫全体の3％が外陰発生であり，予後不良である．外陰での好発部位は小陰唇と陰核で，出血を主訴とする症例が多い．約30％の症例では肉眼的に色素沈着を伴わない[1)～3)]．

病理所見のポイント

悪性黒色腫はメラノサイト由来の悪性腫瘍であり，外陰では表在性拡大型黒色腫，結節型黒色腫，末端黒子様黒色腫の3型が多い．腫瘍細胞は類上皮，多稜形，紡錘形を呈する．時にメラニン顆粒のみられない無色素性の悪性黒色腫も存在する．組織学的には上皮下の間質を中心に，核小体が明瞭な腫瘍細胞が増殖する（図1）．腫瘍細胞は核形不整が目立ち，メラニン顆粒を有するものが多数みられる（図2，図3）．免疫染色ではS100，HMB45（図4），melanA，NSEなどが陽性となる[2), 3)]．

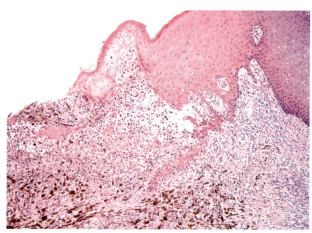

図1　悪性黒色腫の組織像
皮下組織から表皮にかけて腫瘍細胞の増殖がみられる．

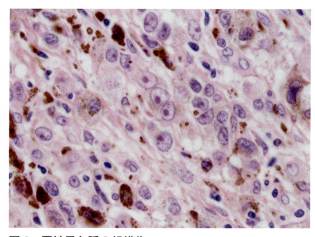

図2　悪性黒色腫の組織像
腫瘍細胞には明瞭な核小体がみられ，細胞質内には細顆粒状のメラニン顆粒が認められる．

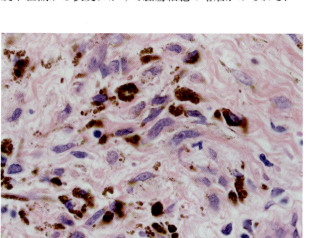

図3　悪性黒色腫の組織像
紡錘形を呈する腫瘍細胞．核形不整を認め，細胞質内にメラニン顆粒が観察される．

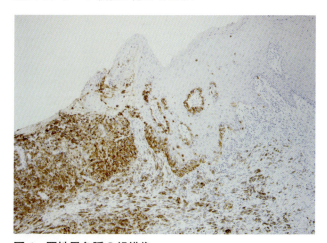

図4　悪性黒色腫の組織像
腫瘍細胞はHMB45陽性を示している．

細胞診所見

　悪性黒色腫は多形細胞型，類円形細胞型，紡錘形細胞型（図5）に分けられるが，混在して出現することが多い．腫瘍細胞は孤立性～結合性の低い集塊状（図6，図7）に出現することが多いが，上皮様の細胞集塊を形成することもある（図8）．核小体は腫大し核異型が目立ち，多核細胞を認めることがある（図9，図10）．茶褐色で微細顆粒状のメラニン顆粒を伴わない悪性黒色腫では，低分化癌や肉腫との鑑別は困難である[4]．

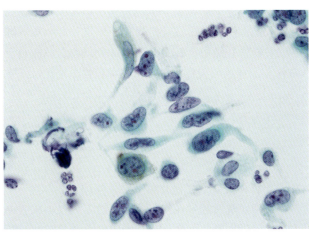

図5　悪性黒色腫擦過細胞像
紡錘形を呈する腫瘍細胞が孤立性に出現している．

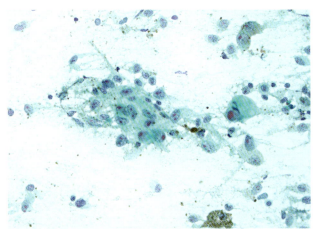

図6　悪性黒色腫擦過細胞像
背景や腫瘍細胞の細胞質内にメラニン顆粒が認められる．

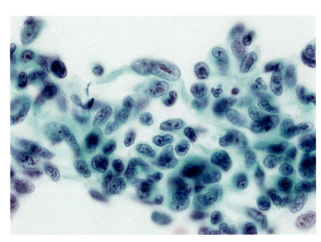

図7　悪性黒色腫擦の過細胞像
結合性の低い集簇として出現している．腫瘍細胞の核は類円形から紡錘形で，大小不同が認められる．

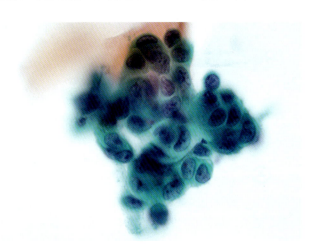

図8　悪性黒色腫の擦過細胞像
上皮様細胞集塊を形成することがある．

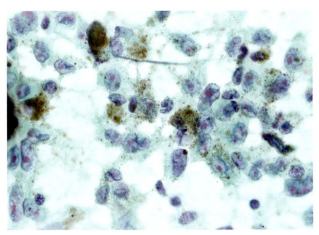

図9　悪性黒色腫の擦過細胞像
腫瘍細胞は核形不整や核大小不同が目立ち，腫大した核小体を有している．

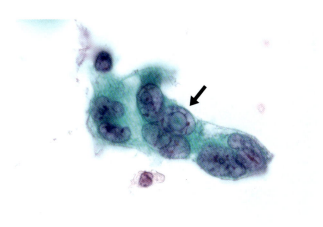

図10　悪性黒色腫の擦過細胞像
核形不整が目立ち，核内細胞質封入体（矢印）を有する細胞が出現することがある．

II 基礎編

1. 外陰　子宮膣部・頸部

5）反応性変化
Reactive change

萎縮性膣炎

　膣炎は婦人科疾患のなかで日常よく遭遇する．閉経後の女性ホルモン（エストロゲン）減少に起因する膣炎を萎縮性膣炎と称する．細胞像は傍基底細胞が主体となり，背景は汚く多数の炎症細胞が出現している（図1）．傍基底細胞の核では，軽度腫大，融解，核濃縮，破砕を示す細胞も混在する（図2）．また細胞質は概ねライトグリーン好染性であるが，オレンジG好染性細胞もみられる．背景の汚さおよび核や細胞質の変化は，膣内分泌物低下に伴う乾燥が細胞変性に影響を及ぼしている[1]．

細菌性膣炎（非特異性膣炎）

　膣内の自浄作用に関与している常在菌のデーデルライン桿菌が様々な要因で減少すると，膣内pHのバランスが崩れる．その結果，ガードネラやモビルンカスなど他の常在菌が異常繁殖し，炎症が起こる．この状態を細菌性膣炎（非特異性膣炎）と称し，病原性細菌による炎症とは区別される．魚が腐ったような悪臭の強い帯下（魚臭帯下）が特徴である．また流産や早産にも関係があることが明らかになってきたため，妊婦ではとくに注意が必要である．細胞像は，背景のデーデルライン桿菌が消失し多数の短桿菌が出現する（図3）．また扁平上皮細胞の辺縁や細胞を覆うように細菌が付着するclue cellが特徴である[2]（図4）．

濾胞性頸管炎（慢性リンパ性頸管炎）

　子宮頸管炎は，細菌感染により頸管粘膜が炎症を起こした状態であり急性と慢性とに分けられる．主な起炎菌には，膣内常在菌，ウィルス（単純ヘルペス，ヒトパピローマ，サイトメガロ等），原虫（トリコモナス，アメーバ），クラミジア，淋菌などがあげられる．また，分娩や人工中絶などに際し，頸管部位が傷つき炎症を起こしたものも含まれる．多くは膣で起きた炎症が頸管部位まで広がることによるもので，さらに上行し子宮内膜炎や骨盤腹膜炎を続発することがある．組織学的に急性子宮頸管炎では，間質の浮腫，うっ血，好中球浸潤を認め，慢性化に伴い，リンパ球，形質細胞，組織球を主体とした炎症細胞の浸潤を認める．さらに，リンパ濾胞が間質内に形成された場合は，濾胞性頸管炎（follicular cervicitis）（図5a）と呼ばれ，主に閉経後の女性にみられる[3]．細胞像は成熟した小型リンパ球や，大型の未熟リンパ球および形質細胞や組織球が混在し多彩な像を示す（図5b）．しばしば核片を貪食した組織球（tingible body macrophage）がみられ，診断の一助となる（図6矢印）．時に悪性リンパ腫との鑑別を要することがあり，リンパ球の多彩性，核形不整や明瞭な核小体がみられない点で異なる（表1）．

表1　濾胞性頸管炎と悪性リンパ腫の鑑別点

	濾胞性頸管炎	悪性リンパ腫
出現様相	多彩 （小型リンパ球主体，胚中心由来細胞，形質細胞など）	単調 （中型～大型リンパ球）
核破片貪食組織球	＋	－
核形不整	－	＋
核小体	－	＋

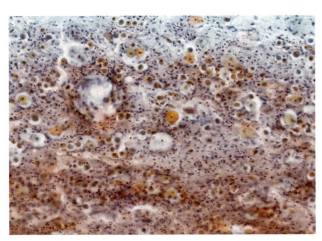

図1　萎縮性腟炎の細胞像
傍基底細胞が主体でオレンジG好染性細胞も認められる．背景は汚く多数の好中球をみる．

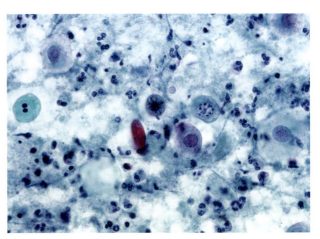

図2　萎縮性腟炎の細胞像
核融解や濃縮，破砕を示す細胞が混在して出現する．細胞質に輝度の上昇はみられない．

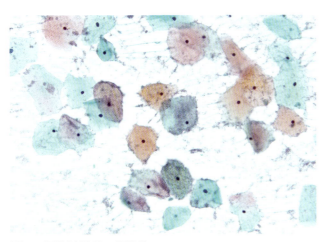

図3　細菌性腟炎の細胞像
背景に多数の細菌（短桿菌）が観察される．常在菌のデーデルライン桿菌はほとんど認められない．

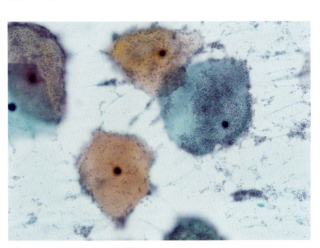

図4　細菌性腟炎の細胞像
細菌が細胞の辺縁や覆うように集簇し付着するclue cellが特徴である．

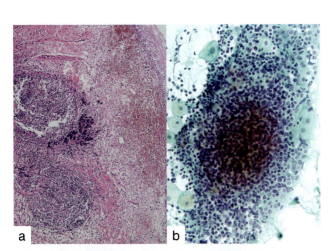

図5　濾胞性頸管炎の組織像（a）と細胞像（b）
a：上皮下の間質内では炎症細胞浸潤が観察され，リンパ濾胞の形成も認められる．
b：成熟した小型リンパ球や大型の未熟リンパ球が混在し多彩な像を示している．

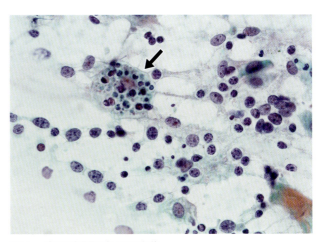

図6　濾胞性頸管炎の細胞像
核中心性で核片を貪食した組織球（矢印）をしばしば認める．

II 基礎編　　1. 外陰　子宮膣部・頸部

扁平上皮化生

　子宮頸部の円柱上皮細胞と扁平上皮細胞との移行部を扁平上皮円柱上皮境界（squamocolumnar junction：SCJ）と呼ぶ．外子宮口より外方向にSCJの円柱上皮細胞が移動し，持続的な刺激や損傷が加わると，抵抗性の弱い円柱上皮細胞から強い扁平上皮細胞へと変化する．この生理的な現象を扁平上皮化生という．変化の過程として，まず円柱上皮下の多分化能を有する予備細胞に増生が起こり重層化する[4]（図7）．予備細胞の核は概ね中心性で円形から類円形を示し，クロマチンは細顆粒状に均等分布する．N/C比は高く細胞質が非常に乏しい（図8）．細胞診標本において予備細胞増生を確実に認識することはまれである．予備細胞の成熟化に伴い，未熟扁平上皮化生細胞を経て成熟扁平上皮化生細胞へと分化する（図9）．未熟扁平上皮化生細胞の細胞像は傍基底細胞に類似する．核は中心性で円形から類円形を示し，クロマチンは細顆粒状に均等分布する．細胞質はライトグリーン好染性で厚みを帯びた多稜形を呈し，平面的かつ敷石状に出現する（図10a）．成熟扁平上皮化生細胞では未熟化生細胞に比べ細胞質が大きく，また四方に細長く伸びた線維状（fiber form）や偽足様突起を蜘蛛状（spider form）に呈することがある[5]（図10b）．

修復細胞

　修復細胞（repair cell）とは上皮組織の一部に損傷が起き，隣接する細胞が欠損部位を一時的に補填する細胞を指し，扁平上皮由来と円柱上皮由来がある．その要因には膣炎，人工妊娠中絶，放射線照射，生検採取後，術後などがあげられる[5]．細胞像は，大型で比較的豊富な細胞質を有する平面的な細胞集塊が，同一方向に流れるようなリボン状配列を示し出現する（図11）．核は腫大し，大小不同を伴うが，クロマチンは細顆粒状で増量を認めない．特徴的な所見のひとつとして明瞭な核小体を有し，これは細胞活動の活性化を現している．細胞質はレース状でライトグリーンに淡染性を示し，細胞境界が不明瞭である（図12）．しばしば集塊内部に白血球の取り込み像がみられるが，一様な所見ではない．また，細胞集塊に円柱上皮細胞の付着が観察されることもあり，通常の過程で生ずる扁平上皮化生細胞とは異なることを示唆している（図13 矢印）．時に明瞭な核小体を有する悪性細胞集塊（図14）との鑑別を要することがあり，平面的な集塊形成やクロマチンが細顆粒状で増量が認められない場合，修復細胞を示唆する所見となりうる．

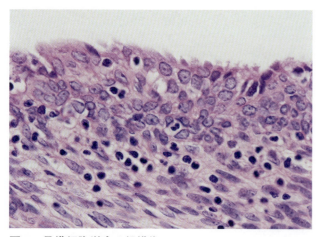

図7　予備細胞増生の組織像
円柱上皮下の予備細胞が3から5層程度に重層化している．

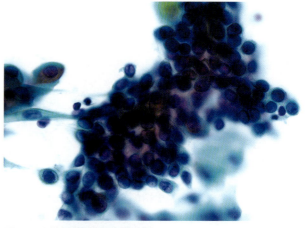

図8　予備細胞増生の細胞像
核中心性で円形から類円形を示す．N/C比は高くクロマチンは細顆粒状で細胞質に乏しい．

1. 外陰　子宮腟部・頸部

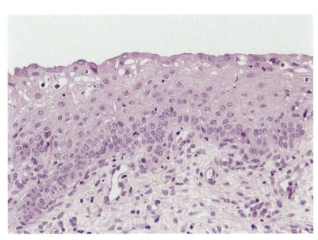

図9　扁平上皮化生の組織像
最外層に円柱上皮細胞の被覆を残し扁平上皮細胞が重層化している．

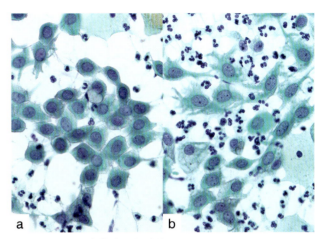

図10　扁平上皮化生の細胞像
a：未熟扁平上皮化生；傍基底細胞に類似し敷石状に出現する．
b：成熟扁平上皮化生；細胞質の四方に長く伸びた突起を認める．

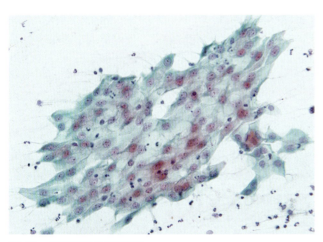

図11　修復細胞の細胞像
比較的豊富な細胞質を有する平面的な大型細胞集塊．同一方向に流れるような配列を示す．

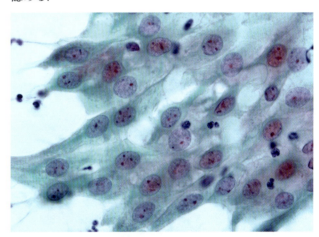

図12　修復細胞の細胞像
核クロマチンは細顆粒状で増量を認めない．細胞質はレース状でライトグリーンに淡染性を示す．

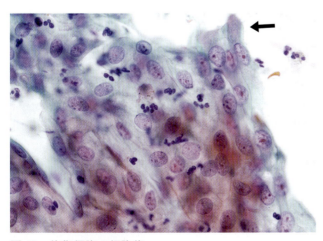

図13　修復細胞の細胞像
細胞集塊辺縁部に円柱上皮細胞の付着が観察されることがある（矢印）．

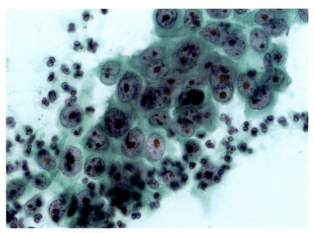

図14　非角化型扁平上皮癌の細胞像
明瞭な核小体を有する悪性細胞集塊．N/C比が高く，核形不整や核クロマチンの増量を認める．

‖ 基礎編　1. 外陰　子宮腟部・頸部

6）感染症
Infection disease

カンジダ

体表，口腔，消化管，腟粘膜などに常在する 2〜14 μm 大の酵母様真菌である．性器カンジダ症の多くは，candida albicans によるもので，外陰部や腟の掻痒感，白色帯下の増量が主な症状である [1]〜[3]．腟自浄度低下時や妊娠時，また，抗生物質投与，糖尿病の罹患など，免疫力低下に伴い異常増殖することで発症する [1]〜[3]．細胞像は，表層から中層型扁平上皮細胞に紛れるように分岐状の仮性菌糸（偽菌糸）および円形〜楕円形の酵母を認める（図1，図2）．酵母のみが出現する場合もある [3]．細胞の炎症性変化は比較的軽度で核腫大や核周囲明庭を伴い，また集簇した扁平上皮細胞のなかに存在することが多く，注意深く観察する必要がある [1]．

トリコモナス

10〜20 μm 大の原虫（鞭毛虫）で，生殖器に寄生し，炎症を引き起こす性感染症（STD）の一種である．腟の掻痒感，悪臭を伴う黄色帯下の増量が主な症状である [1],[2]．トリコモナスは扁平上皮細胞のグリコーゲンを栄養源とするため，同様にグリコーゲンを栄養源とする腟内常在菌のデーデルライン桿菌は減少する．このため，腟内 pH はアルカリ性に傾き，その結果，細菌性腟炎を併発することも多い [1],[2]．細胞像は，炎症性背景に灰色から淡青色の西洋梨型，不整形なトリコモナス原虫を認める（図3，図4）．赤橙色の顆粒がみられることもあるが，鞭毛は Pap. 染色では確認されることはない [2]．細胞の炎症性変化は強く，核の腫大や濃染，核周囲明庭，細胞質多染などがみられる [1],[2]．

ヘルペス

180 nm 大の DNA ウィルスである herpes simplex virus（HSV）による感染症である．口唇ヘルペスの 1 型と性器ヘルペスの 2 型とがあり，主に性感染症（STD）である 2 型感染が多いとされるが，近年，oral sex を介した 1 型感染もある [2]．症状としては，外陰痛や発熱，倦怠感を伴い，水疱や潰瘍を形成し，鼠径リンパ節腫脹などを認める [1],[2],[4]．細胞像は，傍基底細胞や頸管円柱上皮細胞に HSV が感染し，無構造のすりガラス状核，破線状核縁，多核圧排像など特徴的な細胞変化を示す [1],[2]（図5）．核内封入体（好酸性，好塩基性）がみられることもある [1],[2]．単核の場合，N/C 比が高く，異型細胞との鑑別を要することもあるが，すりガラス状核や破線状核縁に注意することが重要である [1]．

結核症

2〜4 μm 大のグラム陽性桿菌である結核菌（mycobacterium tuberculosis）による感染症である．子宮が初感染であることはほぼなく，主として肺および腎から卵管や子宮へと感染する [2],[4],[5]．したがって，子宮において結核が疑われた場合，同時に結核性卵管炎の疑いも考慮すべきである [2],[4],[5]．性器結核は無月経や不妊症の原因として重要であるが，結核症そのものの減少に伴い，頻度はきわめて少なくなっている [2],[4],[5]．肉眼的には小結節がみられなければ，特徴的な所見はないとされており，証明には抗酸菌培養や polymerase chain reaction（PCR）法が重要である [2],[4],[5]．細胞像は，他部位における結核症の所見と同様で，リンパ球主体の慢性炎症を背景に類上皮細胞（図6a），ラングハンス型巨細胞（図6b）が出現する [1],[2],[4],[5]．

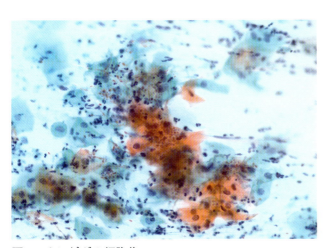

図1 カンジダの細胞像
扁平上皮細胞の密な集塊のなかに仮性菌糸および酵母を認める.

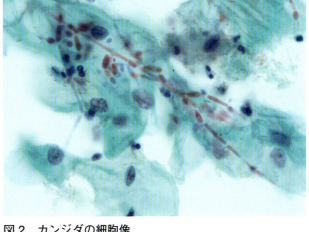

図2 カンジダの細胞像
赤褐色に染まる分岐状の仮性菌糸および円形〜楕円形の酵母を認める.

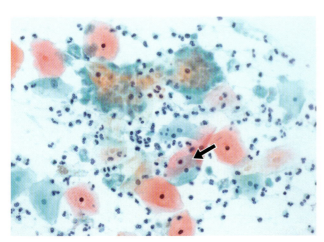

図3 トリコモナスの細胞像
細胞に集簇するトリコモナス原虫がみられる．矢印で示す細胞には核周明庭を認める.

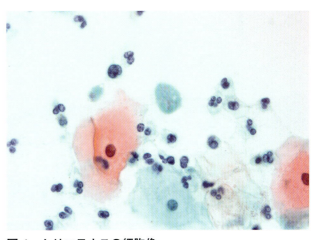

図4 トリコモナスの細胞像
淡青色に染まる不整形なトリコモナス原虫がみられる.

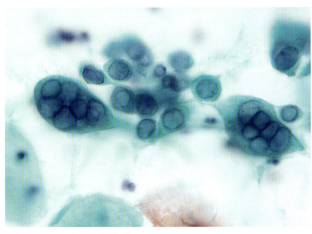

図5 ヘルペスの細胞像
多核細胞と同時に，単核でN/C比の高い細胞もみられる.

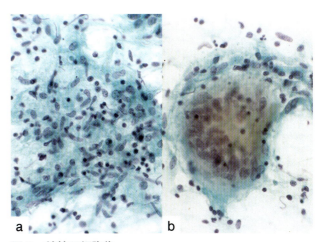

図6 結核の細胞像
a：類上皮細胞は紡錘形の核を有し，突起状の細胞質は淡明で細胞境界も不明瞭である.
b：ラングハンス型巨細胞は細胞辺縁に紡錘形核が配列し，多核で非常に大型である.

II 基礎編　1. 外陰　子宮膣部・頸部

7) HPV 感染──コイロサイトーシスを中心に
HPV infection focus on koilocytosis

疾患の概要

　Human papilloma virus（HPV）は癌化の原因ウイルスとして広く知られ，子宮頸癌の発生には HPV16，18，31，33，35，45，52，58 型などの high risk 群の持続感染が深く関与している．HPV 型の判定には polymerase chain reaction（PCR）や in situ hybridization（ISH）などが用いられる．HPV 感染所見であるコイロサイトーシスが認められれば，組織診では CIN1，細胞診では LSIL と診断される．

病理所見のポイント

　表層から中層細胞にコイロサイトーシスがみられるのみで CIN1 と判定されるため，核周囲の空胞化をコイロサイトーシスとするには慎重を期す必要がある．判定のポイントは多少なりとも「核の異型が備わっている」ことである[1]．これは標本作製過程において中層細胞のグリコーゲン溶解・流出によって生じる非特異的な核周囲の空胞化細胞をコイロサイトーシスとしないためで（図1），組織診においてもコイロサイトーシスと判定する場合は，核異型を必要とする（図2）．軽度異形成の標本では核腫大やクロマチンの粗造化が認められる（図3）．また，尖圭コンジローマの場合はコイロサイトーシスが認められても CIN1 とはしない（図4）．

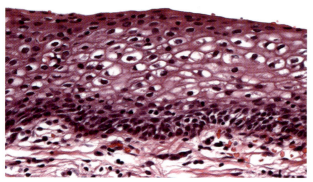

図1　偽コイロサイトーシスの組織像
中層細胞の核周囲の空胞化を認める．核は概ね小型均一で異型に乏しい．

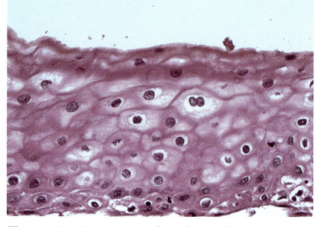

図2　コイロサイトーシス（CIN1）の組織像
軽度核腫大，二核化はみられるが，核異型は比較的乏しい．

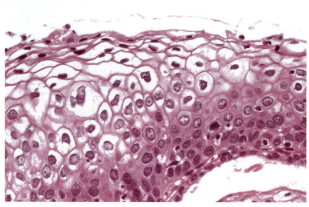

図3　軽度異形成（CIN1）の組織像
コイロサイトーシスや核の大小不同，クロマチンの粗造化がみられる．

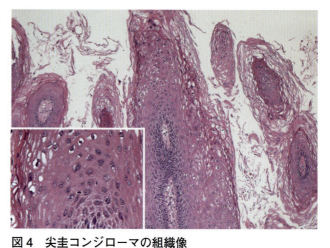

図4　尖圭コンジローマの組織像
表層にコイロサイトーシスがみられる．核は軽度腫大を呈するが，クロマチンはスリガラス様で淡い．

細胞診所見

　HPV 感染細胞の特徴として最も代表的なものはコイロサイトーシスである．コイロサイトーシスは HPV 感染・増幅により核周囲の細胞骨格蛋白が破壊されることによって生じると考えられており，強い感染力の指標とされる[2]．これは表層から中層細胞に観察されるため細胞診で捉えやすい．ベセスダシステムでは，LSIL の判定基準にコイロサイトーシスをあげているが，それには核異型も認められなければならない．一般にコイロサイトーシスと判断するうえで核周囲の空胞化に加え，核の腫大，クロマチンの増量を伴う核染色性の不均一，多核化，核の偏位（不均等分布）等の所見が必要とされる[3]．核異型を伴わず核周囲の空胞化のみの場合は LSIL とするべきでなく，そのような細胞は ASC-US と判断する[4]．LSIL と判定された標本では，表層細胞の核周囲は広く空胞化し核の腫大や二核化，核の濃染を伴うコイロサイトがみられる（**図5**）．HSIL と判定されたものでは中層細胞の核に皺や濃染性など異型がみられ，核周囲は空胞化し辺縁は浮き出たようにみえる．また，N/C 比は LSIL に比べ高い（**図6**）．その他の HPV 感染所見として錯角化（parakeratosis），smudged 核，細胞の大型化，多核化などがある．小型の角化細胞で濃縮状の核をもつ錯角化細胞（parakeratocyto）は感染時の出現頻度が高い（**図7**a）．核が泥状に濃く染色される smudged 核や長径 150 μm 以上の大型細胞は，出現頻度は低いが特異性が高い所見である（**図7**b，**図8**）．一方，多核細胞は非特異的な炎症や HPV 以外のウイルス感染時にも出現し特異性は低いとされる[5]．

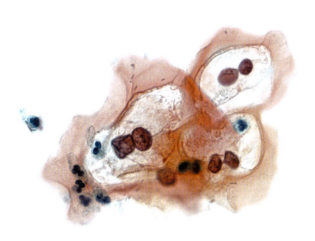

図5　コイロサイトーシス（LSIL）の細胞像
二核化した表層細胞の核周囲は広く空胞化し，細胞質との境界は濃く染色される．

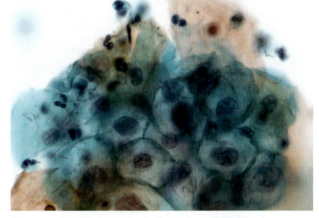

図6　コイロサイトーシス（HSIL）の細胞像
中層細胞の核に皺や濃染性がみられ，核周囲は空胞化し辺縁は浮き出たようにみえる．

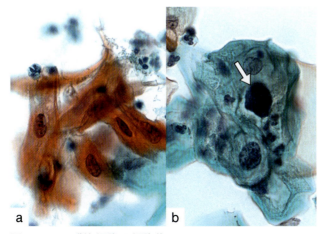

図7　HPV 感染細胞の細胞像
a：錯角化細胞；輝度の高い細胞質，濃縮状の核を有する．
b：smudged 核細胞；泥状に濃染する smudged 核（矢印）を認める．

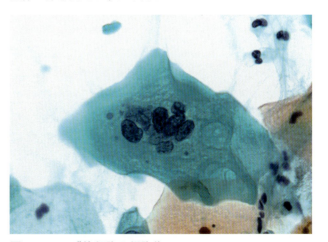

図8　HPV 感染細胞の細胞像
大型細胞：細胞は非常に大きく 150 μm 以上で，核は多核化し軽度の腫大も認められる．

II 基礎編　1. 外陰　子宮膣部・頸部

8-a) 軽度異形成 — LSIL (low grade squamous intraepithelial lesion) / CIN1 (cervical intraepithelial neoplasia)
Mild dysplasia

疾患の概要

臨床的には無症状である．コルポスコピー所見では，M1（fine mosaic：モザイク軽度），あるいはやや丸みのある小型の網目状所見やW1（thinacetowhite epithelium：白色上皮軽度）厚みのない白色調所見を呈する（図1）．軽度異形成は半年後の経過観察を行う．

病理所見のポイント

扁平上皮細胞に層形成の不均一や極性の乱れを上皮の下層1/3に限局して認める扁平上皮内異型病変である[1]（図2）．また，HPV感染の疑われる細胞変化であるコイロサイトーシスが認められるだけでもCIN1に分類される（図3）[2]．しかし，扁平上皮細胞の層形成は年齢によって変化するため診断が難しい場合がある．細胞異型の特徴は，下層1/3の上皮細胞に核の腫大，クロマチンの増加，軽度の大小不同，核分裂像など細胞形態の変化をみる．また，CINの診断にはコイロサイトーシスは重要な所見であり，その所見のコイロサイトは，核周囲の広いhalo（核周囲明庭）の大型細胞で，さらに二核や多核など核所見のある淡明細胞があれば診断に役立つ．組織で診断するポイントは，コイロサイトーシスが観察されるか（図4a），上皮の下層1/3に核分裂像（図4b），または，両方を認めることが決め手となる．

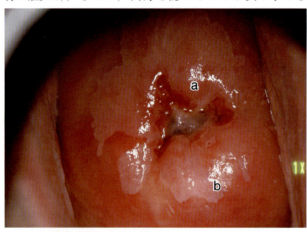

図1　軽度異形成のコルポスコピー像
a：M1 やや丸みのある小型の網目状所見
b：W1 厚みのない白色調所見
（神奈川県立がんセンター　加藤久盛先生より写真提供）

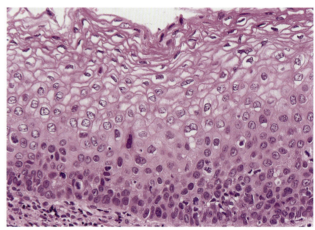

図2　軽度異形成の組織像
コイロサイトーシスなどHPV感染所見と上皮の下層1/3に異型細胞を認め，核分裂像もみられる．

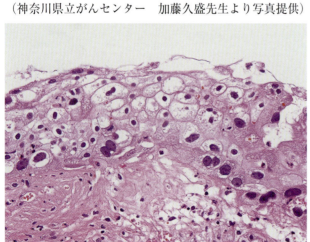

図3　軽度異形成の組織像
コイロサイトーシスなどHPV感染所見を認める．上皮の下層には異型細胞は認めない．

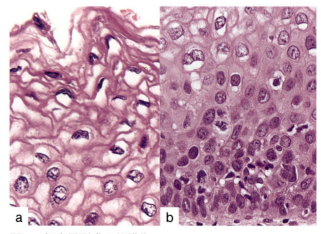

図4　軽度異形成の組織像
a：コイロサイトーシスが観察される．
b：核分裂像が観察される．

細胞診所見

　一般的に軽度異形成と判定する細胞像は，表層型の核異常細胞が主体をなす細胞像を指す（図5）．核異常細胞は細胞質が正常で，核に腫大とクロマチン増量，N/C 比の増大がみられるものと定義される．しかし，近年 HPV 感染と異形成との間の密接な関係が考慮され，例え上記した核異型がみられなくても細胞質にコイロサイトーシスが観察される場合（図6a）は，ベセスダシステムでは LSIL に，組織診断でも CIN1 と判定される．なお，コイロサイトーシスは細胞質の空洞化であり，核の形状を維持する骨格タンパク（ケラチンネットワーク）が HPV 感染により破壊され起こる現象で，その結果，核に皺などの変化がみられるとされる（図6b）[2),3)]．

　組織学的に CIN1 と診断された細胞標本には，典型的な OG 好性の核異常細胞のみならず，その周囲には核形態（核の大きさや染色性）の異なる多辺形細胞（表層および中層細胞）が観察される（図7）．この理由は，CIN1 に相当する病変の表層および中層細胞の核に取り込まれ増殖した HPVDNA の絶対量の違いに起因している．また，同一標本に表層型および中層型核異常細胞がみられた場合は，moderate dysplasia と診断するか否かが問題となるが，中層型核異常細胞の形態が比較的大型で細胞質の染色性も正常中層細胞と類似している場合（図8）は，表層細胞への分化と捉え，mild dysplasia と判定するのが望ましい．

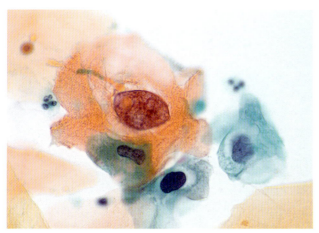

図5　軽度異形成の細胞像
細胞質はオレンジ G に好染し，核に腫大と濃染性がみられる典型的表層型核異常細胞．

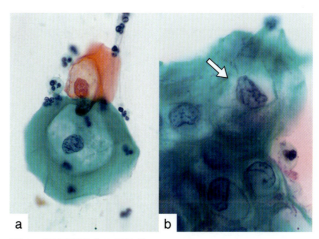

図6　軽度異形成の細胞像
a：コイロサイトーシスを認めるが核に腫大や濃染性はみられない．
b：コイロサイトーシスと核に皺がみられる（矢印）．

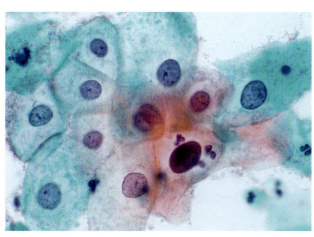

図7　軽度異形成の細胞像
中央部に核濃染性を示す表層型核異常細胞．その周囲には核腫大のみがみられる表層および中層細胞．

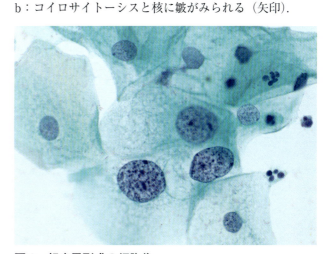

図8　軽度異形成の細胞像
中央部の核異常細胞は周囲の中層細胞と同大で細胞質の染色性も類似している．

Ⅱ 基礎編
1. 外陰 子宮膣部・頸部

8-b) 中等度異形成 — HSIL (high grade squamous intraepithelial lesion) / CIN2 (cervical intraepithelial neoplasia 2)
Moderate dysplasia

疾患の概要

中等度異形成のコルポスコピー所見は，子宮頸部に発生する扁平上皮内腫瘍に共通する白色上皮（acetowhite epithelium），モザイク（mosaic），赤点斑（punctation）などがみられる[1]（図1）．また，扁平上皮内腫瘍の発生にはヒトパピローマウイルス（HPV）感染が大きく関与していると考えられており，CIN2では50％に感染が認められる[2]．

病理所見のポイント

扁平上皮細胞の異型が上皮の下層2/3に広がるが，上層1/3では細胞分化が認められる[3]（図2）．層形成や極性の乱れ，核の異常がみられ，軽度異形成に比べ細胞密度は高くなる[3]（図3）．核異型は中等度で，核の腫大と大小不同，核形不整，クロマチンの増加，多核形成を伴う（図4）．核分裂像は下層2/3内にしばしば観察され，分裂像最先端の位置によりCIN3と鑑別ができる[2]．HPV感染の指標であるコイロサイトーシスを認めることがある[2]．また，HSILでみられるHPV感染細胞はすでに腫瘍性の性格を有しているものが多く，癌化する可能性が高いとされる[4]．

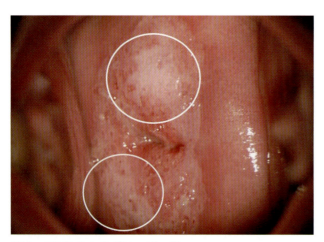

図1 CIN2のコルポスコピー像
実線で囲った部分には肥厚した白色上皮がみられ腺口型の所見も認められる．

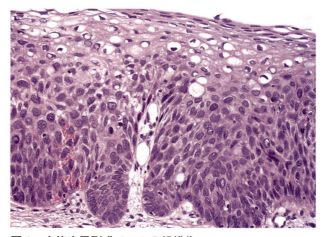

図2 中等度異形成CIN2の組織像
扁平上皮細胞の異型が上皮の下層2/3に広がっている．上層1/3では細胞分化が認められる．

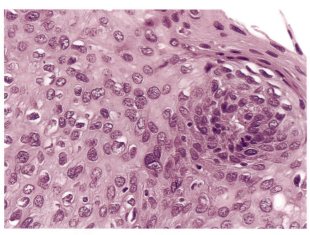

図3 中等度異形成CIN2の組織像
極性の乱れ，核の異常がみられる．軽度異形成に比べ細胞密度は高くなる．

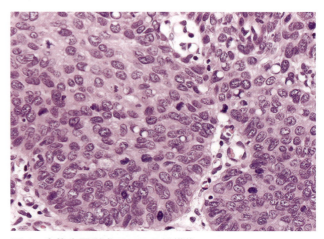

図4 中等度異形成CIN2の組織像
核異型は中等度で，核の腫大と大小不同，核形不整，クロマチンの増加，多核形成を伴う．核分裂像もみられる．

1. 外陰　子宮膣部・頸部

細胞診所見

　背景は二次的な炎症性変化を認めないかぎり概してきれいで，中層型核異常細胞が主体を占める（図5）．中層型核異常細胞の核は正常の中層細胞に比して腫大し，HPV感染を示唆するコイロサイトーシス（図6a）やsmudge様濃染（図6b），さらに多核細胞（通常2個）も観察される．核形は類円形を呈するが，HPVウイルスの細胞質への放出による細胞骨格蛋白（核の形状維持）の破壊により，核縁の不整，切れ込み，皺などの核形不整を認める場合もある[5]（図7a）．クロマチンは細顆粒状に増量し，分布は均一で，核小体は認めない．クロマチンパターンは多彩性を欠き一様な所見を呈する．また，中層型核異常細胞と同様な核所見を呈する子宮頸部腺細胞が観察されることがある（図7b）．このことからは，頸部腺細胞の核にもHPVウイルスの取り込みが起こっている可能性が示唆される[6]．中層型核異常細胞が組織片でみられる場合があるが，本集塊は比較的豊富な細胞質を有する（核間距離は広い）中層型核異常細胞と小型で比較的均一な形態を示すN/C比が高い（核間距離が狭い）深層細胞より構成される（図8）．なお，中等度異形成とする中層型核異常細胞は，ライトグリーン好性の細胞質をもつ多辺形細胞とは捉えず，やや小型でN/C比が40～50%の多辺形の細胞質を有する核異常細胞と定義したほうが組織診断CIN2との一致率は高い．

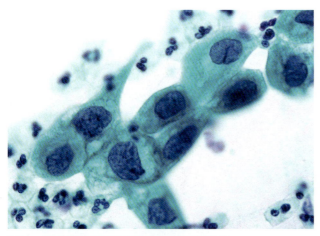

図5　子宮頸部中等度異形成の擦過細胞像
多辺形を呈し，腫大した核のクロマチンは細顆粒状に増量し，クロマチンパターンは一様な所見を呈し，核小体は認めない．

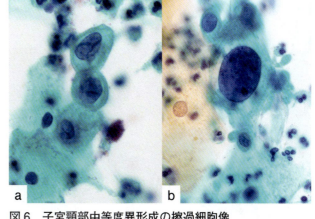

図6　子宮頸部中等度異形成の擦過細胞像
a：コイロサイトーシス，核周囲の空洞は比較的狭い．
b：smudge様の核濃染細胞．

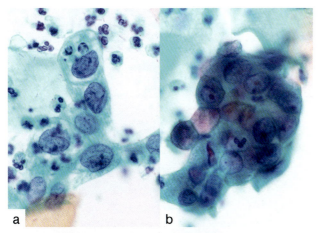

図7　子宮頸部中等度異形成の擦過細胞像
a：核縁の不整，切れ込み，皺などの核形不整がみられる中層型核異常細胞．
b：中層型核異常細胞と同様の濃染核を有する子宮頸部腺細胞には核小体が認められる．

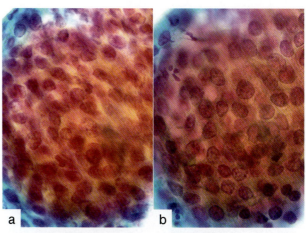

図8　子宮頸部中等度異形成の擦過細胞像
a：中層型核異常細胞は比較的豊富な細胞質を有し，核間距離は広い．
b：焦点を変えることにより，小型で比較的均一な形態を示すN/C比の高い（核間距離が狭い）深層細胞が集塊に認められる．

II 基礎編

1. 外陰　子宮膣部・頸部

8-c) 高度異形成 — Severe dysplasia　HSIL (high grade squamous intraepithelial lesion)　CIN3 (cervical intraepithelial neoplasia 3)

疾患の概要

コルポスコピーでは，肥厚した白色上皮やモザイク，赤点斑，コルク栓抜き状などの異常な走行を示す血管（異型血管域：atypical vessels）がみられる[1]（図1）．また，ヒトパピローマウイルス（HPV）の持続感染は前癌病変や癌に進展する恐れがあり，CIN3が浸潤癌になる頻度は12%とされ，32%は消退するといわれている[2]．

病理所見のポイント

本病変は子宮頸部の扁平上皮全層の細胞に核異型や層形成，および極性の乱れを認めるが，基底層から表層角化層までが一応保たれた病変を指す[3]（図2）．病変を構成する細胞はクロマチンの増量，N/C比の増大，核の極性の乱れが軽度・中等度異形成より顕著になる（図3）[3]．また，核分裂像が目立ち，異常核分裂像も全層に高い頻度で観察される（図4a）[4]．コイロサイトーシスを認めることもある[2]（図4b）．前述のように表層角化層への分化がみられる病変を高度異形成として上皮内癌と区別するが，このような扁平上皮への分化がわかりにくく上皮内癌との鑑別が難しいことがある[2]．なお，異形成が頸管腺内に進展・増殖する状態を腺侵襲と呼ぶ[4]．

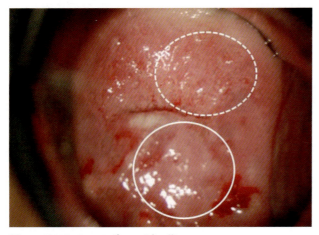

図1　CIN3のコルポスコピー像
実線で囲った範囲には白色上皮が，点線で囲った部分にはモザイク，異常な血管域がみられる．

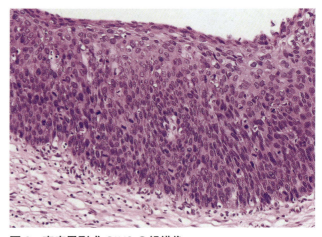

図2　高度異形成CIN3の組織像
全層の細胞に核異型や層形成および極性の乱れを認めるが，基底層から表層角化層までが保たれている．

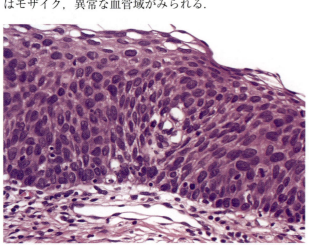

図3　高度異形成CIN3の組織像
病変を構成する細胞はクロマチンの増量，N/C比の増大，核の極性の乱れは軽度・中等度異形成より顕著になる．

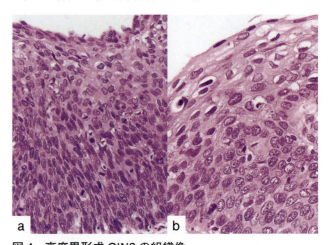

図4　高度異形成CIN3の組織像
a：核分裂像が目立ち，表層部でも高い頻度で観察される．
b：コイロサイトーシス，その核には異常がみられる．

1. 外陰　子宮腟部・頸部

細胞診所見

　傍基底型の核異常細胞が主体を占める．他の異形成病変と同じく二次的な炎症性変化を認めないかぎり背景はきれいである．標本に出現する核異常細胞は孤立性，あるいは集簇して観察される場合と，組織片としてみられる場合がある．前者の傍基底型核異常細胞は細胞形が類円形で，N/C 比が 60 ～ 80％と高く，核形は不整や切れ込み，皺などが観察される．また，核縁は不均等肥厚を示し核に濃染性を認め，核小体は通常みられない（図 5）．核小体の有無は化生細胞や浸潤癌細胞と鑑別する際の観察点となる．すなわち，N/C 比が高いものの核濃染性を認めず核小体を認める場合は化生細胞に（図 6a），濃染核を有する類円形異型細胞の核内に核小体が観察される場合は浸潤癌が疑われる（図 6b）．加えて弱拡大でみる高度異形成細胞はほぼ一様なクロマチンパターンを呈するが，浸潤癌では多彩である．組織片として出現している傍基底型核異常細胞の場合は，核間距離が短く N/C 比の高い腫大した濃染核を含む集塊として出現する（図 7）．細胞質はライトグリーン好染性で細胞間も比較的明瞭である．集塊のなかには分化（N/C 比の低下）を示す細胞を含む場合もあり，中等度異形成と鑑別を要することがある．しかし，高度異形成では集塊内の深層型細胞に異型が観察される．なお，高度異形成にはオレンジ G 好性の細胞質をもつ類円形小型異型細胞（図 8a）や中等度異形成同様，HPV ウイルスの感染が示唆される核濃染性を示す子宮頸部腺細胞（図 8b）が観察される場合がある[6]．

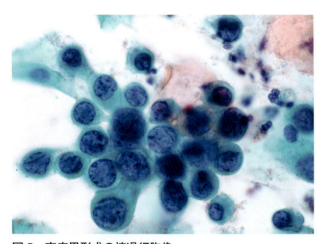

図 5　高度異形成の擦過細胞像
細胞形が類円形で，N/C 比が 60 ～ 80％と高く，核形は不整が観察される．また，核縁は不均等肥厚を示し核に濃染性を認め，核小体は通常みられない．

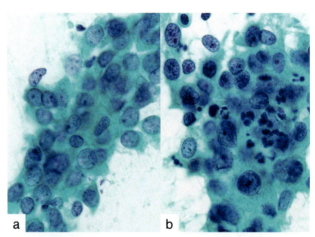

図 6　扁平上皮化生細胞（a）と扁平上皮癌細胞（b）の擦過細胞像
a：核に濃染傾向を認めず，核内には核小体が認められる．
b：核小体が目立ち，核に明らかなクロマチン増量を認め，クロマチンパターンは多彩である．

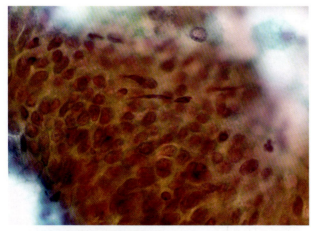

図 7　高度異形成の擦過細胞像
組織片として出現している場合は，核間距離が短く N/C 比の高い腫大した濃染核を含む集塊として出現する．

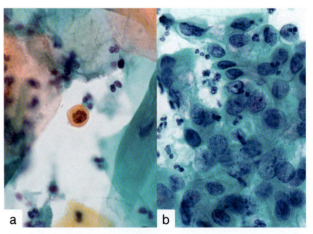

図 8　高度異形成の擦過細胞像
a：オレンジ G 好性の細胞質をもつ小型類円形異型細胞がしばしば認められる．
b：核濃染性を示す子宮頸部腺細胞が観察される場合がある．

II 基礎編　1. 外陰　子宮膣部・頸部

9）上皮内癌 — CIS（carcinoma in situ）／HSIL（high grade squamous intraepithelial lesion）／CIN3（cervical intraepithelial neoplasia 3）

疾患の概要

臨床所見は無症状，上皮内癌は円錐切除にて手術施行．コルポスコピー所見では，aGo（abnormal gland openings：異常腺開口）不透明な白色調を基盤に複数の腺開口を形成や，W2（dense acetowhite epithelium：白色上皮高度）など厚みのある不透明な白色調所見が認められる（図1）．

病理所見のポイント

扁平上皮細胞に層形成の不均一や極性の乱れを上皮の全層に認める扁平上皮内異型病変である[1]．核分裂像は上皮全層に高頻度で認められる（図2）．組織学的にはCIN3に高度異形成と上皮内癌が含まれる[2]．どちらも異型の強い未分化な細胞が認められるが，鑑別点として上皮内癌の場合，最表層の細胞に分化傾向がなく表層まで異型細胞に置換されている（図3）．また，コイロサイトーシスが認めることがある．上皮内癌では，しばしば腺侵襲（glandular involvement）を伴う場合があるが，これをもって浸潤とはしない（図4）[2]．

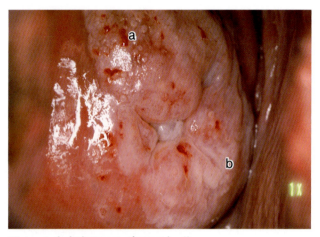

図1　上皮内癌のコルポスコピー像
a：aGo 不透明な白色調を基盤に複数の腺開口を形成する．
b：W2 厚みのある不透明な白色調所見．
（神奈川県立がんセンター　加藤久盛先生より写真提供）

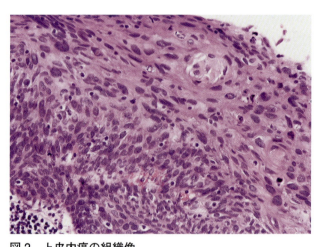

図2　上皮内癌の組織像
極性の乱れ，核分裂像を上皮全層に認める．

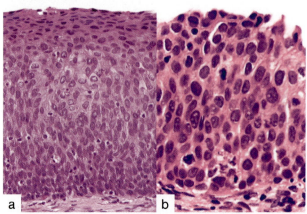

図3　高度異形成（a）と上皮内癌（b）の組織像
高度異形成（a）では，最表層の細胞に分化傾向があり，上皮内癌（b）では，表層まで異型細胞に置換されている．

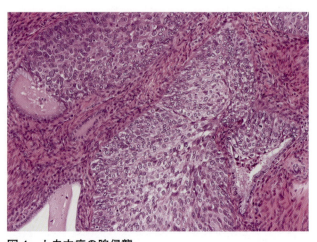

図4　上皮内癌の腺侵襲
上皮内癌では腺侵襲を認めるが，この所見があっても浸潤とはしない．

1. 外陰　子宮腟部・頸部

細胞診所見

　類円形でN/C比が80％以上の傍基底あるいは基底型の悪性細胞が観察される（**図5**）．クロマチンは細顆粒状から細網状で均等分布を示し，弱拡大で個々の細胞を比較すると比較的均一な形態を示す（**図6**）．また，裸核状を呈する悪性細胞（**図7**）や細胞境界不明瞭で核密度の高い腫瘍細胞集塊（**図8**）がみられることもあり，その集塊内に核分裂像（**図9**）を認める場合もある．上皮内癌の背景に出血・壊死はみられないが，異形成病変（**図10**）由来の核異常細胞が認められる．

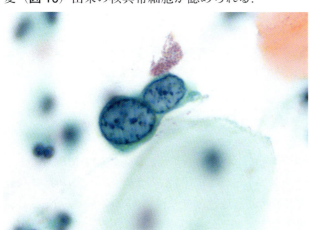

図5　上皮内癌の細胞像
N/C比が高い基底型癌細胞．

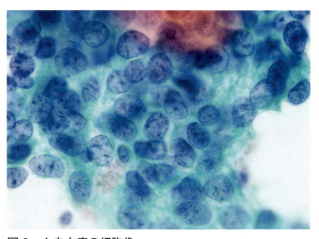

図6　上皮内癌の細胞像
細胞質境界不明瞭な集塊として出現し，クロマチン増量を認めるが，核形態は比較的均一である．

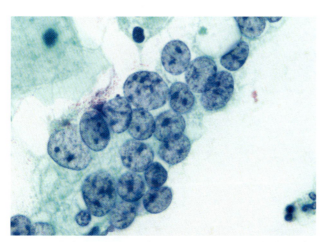

図7　上皮内癌の細胞像（裸核状を呈する上皮内癌細胞）
クロマチンは均等に分布し，個々の核形態も比較的均一な形態を示す．

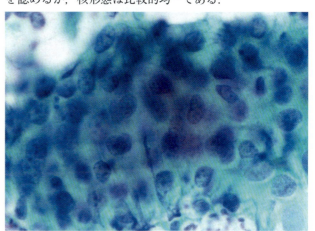

図8　上皮内癌の細胞像（組織片で出現する上皮内癌細胞）
核密度は高く，細胞境界は不明瞭である．

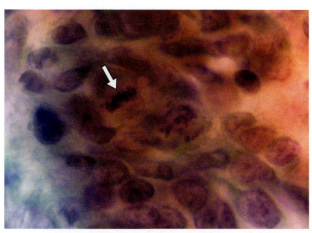

図8　上皮内癌の細胞像（組織片で出現する上皮内癌細胞）
集塊を構成する細胞に核分裂像が観察される（矢印）．

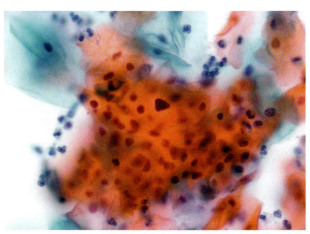

図10　上皮内癌の細胞像（上皮内癌例にみられた異形成細胞）
出血・壊死はみられないが，異形成に由来する細胞はしばしば観察される．

II 基礎編　1. 外陰　子宮膣部・頸部

10）微小浸潤扁平上皮癌
HSIL with feature suspicious for invasion

疾患の概要

微小浸潤癌はわずかに間質浸潤を示す癌で，深さと広がりの程度で規定され，臨床進行分類IA期に相当する[1]．診断は円錐切除術またはそれに準じた方法による．これまでは腺癌と同様に独立した疾患単位に位置づけられてきたが，WHO 2014年分類では扁平上皮癌に包括される形となった．脈管侵襲などの程度により，治療方針（術式）はやや多岐にわたる．臨床的にコルポスコピー所見において特徴的な血管像が認められる場合がある（図1）．

病理所見のポイント

組織学的には，上皮内癌の所見に加え間質への指状，舌状の浸潤性増殖や，癒合による浸潤を呈することがある（図2）．浸潤部周囲にはリンパ球や形質細胞の浸潤をみる場合が多い（図3）．また，種々の程度に角化を示す（図4）．微小浸潤とする基準は，組織標本上で病変が近傍の基底膜より垂直方向（深さ）5 mm，縦軸方向（広がり）7 mmとされ，pT1a（FIGO IA）にあてはめられる．pT1a（FIGO IA）はさらにpT1a1（FIGO IA1）：垂直方向5 mm以内と，1a2（FIGO IA2）：垂直方向3〜5 mmに細分されている[2,3]．なお，微小浸潤をきたす領域が非連続性に複数存在する場合は，垂直方向，縦軸方向それぞれ最大の領域の値とする．

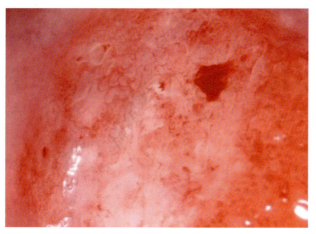

図1　微小浸潤癌のコルポスコピー像
特徴的な血管像所見．

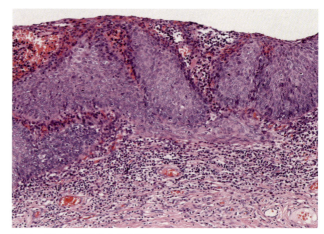

図2　微小浸潤癌の組織像
間質内への指状発育や舌状発育がみられる．

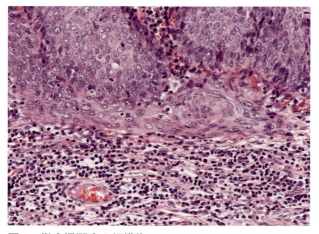

図3　微小浸潤癌の組織像
浸潤部の上皮下周辺にリンパ球浸潤が観察される．

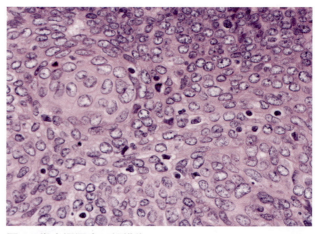

図4　微小浸潤癌の組織像
核濃縮状を呈する小型角化細胞を認める．

1. 外陰 子宮膣部・頸部

細胞診所見

　扁平上皮癌における扁平上皮分化の所見が最も強調される病変は角化型扁平上皮癌の浸潤癌である．微小浸潤癌ではその所見が浸潤癌に比べ量的に少なく，個々の所見は弱い印象として観察されやすい．また，上皮内癌ではその浸潤癌としての特徴が最も乏しい．細胞診において病変推定をする際には，そのことを把握し判断することが大切である．

　微小浸潤癌は上皮内癌の細胞所見に加え多彩な所見を呈する（図5）．上皮内癌ではN/C比が上昇した深層型の細胞が集塊や孤在性に認められ，個々の細胞の細胞質は脆弱であり，細胞質辺縁は不明瞭である場合が多い．細胞相互は比較的類似した細胞からなるモノトーナスな印象を示す．それに対し，微小浸潤癌では上皮内癌の所見に加え細胞質に扁平上皮分化としての所見がみられる．細胞質は細胞質辺縁が明瞭な所見がみられ，顕微鏡の微動を動かすことにより，細胞質に厚みが観察される細胞も認められる．核に大小不同を認め，立体的な核形不整もみられる．クロマチンは，上皮内癌に比べ顆粒状や不均等分布を示し，細胞相互に濃淡の差がみられ，染色性にムラがある印象である（図6）．均質な細胞質所見やライトグリーンに濃染性の細胞やオレンジGに好染性の細胞や過染した黄色調の細胞の混在も観察される（図7）．また，小型の核小体が目立ちやすい．背景は清明な場合が多いが，少量の壊死がみられることもある．さらに，小型の核濃縮状の細胞（図8）や，紡錘形の異型細胞が，散見する異型細胞に混在して認められることも特徴的な所見である[4),5)]．

　微小浸潤癌の周辺には，上皮内癌や異形成が存在する場合があることを考慮して判断する必要があるが，異型細胞の細胞質の厚みや核の立体不整，詳細なクロマチン所見に注目することが重要である．

（さいたま赤十字病院　安達章子先生より一部症例写真提供）

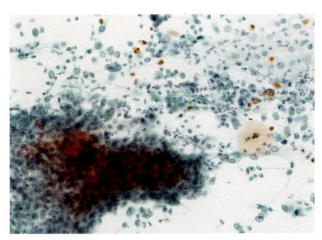

図5　微小浸潤癌の細胞像
集塊や孤在性に腫瘍細胞を認める．上皮内癌の細胞所見に加え多彩な所見を呈する．

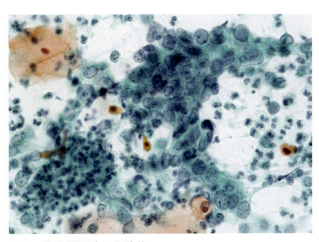

図6　微小浸潤癌の細胞像
核の大小不同がみられる．細胞相互のクロマチンに濃淡の差がみられる．

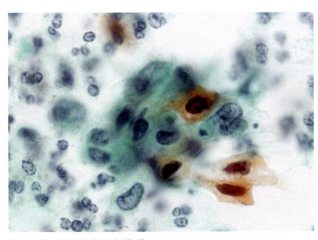

図7　微小浸潤癌の細胞像
ライトグリーンに好染性の細胞とオレンジG好染性の細胞が混在する．

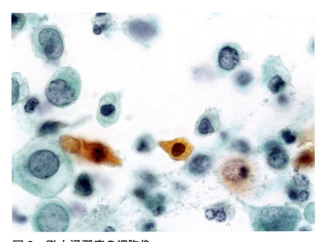

図8　微小浸潤癌の細胞像
細胞質が過染する黄色調の小型濃縮核細胞．

II 基礎編　1．外陰　子宮膣部・頸部

11）扁平上皮癌
Squamous cell carcinoma

疾患の概要

　臨床症状としては，不正性器出血（接触出血）がある[1]．コルポスコピー所見では白色上皮，赤点斑，モザイク，異型血管などの異常所見を認める（**図1**）．治療はⅡ期までは広汎子宮全摘術を中心に外科的治療が行われ，Ⅲ期以上では放射線療法や化学療法が行われる[1]．

病理所見のポイント

　子宮頸部悪性腫瘍において，扁平上皮癌の占める割合は9割程度である[2]．角化傾向を指標にして角化型，非角化型に大別される[3]．肉眼的には不整形を示し，壊死および潰瘍形成が強いとされている．組織学的に角化型扁平上皮癌は角化真珠（keratin pearl）形成など，著しい角化傾向を示す（**図2**，**図3**）[2]．一般的には好酸性の細胞質を有し，細胞境界が明瞭である[3]．また，細胞質および核に多様性がみられ，細胞間橋やケラトヒアリン顆粒を認めることが多く[4]，核分裂像は非角化型に比べ少ない[3]．

　非角化型扁平上皮癌は，扁平上皮癌のなかで最も頻度が高く，6割をこえる[3]．単一細胞角化を認めることがあるが，角化真珠の形成を欠くものとされている[4]．比較的均一な異型細胞が胞巣形成を伴いながら増殖し，細胞境界は不明瞭である（**図4**）．核分裂像が高頻度に認められる[3]．

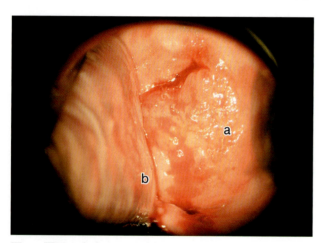

図1　扁平上皮癌のコルポスコピー像
出血を伴い，（a）モザイク，（b）白色上皮などが認められる．

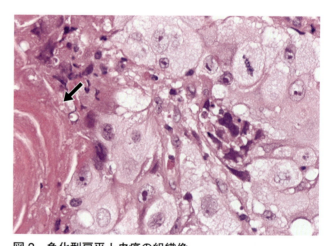

図2　角化型扁平上皮癌の組織像
好酸性の細胞質を有し，核の大小不同や核形不整がみられる．角化物からなる集塊も認められる（矢印）．

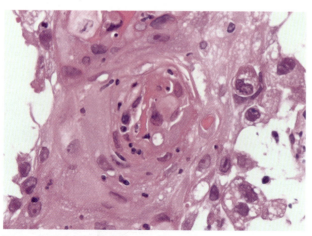

図3　角化型扁平上皮癌での角化真珠
異型角化扁平上皮が層を成すように配列した細胞集塊がみられる．

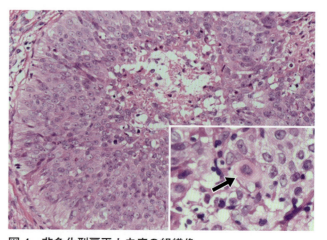

図4　非角化型扁平上皮癌の組織像
角化傾向を示さない異型扁平上皮細胞の胞巣状集塊．細胞質に厚みのある角化細胞もみられる（矢印）．

細胞診所見

　壊死性物質など腫瘍性背景を伴い，細胞質に層状構造，強染性や細胞質辺縁不明瞭化等の不均一な染色性を認める（図5）[5]．角化型では細胞質に厚みがあり，オレンジに鮮やかに染まる異型細胞を認める（図6，図7）[5]．核は大小不同やクロマチン増量が著しい．脱核した ghost cell や癌真珠様の細胞集塊がみられる（図8）[5]．非角化型では，ライトグリーンに好染し，散在性～合胞性に出現する異型細胞を認める（図9）[5]．核は腫大し不整形を伴い，クロマチンは粗く不均等な分布を示す（図10）[5]．

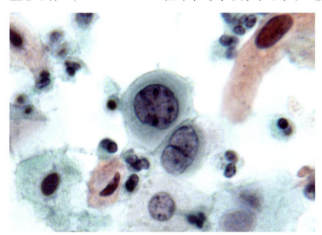

図5　角化型扁平上皮癌の細胞像
細胞質の染色性に層状様や濃淡など異常を認める．

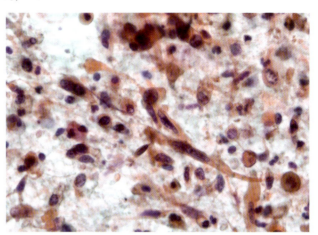

図6　角化型扁平上皮癌の細胞像
腫瘍性背景に線維型の異常角化細胞が認められる．

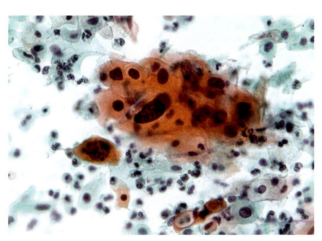

図7　角化型扁平上皮癌の細胞像
細胞質は厚みがあり，オレンジに好染している．核形不整を伴い，クロマチンは増量している．

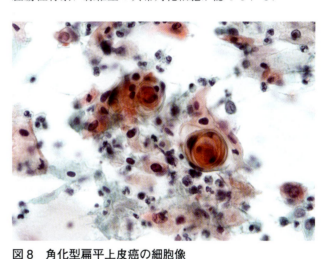

図8　角化型扁平上皮癌の細胞像
癌真珠様の配列を示す異常角化細胞．細胞診標本での出現はまれである．

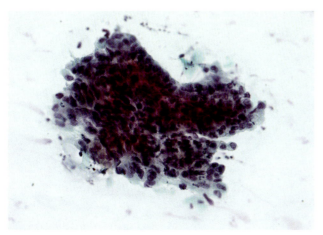

図9　非角化型扁平上皮癌の細胞像
合胞性に出現した細胞集塊．細胞密度が高く，重積が高度である．

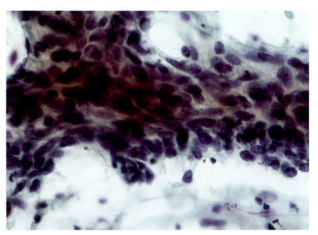

図10　非角化型扁平上皮癌の細胞像
紡錘形細胞が束状に出現する．N/C 比が高く，核は大小不同，不整形を示し，クロマチンは増量している．

II 基礎編　1. 外陰　子宮膣部・頸部

12) 上皮内腺癌
Adenocarcinoma in situ (AIS)

疾患の概要

2014年にWHO分類が改訂され，AISは「治療しなければ浸潤腺癌へ移行するリスクが高い悪性腺上皮を含む上皮内病変」と定義されている．発癌にはヒトパピローマウイルス（HPV）が関連し，陽性率は70〜100％で遺伝子型ではHPV16型と18型が70〜97％を占める[1)〜3)]．

病理所見のポイント

組織像としては，既存の頸管腺の形態が保たれたなかに，異型上皮によって置換されている像が認められる（図1）．診断は，①核の偽重層化，②核異型，③核分裂像とアポトーシス小体の3所見を中心に行う．核偽重層の程度を軽度（1/3まで），中等度（2/3まで），高度（管腔側まで）に分けた場合，AISのほとんどが中等度〜高度を呈する（図2）．核異型は核腫大（正常核の3倍までがほとんど，時に3倍以上の大型核もあり），クロマチン増量，大小不同，小型核小体が散見あるいは頻繁に認められる（図3a）．核分裂像とアポトーシス小体は頻繁に認められ（図3b），良性の腫瘍類似病変との鑑別に有用である[4)]．時に篩状構造を認め，フロント形成はAISに特徴的な所見である（図4）．

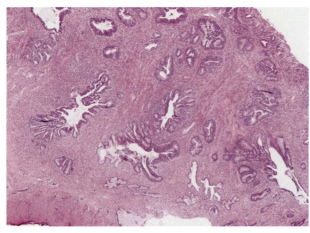

図1　上皮内腺癌の組織像（腺管の形状）
AISは正常の腺管の形態が保持されたまま異型細胞によって置換される．

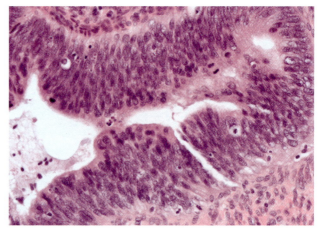

図2　上皮内腺癌の組織像（核偽重層）
管腔側まで達する高度な核偽重層を認める．

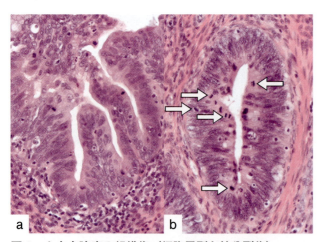

図3　上皮内腺癌の組織像（細胞異型と核分裂像）
a：大型核や小型核小体を頻繁に認める．
b：核分裂像（矢印）が頻繁に観察される．

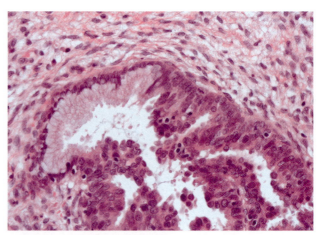

図4　上皮内腺癌の組織像（フロント形成）
腺管内で正常上皮と腫瘍上皮の明瞭な境界を形成するフロントが特徴である．

細胞診所見

【従来法・直接塗抹法】

ロゼット配列，集塊辺縁の核突出，羽毛状構造（**図 5**），核密度の高いシート状集塊（**図 6**）などは AIS の特徴的な細胞所見である．加えて，核腫大や小型核小体，大小不同，クロマチン増量（細顆粒状パターン）などの細胞異型がみられ，核分裂像が散見または頻繁に認められる．

細胞診においても，①核偽重層化，②核異型，③核分裂像の 3 所見が診断に重要である．核偽重層化と核異型の所見の捉え方は，各項目を軽度〜高度の 3 段階に分類した Ioffe らの定義が参考になる[5]．核の偽重層は side view で判断するのがポイント（**図 7**）で，1/3 までを軽度，2/3 までを中等度，管腔表面までを高度とした場合，ほとんどが中等度から高度の所見を呈する．核異型の詳細は**表 1** のとおりである．大体は，核腫大の程度と核小体の大きさや頻度で分類できるが，2 つの細胞所見があてはまるカテゴリーにしなければならないので注意が必要である．核分裂像は頻度を診断の参考とし，核分裂像の出現頻度が高い場合は良性の腫瘍類似病変よりも AIS の可能性が高い（**図 8**）．

表 1　Ioffe らの核異型の分類

軽　度：	小型（ほぼ正常）あるいはわずかに腫大，軽微なクロマチンの増量，極性の乱れはほとんどなし，核小体なし．
中等度：	核腫大（正常の 3 倍まで），中等度の大小不同，中等度のクロマチン増量，中等度の極性の乱れ，時々小型核小体がみられる．
高　度：	大型核（正常の 3 倍をこえる），著しい大小不同，高度のクロマチン増量，高度の極性の乱れ，頻繁に明瞭な核小体がみられる．

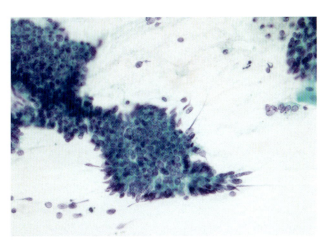

図 5　上皮内腺癌の細胞像（羽毛状構造）
羽毛状構造は特徴的であるが，出現頻度は高くない．

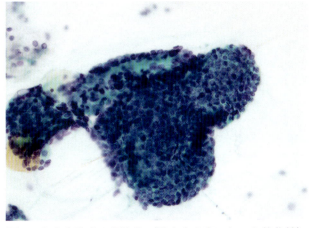

図 6　上皮内腺癌の細胞像（核密度の高いシート状集塊）
核密度の高いシート状集塊は，AIS で頻繁に観察され，診断に有用である．

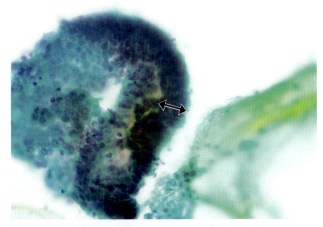

図 7　上皮内腺癌の細胞像（核偽重層）
核偽重層は side view で判断する．ほとんどが中等度から高度の核偽重層（矢印）を呈する．

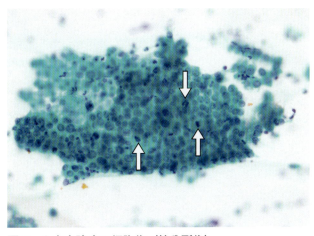

図 8　上皮内腺癌の細胞像（核分裂像）
中等度の核異型と核分裂像（矢印）を認める．1 集塊に 3 個の核分裂像は明らかに多い．

1. 外陰 子宮膣部・頸部

13) 通常型内頸部腺癌
Endocervical adenocarcinoma, usual type

疾患の概要

2014年にWHO分類の改訂で，通常型内頸部腺癌は「内頸部腺癌の最も一般的な形態で，相対的に粘液の減少を伴う」と定義された[1]．発癌にはヒトパピローマウイルス（HPV）が関連し，日本人における陽性率は90％で遺伝子型ではHPV16型と18型がそれぞれ50％を占める[2]．

病理所見のポイント

多くが高分化型から中分化型腺癌であり，腺腔内の乳頭状突出や篩状構造など複雑な腺管構造がみられる（図1）．また，びまん性増殖パターンでもみられ，腺管の極性の乱れや不規則な分岐が認められる（図2）．

異型細胞は円柱状で核は細長く，核偽重層化や核腫大，大型核小体，クロマチン増量などの細胞異型を認めることが一般的であるが，丸い核で核内が明るく，核小体が目立つような所見が得られることもある．細胞質は粘液に乏しく，管腔側が両染性から好酸性（図3）で核分裂像とアポトーシス小体が頻繁に認められる．

異型腺管は微小腺管過形成や微小嚢胞に似たパターンでみられることがある．間質線維化反応（図4）や粘膜深部への浸潤，細胞異型などは浸潤を支持する所見であり，腫瘍類似病変との鑑別に役立つ．

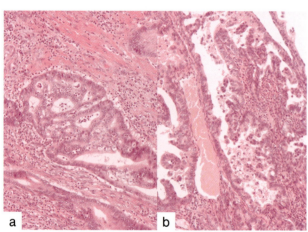

図1 通常型内頸部腺癌の組織像（構造異型）
篩状構造（a），乳頭状構造（b）など構造異型は浸潤癌の所見である．

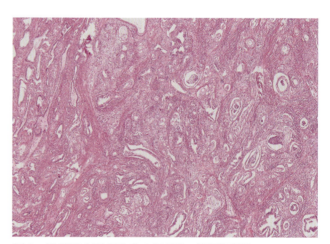

図2 通常型内頸部腺癌の組織像（増殖形態）
大小の腺管がびまん性に分布している．腺管の極性が乱れ，深部まで浸潤を認める．

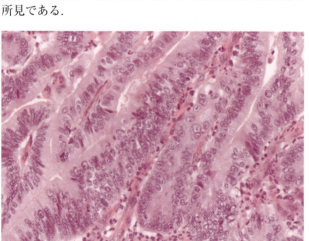

図3 通常型内頸部腺癌の組織像（細胞異型）
細胞質は粘液に乏しく，核偽重層と細胞異型を認める．

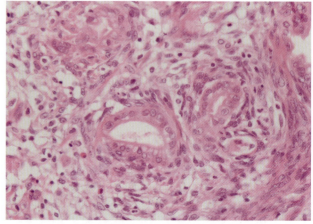

図4 通常型内頸部腺癌の組織像（間質線維化反応）
浸潤腺管の周囲に線維芽細胞がみられる間質線維化反応は浸潤癌の所見である．

細胞診所見

　従来法（直接塗抹法）では腫瘍性背景に腺密集増殖集塊や不整形突出集塊などの構造異型を呈する異常集塊が多数出現する（図5）．核偽重層はAIS以上の腺系病変によくみられる所見で，組織診と同様に細胞診でもよく認める（図6a）．核異型はIoffeらの分類[3]（詳細はAISの項を参照）の中等度から高度の核異型を呈する．具体的には，核腫大とN/C比の増加，大小不同，中型から大型の核小体，クロマチン増量などの細胞異型を認める．クロマチンパターンは細顆粒状である（図6b）．また，核分裂像も認められる．腫瘍性背景，構造異型，高度な細胞異型のすべての所見があれば容易に腺癌の診断は可能であるが，時々構造異型を欠き，核異型が中等度のケースに遭遇する．この場合は，腫瘍性背景が悪性を支持する所見となる．

　液状化細胞診（ThinPrep®）では従来法で全面的に認められる背景の汚れは反映されるが，部分的な背景の汚れは液状化細胞診に反映されない可能性がある．液状化細胞診での背景の汚れは，血液や壊死物質による凝塊が分散してみられる．また，異型細胞集塊の周囲にも壊死物質の付着が認められる場合があり，背景の汚れは従来法とは見え方が異なる（図7a）．異型細胞の出現様式は，100個未満の中集塊と50個未満の小集塊が主体となり（図7），構造異型は腺密集増殖集塊や不整形突出集塊で認めることが少なくなり，集塊辺縁の半島状突出（図7a）や小乳頭状集塊（図7b）として認められる可能性が高い．核偽重層と核所見は，従来法と同じである（図8）．

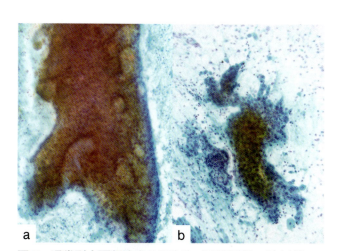

図5　通常型内頸部腺癌の細胞像（増殖形態：従来法）
a：篩状構造様の腺密集増殖集塊．
b：乳頭状構造様の不整形突出集塊．

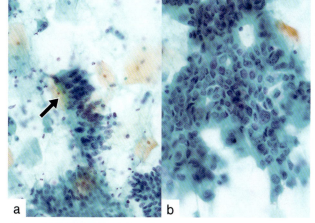

図6　通常型内頸部腺癌の細胞像（細胞異型：従来法）
a：核偽重層（矢印は管腔側）．
b：細胞質粘液に乏しく，高度核異型を認める．

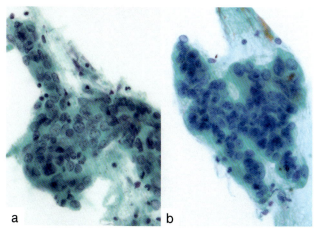

図7　通常型内頸部腺癌の細胞像（中〜小集塊が主体：液状化細胞診）
a：周囲に壊死物質が付着する半島状突出．
b：小乳頭状集塊．

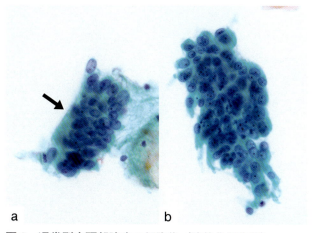

図8　通常型内頸部腺癌の細胞像（液状化細胞診）
a：核偽重層（矢印は管腔側）．
b：細胞質粘液に乏しく，高度核異型を認める．

Ⅱ 基礎編　1．外陰　子宮腟部・頸部

14）粘液性腺癌
Mucinous adenocarcinoma

疾患の概要

　粘液性腺癌の亜型として，胃型，腸型，印環細胞型があげられる．わが国では胃型が頸部腺癌の約25％を占めるとされる[1,2]．従来の最小偏倚型はきわめて高分化な胃型腺癌に位置付けられる[3]．胃型の多くは内頸部で浸潤性に増殖し，明瞭な腫瘤を形成しないことが多いため（図1），細胞診，組織診の検体採取に苦慮することが多い．腸型，印環細胞型はいずれもまれである．

病理所見のポイント

　胃型腺癌では，粘液を有する大小様々な単純腺管，時に不整形，嚢胞状腺管が浸潤性に発育し，しばしば頸管筋層内に深く浸潤する（図2）．腫瘍細胞は，①淡明もしくは淡好酸性の細胞質，②豊富な細胞質，③明瞭な細胞境界を有することを特徴とする[4]（図3，図4）．最小偏倚型は正常頸管腺と区別が困難なほど高分化な形態を示し，強い浸潤性増殖を呈する．

　腸型は大腸に発生する腺癌に類似し，一部にゴブレット細胞，銀親和性細胞，パネート細胞をみる．印環細胞型は胃に発生する印環細胞癌に類似する．

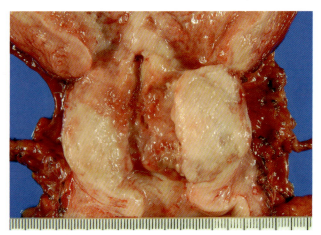

図1　胃型腺癌の肉眼像
頸管壁の著しい肥厚が認められる．腫瘍境界は不明瞭である．

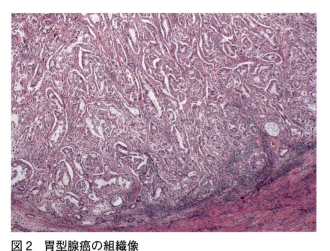

図2　胃型腺癌の組織像
不規則な腺腔形成を示し浸潤性に発育する．

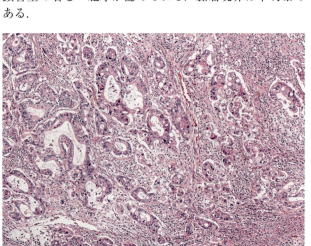

図3　胃型腺癌の組織像
細胞質内には豊富な粘液を有し，細胞境界は明瞭である．

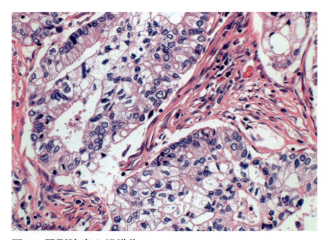

図4　胃型腺癌の組織像
腫瘍細胞は淡明もしくは淡好酸性の豊富な細胞質を有する．細胞境界は明瞭である．

1．外陰　子宮腟部・頸部

細胞診所見

　細胞質内に豊富な粘液を保有する細胞集塊が観察される．粘液は黄色調～オレンジ色の色調を呈する（図5～図8）．集塊の配列は乱れ，種々の程度の重積を示し，高円柱状集塊や，腺腔様配列（図5，図7）が観察される．ピントをずらすことで，明瞭な細胞境界をみることがある（図8）．核は円～類円形，微細顆粒状クロマチンを呈し，明瞭な核小体が観察される（図5）．核縁が肥厚し，核形不整を有する細胞も散見される（図7）．通常型内頸部腺癌（図9，図10）においても粘液を観察することがあるが，ピンク色の色調を呈している（図10）．

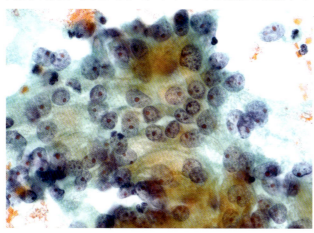

図5　粘液性腺癌の細胞像
明瞭な核小体を有する核と細胞質内粘液を保有する腫瘍細胞が，腺腔様配列を呈して出現している．

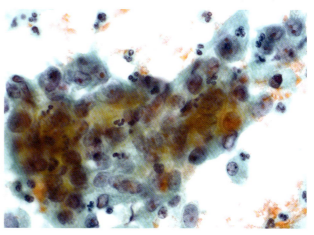

図6　粘液性腺癌の細胞像
核は微細顆粒状クロマチンを呈し，核小体を有する．

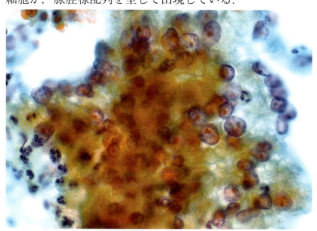

図7　粘液性腺癌の細胞像
核小体を有し，辺縁肥厚を示す核を有する腫瘍細胞が，一部腺腔様の配列を呈している．

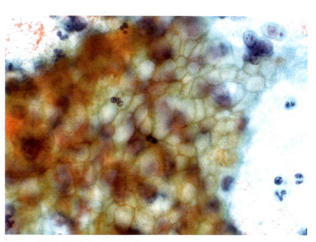

図8　粘液性腺癌の細胞像
ピントをずらすことで集塊内には，はっきりとした細胞境界が観察される．

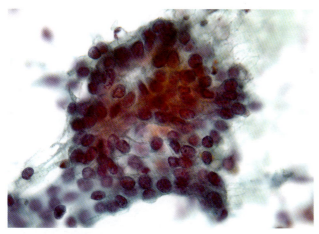

図9　内頸部腺癌の細胞像
核縁肥厚を呈する小型核腫瘍細胞が，腺腔様の配列を呈している．

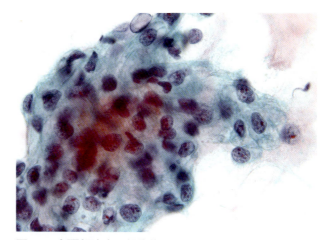

図10　内頸部腺癌の細胞像
泡沫状細胞質～ピンク色の色調の粘液を保有する腫瘍細胞が，軽度重積を呈している．

1. 外陰　子宮膣部・頸部

15）類内膜腺癌
Endometrioid adenocarcinoma

疾患の概要

子宮頸部において，類内膜腺癌はまれな腫瘍であり，全子宮頸部腺癌の5％をこえない．子宮体部原発類内膜腺癌の頸部進展や，細胞質内粘液を有する細胞が少ない通常型内頸部腺癌を慎重に除外する必要がある（図1）．通常型内頸部腺癌の形態学的 variant である場合にはハイリスク HPV 感染との関連がみられるが，内頸部の内膜症から発生したと考えられる症例がまれに存在し，その場合は HPV 非関連である[1]．

病理所見のポイント

組織像は子宮体部原発類内膜腺癌に類似する．腫瘍腺管は，不規則に分岐・癒合し，密に入り組んで浸潤性に増殖する（図2, 図3）．乳頭状，篩状腺腔を形成することもある．腫瘍細胞は細胞質内粘液をもたず，類円形，小型核が偽重層を示す高円柱上皮からなり，核小体，核分裂像をみることがある（図4）．また，充実性増殖や，扁平上皮成分を伴うこともある．子宮体部原発との鑑別には，HPV 関連例であれば p16 による免疫染色が有用である．びまん性に強陽性となる本型に対し，子宮体部原発では部分的陽性にとどまる．通常型内頸部腺癌との鑑別には粘液染色が参考となる．

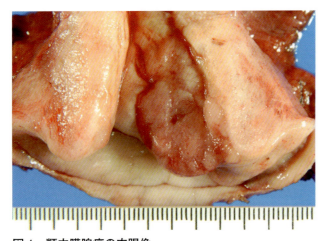

図1　類内膜腺癌の肉眼像
表面凹凸不整な隆起性病変を認める．内膜には病変はみられない．

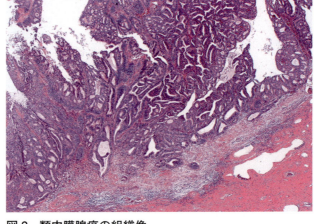

図2　類内膜腺癌の組織像
腫瘍は不規則に分岐・癒合し，密に入り組んで増殖する．

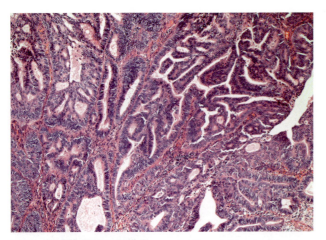

図3　類内膜腺癌の組織像
間質に炎症細胞浸潤がみられ，腫瘍は浸潤性に増殖する．

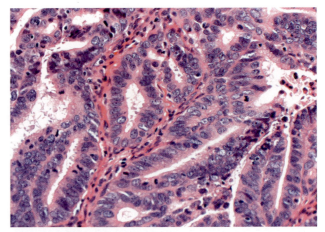

図4　類内膜腺癌の組織像
腫瘍細胞は偽重層を示す小型核と高円柱状の好酸性の細胞質を有し，核分裂像が散見される．

1．外陰　子宮膣部・頸部

細胞診所見

　好中球とともに不規則な重積集塊（図5），腺管状集塊が観察される（図6）．時に樹枝状集塊を形成し，集塊辺縁からの核の突出像や，集塊内への好中球の取り込み像（図7）が観察される．核は類円形，比較的小型で，クロマチンは増量し，集塊の細胞密度は高い（図8，図9）．核縁肥厚，核形不整を有する異型細胞が核大小不同を伴って出現する（図9）．明瞭な核小体をみることがある（図10）．

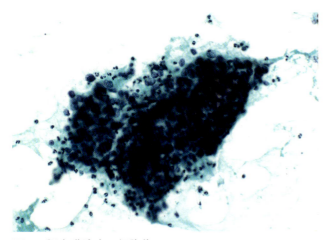

図5　類内膜腺癌の細胞像
好中球とともに，核濃染細胞から構成される不規則重積集塊がみられる．

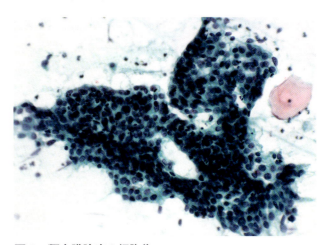

図6　類内膜腺癌の細胞像
不規則に重積する腺管状集塊をみる．

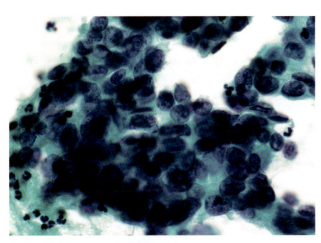

図7　類内膜腺癌の細胞像
クロマチン増量を示す小型類円形核を有する細胞が不規則に重積する．

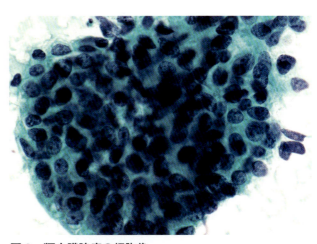

図8　類内膜腺癌の細胞像
核は比較的小型で，集塊辺縁では結合性の低下がうかがわれる．

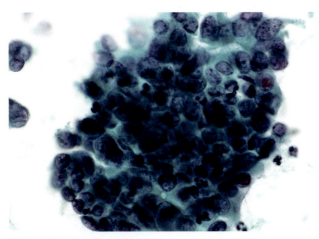

図9　類内膜腺癌の細胞像
集塊内に好中球の取り込み像が観察される．核縁は肥厚し，核大小不同がみられる．

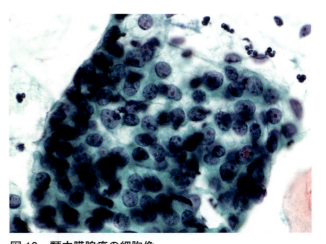

図10　類内膜腺癌の細胞像
核は細顆粒状クロマチンを呈し，明瞭な核小体を有する．配列は乱れている．

1. 外陰 子宮膣部・頸部

16) 漿液性腺癌
Serous adenocarcinoma

疾患の概要

漿液性腺癌は，卵巣癌では最も多い組織型であるが，子宮頸部に発生することはきわめてまれで予後不良である．肉眼的には子宮口にポリープ状，または蔦状に発育することが多いが異常を確認できない症例も少なくない．また臨床的には異常性器出血や水様性帯下などを認めるが，30％はⅡ期またはⅢ期で発見されるといわれている．腫瘍の特徴としてはHPV非関連性で，p53変異がみられることが多いとされる[1]．

病理所見のポイント

組織像は卵巣の漿液性腺癌に類似した形態を示し，N/C比が高く，非常に異型の強い腫瘍細胞が細かく枝分かれした乳頭状増殖を示す．部分的に充実性増殖を認めることもあるが，スリット状の腺腔構造がみられることが多い．また，砂粒体（psammoma body）を認める場合もあるが特異的な所見ではない[2]（図1〜図4）．頸部ではまれな組織型であるため，子宮頸部原発漿液性腺癌と診断するには，他からの浸潤や転移がないことを確認する必要があり，乳頭状構造主体で異型の強い通常型内頸部腺癌との鑑別も必要である．

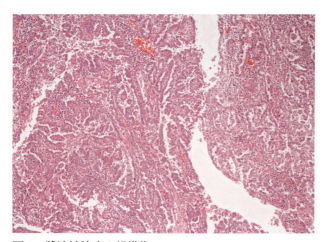

図1　漿液性腺癌の組織像
細い線維性間質を軸とする乳頭状構造が特徴的である．腺腔はスリット状，ひび割れ状を呈する．

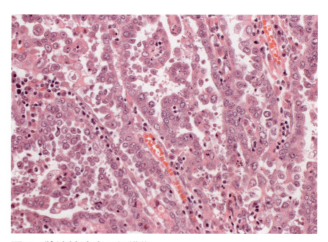

図2　漿液性腺癌の組織像
図1の拡大像．粘液をもたない腫瘍細胞が乳頭状構造を呈している．

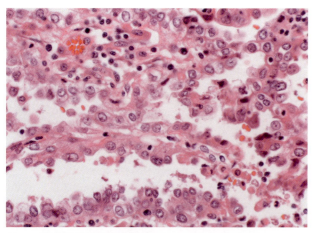

図3　漿液性腺癌の組織像
腫瘍細胞は，N/C比が高く，高度な核異型を示す．

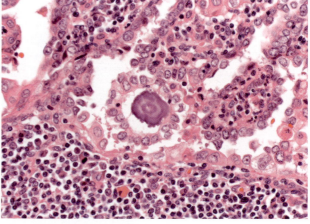

図4　漿液性腺癌の組織像
このような砂粒体が認められることもあるが本疾患に特異的なものではない．

1. 外陰　子宮腟部・頸部

細胞診所見

腫瘍性背景に，異型細胞が孤在性あるいは不規則な重積性を示す乳頭状集塊を形成して出現する（図5，図7）．個々の腫瘍細胞は核の大小不同や核形不整が目立ち，明瞭な核小体を認める（図6，図8）．また，大型集塊で出現した場合には類内膜腺癌に類似した形態を示すこともあるが[3]，篩状構造などはほとんど認められない（図9，図10）．本疾患はきわめてまれなことから組織型推定は，他組織型を慎重に除外し，かつ体部，卵巣からの進展の可能性も常に考慮する必要がある．

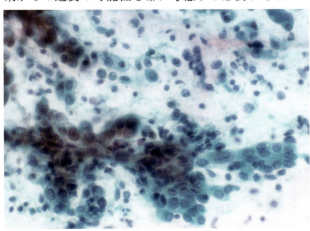

図5　漿液性腺癌の細胞像
間質を軸とした乳頭状集塊が出現し，集塊周辺には孤在性に出現している腫瘍細胞も認める．

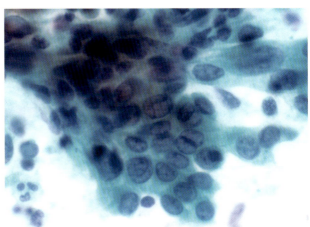

図6　漿液性腺癌の細胞像
図5の拡大像．核の大小不同，核形不整が目立ち，クロマチンは密である．

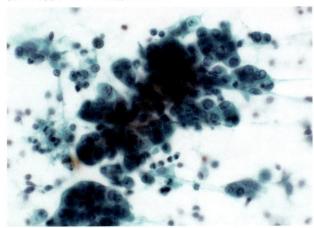

図7　漿液性腺癌の細胞像
不規則な乳頭状集塊で出現し，集塊周辺には孤在性に出現している腫瘍細胞も認める．

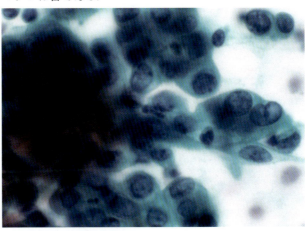

図8　漿液性腺癌の細胞像
図7の拡大像．核の大小不同，核形不整が目立ち，明瞭な核小体も認める．

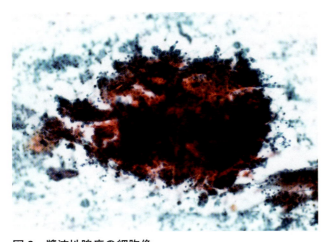

図9　漿液性腺癌の細胞像
このような不規則重積性を示す大型集塊で出現する場合は，類内膜腺癌との鑑別に苦慮する．

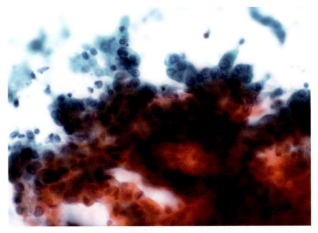

図10　漿液性腺癌の細胞像
図9の拡大像．腺癌とするのは容易であるが，類内膜腺癌との鑑別に苦慮する細胞像である．

II 基礎編　　1．外陰　子宮膣部・頸部

17）明細胞腺癌
Clear cell adenocarcinoma

疾患の概要

　子宮頸部腺癌のうち明細胞腺癌の割合は約4％程度とされている．かつては中腎組織由来と考えられていたが，現在ではMuller管由来上皮から発生すると考えられており，現在の分類の中腎性腺癌とは別の疾患である．本疾患は，主にアメリカで過去の一定期間流産予防のために用いられたdiethylstilbestrolの胎生期暴露が原因のひとつとされているが[1]，わが国においてはこの薬剤は使用されておらず，原因は不明である．また，HPV非関連の腺癌と考えられている．

病理所見のポイント

　卵巣，子宮体部の明細胞腺癌に類似した形態を示す．乳頭状，管状，充実性増殖を示す腫瘍細胞が混在することが多く，間質には好酸性の硝子様物質を認めることがある．個々の腫瘍細胞は，PAS染色陽性のグリコーゲンに富む淡明で豊富な細胞質を有し，腫大した核小体を認める．また，非常に大型な核を有する細胞や管腔方向に核が突出した鋲釘様（hobnail）細胞も認める[2]（図1〜図4）．

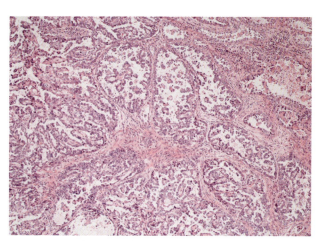

図1　明細胞腺癌の組織像
乳頭状主体の増殖を示している．

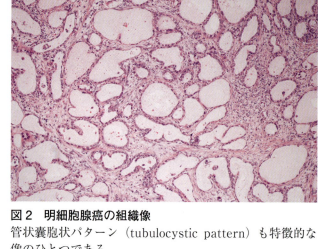

図2　明細胞腺癌の組織像
管状嚢胞状パターン（tubulocystic pattern）も特徴的な像のひとつである．

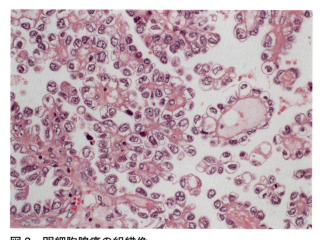

図3　明細胞腺癌の組織像
腫瘍細胞はグリコーゲンに富む淡明で豊富な細胞質を有しており，核小体も明瞭である．

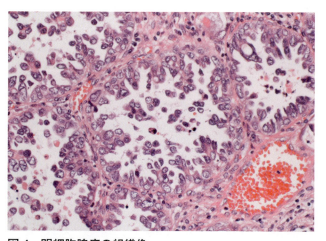

図4　明細胞腺癌の組織像
細胞質をほとんど持たず異型の強い核が内腔へ突出するようにみえる鋲釘様細胞が認められる．

細胞診所見

　出現形態は腫瘍表層部の増殖形態によりやや異なり，乳頭状増殖が主体のものでは重積性集塊や乳頭状集塊，花弁様集塊などが（図5，図6），充実性増殖が主体のものではシート状集塊の出現頻度が高い（図7）[3]．個々の腫瘍細胞は淡明で豊富な細胞質を有し，細顆粒状のクロマチンが密に増量，明瞭な核小体を認める（図8）．また，細胞質の少ない鋲釘様細胞（図9）や孤在性に出現する大型裸核状細胞（図10）も特徴的所見のひとつとされている[4]．

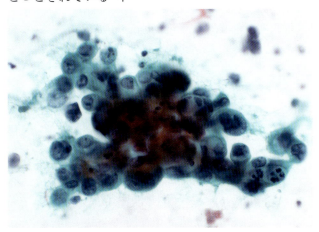

図5　明細胞腺癌の細胞像
腫瘍表層部が乳頭状増殖が主体であるとこのような不規則重積性集塊で出現してくることが多い．

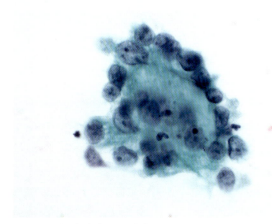

図6　明細胞腺癌の細胞像
集塊内にライトグリーン好染の無構造物質を含む花弁様配列を示す集塊で出現することがある．

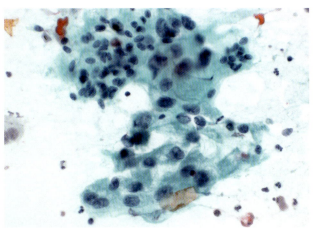

図7　明細胞腺癌の細胞像
腫瘍表層部が充実性増殖が主体であるとこのようなシート状集塊で出現してくることが多い．

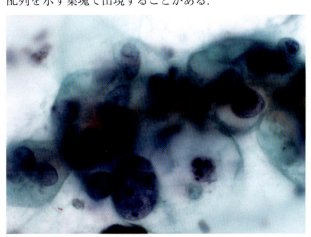

図8　明細胞腺癌の細胞像
グリコーゲンに富む淡明で豊富な細胞質を有し，核小体も明瞭な細胞を認める．

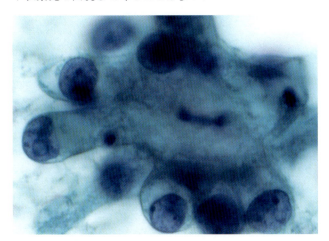

図9　明細胞腺癌の細胞像
このような鋲釘様細胞の出現も特徴のひとつである．

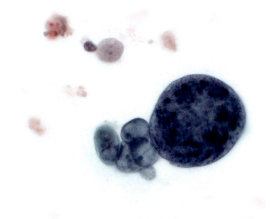

図10　明細胞腺癌の細胞像（大型裸核様細胞）
このような大型裸核腫瘍細胞の出現も本疾患の特徴的所見のひとつとされている．

II 基礎編　1．外陰　子宮膣部・頸部

18）腺扁平上皮癌
Adenosquamous carcinoma

疾患の概要

　予備細胞（reserve cell）が発生母地と考えられており，扁平上皮癌成分と腺癌成分が移行・混在し，共存する腫瘍である[1]．特殊型としてきわめて低分化なすりガラス細胞癌（glassy cell carcinoma）が存在するので，こちらは別項を参照されたい．子宮頸癌の数％程度とされており，ある報告では発生年齢の平均は40歳代前半と比較的若いのが特徴で，扁平上皮癌に比べ一般的に予後は不良ともされている．

病理所見のポイント

　腺癌と扁平上皮癌が混在，あるいは両者の成分が移行している像を示す．扁平上皮癌成分は明瞭な角化を示すこともあるが，非角化型であることが多い．腺癌成分は通常型内頸部腺癌が大部分を占めることが多いが，類内膜腺癌を認めることもまれにある．腺管や細胞質内粘液を確認することが重要である．なお，両成分の混在や移行像が認められない場合には，それぞれが独立した存在として扱われる[2]（図1〜図4）．

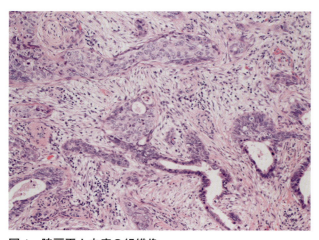

図1　腺扁平上皮癌の組織像
層状構造を示す扁平上皮癌成分と腺管を形成する腺癌成分の混在が認められる．

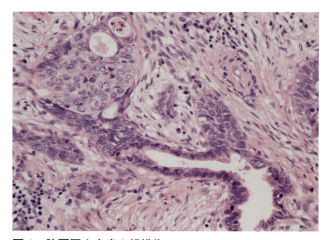

図2　腺扁平上皮癌の組織像
図1の拡大像．扁平上皮癌成分と腺癌成分の移行像が認められる．

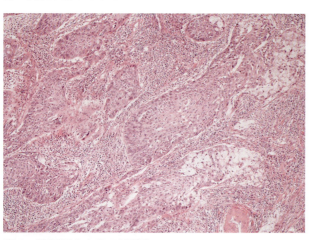

図3　腺扁平上皮癌の組織像
層状構造を示す扁平上皮癌成分と細胞質内に粘液を有する腺癌成分の混在が認められる．

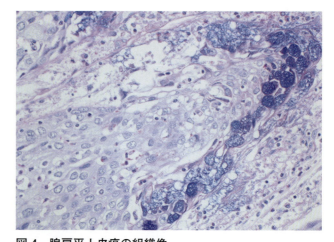

図4　腺扁平上皮癌の組織像
腺癌成分ではalcian blue染色で染まる粘液を確認することができる．

1. 外陰　子宮膣部・頸部

細胞診所見

　腺癌細胞と扁平上皮癌細胞を同一標本中に認められる（図5）．両成分ともにそれぞれの特徴的な細胞像を呈するが，扁平上皮癌成分では，角化型異型細胞の出現頻度は高くなく（図6，図7），腺癌成分では通常型内頸部腺癌の頻度が比較的高い（図8，図9）傾向にある．また，細胞質がやや濃染するものの扁平上皮癌よりは薄く，細顆粒状のクロマチンパターンを呈し，核小体を認める中間型細胞も出現する場合がある（図10）．

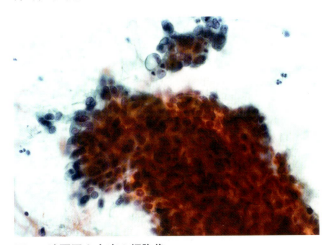

図5　腺扁平上皮癌の細胞像
流れ様配列を示す扁平上皮癌細胞の集塊と粘液を有する腺癌細胞を同一標本中に認める．

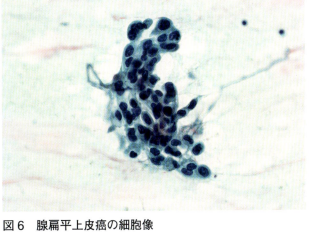

図6　腺扁平上皮癌の細胞像
多辺形の厚い細胞質と濃染核を有する扁平上皮癌を推定するシート状集塊．

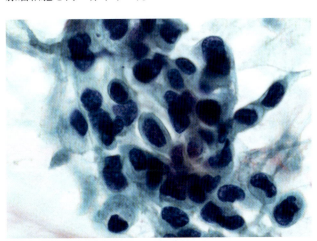

図7　腺扁平上皮癌の細胞像
図6の拡大像．核は中心性で不整形を示し，濃染しており，扁平上皮癌が推定される細胞である．

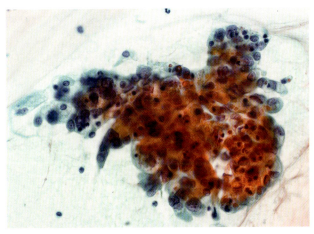

図8　腺扁平上皮癌の細胞像
粘液を有し，好中球の取り込み像を認める腺癌成分の集塊．

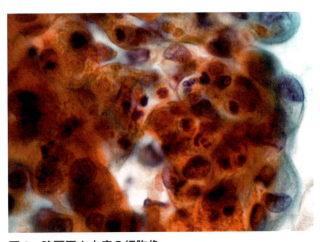

図9　腺扁平上皮癌の細胞像
図8の拡大像．核は偏在性で，クロマチンは細顆粒状であることから腺癌が推定される細胞である．

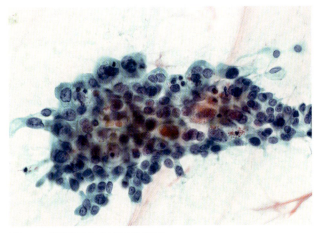

図10　腺扁平上皮癌の細胞像
扁平上皮系，腺系の両者の特徴を有する中間型細胞集塊の出現も認めることがある．

II 基礎編　　1. 外陰　子宮膣部・頸部

19）すりガラス細胞癌
Glassy cell carcinoma

疾患の概要

子宮頸部すりガラス細胞癌（glassy cell carcinoma：以下 GCC）は，腺扁平上皮癌として位置づけられ，その発生頻度は約1％と比較的まれな腫瘍である[1)〜4)]．通常の子宮頸部扁平上皮癌に比べ，30〜40歳代とやや若年層に多く，進行も速く発見時には進行癌であることが多い．放射線治療に抵抗性で，早期から脈管侵襲や骨盤転移を示すことから予後不良とされている．

病理所見のポイント

肉眼的には外向性発育を示す充実性腫瘍で（図1），組織学的には胞巣状の境界明瞭な充実性増殖を示し（図2），腫瘍間質内には著明なリンパ球，形質細胞，好酸球，好中球浸潤が認められる．腫瘍細胞は特徴的で豊富な細顆粒状のすりガラス様細胞質をもつ．核は大型で円形あるいは類円形を示し大小不同がみられる．大型細胞に混在し多核巨細胞や異常核分裂像が認められる．クロマチンは粗顆粒状に増量し，明瞭な核小体を1個〜数個認める（図3）．明らかな腺管構造，細胞間橋や角化細胞を認めない低分化癌と定義されている．免疫染色では，扁平上皮マーカーである p40（図4a）が腫瘍細胞の核と正常域に，子宮頸部腺癌に局在を示す PAX-8（図4b）が陽性所見を呈する．また，本例は HPV 感染示唆する p16（図4c）が腫瘍細胞と非腫瘍部に陽性を示した．

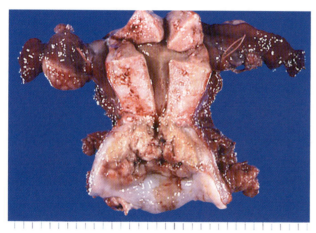

図1　すりガラス細胞癌の肉眼像
充実性で外向性発育を示す腫瘤を認める．

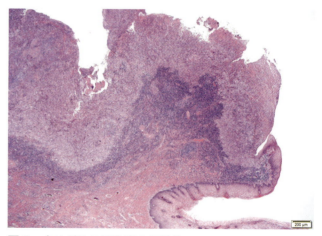

図2　すりガラス細胞癌の組織像
胞巣状充実性増殖を示し腫瘍間質内には炎症細胞の浸潤を認める．

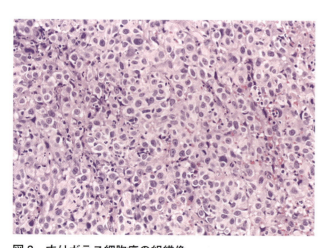

図3　すりガラス細胞癌の組織像
腫瘍間質内には著明な炎症細胞浸潤を伴い，すりガラス様の豊富な細胞質が特徴である．

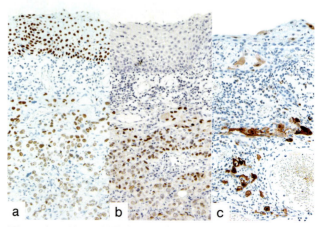

図4　すりガラス細胞癌の p40 免疫染色
扁平上皮（a），子宮頸部腺癌（b），HPV（c）がそれぞれの局在に陽性所見を呈した．

細胞診所見

　擦過標本には著明な好中球や好酸球，リンパ球を主体とする炎症性背景に小集塊あるいは孤在性に腫瘍細胞を認める（図5）．集塊は軽度の重積を呈するものの，乳頭状や腺腔構造は認めず，結合性の緩い集塊として出現する．また，炎症細胞の浸潤を認めることがある（図6）．細胞境界の比較的明瞭な腫瘍細胞で構成され，N/C比は高く，ライトグリーンに染まる淡明な多辺形細胞質を有する．腫瘍細胞の核は，中心性から偏在性で円形から類円形を示し，不整に乏しく，大小不同が目立ち，核縁は肥厚するものの比較的円滑である．クロマチンは粗顆粒状に増量し，1～数個の腫大した明瞭な核小体を認める（図7a）．また，多核巨細胞が高頻度に認められる（図7b）．液状細胞診ではGCCのすりガラス状の細胞質の特徴がさらに明確に捉えられる（図8）．GCCは他の上皮性悪性腫瘍に比べ進行度が速く早期から遠隔転移や再発を来たし予後不良であることから細胞診での組織型推定は臨床上重要である．本疾患は腺扁平上皮癌の一亜型に分類されることからも，その細胞像は扁平上皮癌と腺癌の両方の成分を有しており，それらが一様にみられることが特徴である．すなわち，GCCの核・クロマチン所見である大型円形から類円形で核膜円滑，明瞭な大型核小体などの腺癌にみられることの多い所見は，大型非角化型扁平上皮癌との鑑別点であり，GCCの細胞質所見であるライトグリーンに染まる境界明瞭で淡明な多辺形の細胞質は，明細胞腺癌の鑑別に有用である．また，出現様式である結合性の乏しい合胞状，シート状集塊と顕著な細胞異型は異型修復細胞との鑑別点としてあげられる．

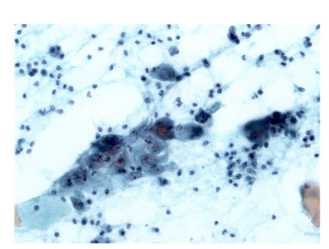

図5　すりガラス細胞癌の細胞像（擦過）
炎症性背景に小集塊あるいは散在性に腫瘍細胞を認められ，集塊は軽度の重積を示す．

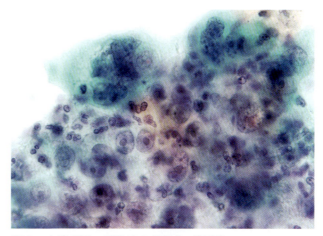

図6　すりガラス細胞癌の細胞像（擦過）
腫瘍細胞内に好中球，好酸球，リンパ球等の炎症性細胞の浸潤を認める．

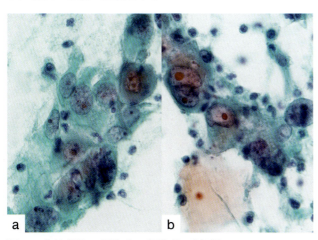

図7　すりガラス細胞癌の細胞像（擦過）
ライトグリーンに淡明な多辺形細胞質（a），腫大した明瞭な核小体が認められる（b）．

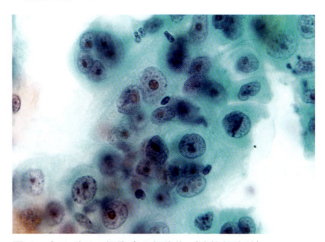

図8　すりガラス細胞癌の細胞像（液状細胞診）
ライトグリーンに淡明なすりガラス状の細胞質を有し，多核巨細胞を高頻度に認める．

II 基礎編　1. 外陰　子宮腟部・頸部

20) 小細胞癌
Small cell carcinoma

疾患の概要

わが国での発生頻度は 0.31～0.76% と，きわめてまれな腫瘍である．比較的若年者に好発し，初期症状は不正出血や性交時出血が多い．HPV-16, 18 との関連が指摘されており，しばしば頸管を狭窄する大きな腫瘍を形成する（図1）．腫瘍の進行が速く，早期よりリンパ行性・血行性転移をきたす予後不良な組織型である[1]．

病理所見のポイント

肺の小細胞癌に類似した N/C 比の高い均一な小型細胞で構成される腫瘍と定義される．クロマチンの増量した核とわずかな細胞質を有する円形ないし短紡錘形の腫瘍細胞が，びまん性あるいは島状，索状に増殖する（図2，図3a, b）．核分裂像は，高倍率10視野あたり10個以上と高頻度に認められる[2]．確定診断には，免疫染色，電子顕微鏡的検索などが必要となる．なかでも，免疫染色による神経内分泌蛋白の証明が有用とされ，神経細胞への分化に伴い発現を示す synaptophysin や，神経内分泌顆粒の構成成分である chromogranin A などのマーカーに陽性となる（図4a, b）[3]．

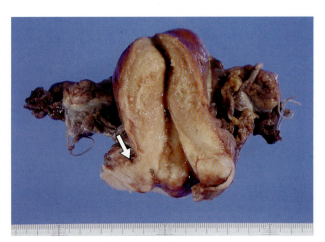

図1　子宮頸部小細胞癌の肉眼像
頸管を狭窄する腫瘍性病変を認める（矢印）．

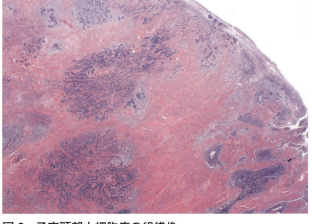

図2　子宮頸部小細胞癌の組織像
子宮頸部筋層内に浸潤性増殖を示す小型異型細胞を認める．

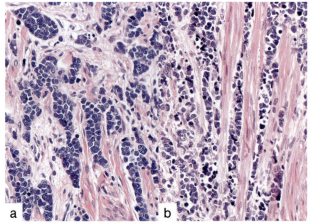

図3　子宮頸部小細胞癌の組織像
細胞質の乏しい小型腫瘍細胞が島状（a）や索状（b）に浸潤性増殖を示す．

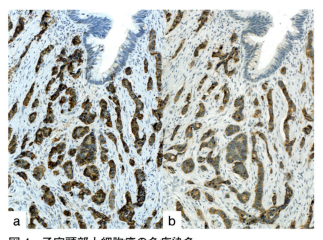

図4　子宮頸部小細胞癌の免疫染色
（a：chromogranin A，b：synaptophysin）
神経内分泌マーカーの陽性所見を腫瘍細胞の細胞質内に認める．

細胞診所見

背景には壊死物質や核線，核分裂像が多くみられる（図5）．腫瘍細胞は孤立散在性あるいは結合性の弱い上皮性集塊として出現する．集塊を構成する細胞に極性はなく，辺縁では裸核状のほつれ像を伴う．また，細胞が直線的に配列する indian file 状配列や細胞同士が押し合いながら並ぶ相互圧排，木目込み細工様の細胞配列（molding）も特徴のひとつである（図6a, b）．腫瘍細胞は小型でN/C比がきわめて高いため，裸核状を呈する．核は円形〜類円形で，核縁は薄く，クロマチンは微細〜細顆粒状に増量し，核小体は通常目立たない（図7）[4]．本腫瘍を推定する際には，①背景所見と核線の有無，②核の molding，③N/C比，④核縁とクロマチンパターン，⑤核小体の有無を指摘することが重要である．

小細胞癌は扁平上皮癌や腺癌などの組織型と合併する頻度が高いため，標本上にこれらの腫瘍細胞を認めた場合も小細胞癌を念頭においた注意深い観察が必要である[5]．また，本腫瘍は小型細胞で構成された悪性細胞との鑑別が必要で，とくに小型細胞からなる低分化型扁平上皮癌との鑑別は重要である（図8a, b）．両者の鑑別としては，扁平上皮癌は小細胞癌に比して，細胞質辺縁がより明瞭となること，さらに核縁の肥厚がみられ，クロマチンは濃縮状あるいは粗顆粒状を示し，時に核小体の目立つことがあげられる（実践編1. 8）小型細胞で構成される腫瘍細胞の組織型推定参照）．

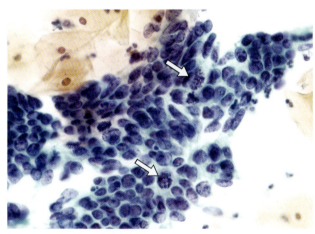

図5　子宮頸部小細胞癌の細胞像
裸核様小型細胞の上皮性集塊として出現する．また，集塊には核分裂像（矢印）が目立つ．

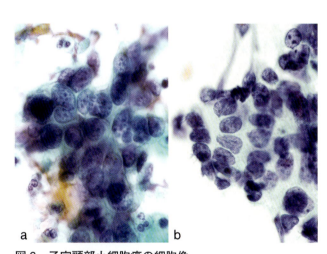

図6　子宮頸部小細胞癌の細胞像
小型腫瘍細胞のN/C比は高く（a），相互圧排像がみられる（b）．

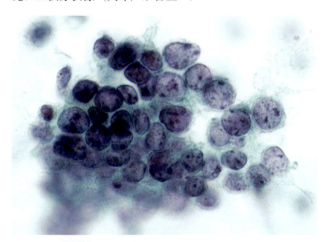

図7　子宮頸部小細胞癌の細胞像
ほぼ裸核状を呈する腫瘍細胞の核は円形〜類円形，クロマチンは細顆粒状，核小体は目立たない．

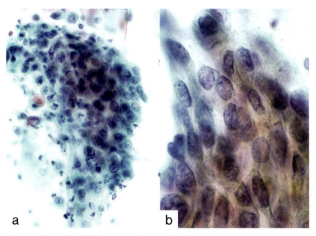

図8　非角化型扁平上皮癌の細胞像
a：N/C比の高い腫瘍細胞で構成される集塊．
b：クロマチンは粗顆粒状を呈し，核縁の肥厚がみられる．

II 基礎編　1. 外陰　子宮膣部・頸部

【参考文献】

1）外陰部上皮内腫瘍

1）児玉省二, 青木陽一, 清川貴子. 外陰・膣・子宮頸部. 日本臨床細胞学会・編. 佐々木寛. 細胞診ガイドライン 1 婦人科・泌尿器 2015 年版 第 1 版. 金原出版. 2015: 26-27.

2）清川貴子. 女性外陰部・膣・子宮頸部. 向井清, 真鍋俊明, 深山正久. 外科病理学 第 4 版. 文光堂. 2006: 1019-1034.

3）南敦子. 婦人科領域の細胞診. 坂本穆彦. 細胞診を学ぶ人のために 第 4 版. 医学書院. 2005: 124-154.

4）Robert J Kurman, Brigitte M Ronnet, Mark E Sherman. Tumor of the Vulva. Steven G. Silverberg. AFIP ATLAS OF TUMOR PATHOLOGY. Washington, DC: The American Registry of Pathology. 2010: 293-382.

5）CP Crum, WG McCluggage, CS Herrington. Tumours of the Vulva. Robert J Kurman. WHO Classification of Tumours of Female Reproductive Organs. Saint-Ismier: International Agrncy for Research on cancer. 2014: 229-252.

2）乳房外 Paget 病【1）外陰部上皮内腫瘍と同じ】

3）扁平上皮癌【1）外陰部上皮内腫瘍と同じ】

4）悪性黒色腫【1）外陰部上皮内腫瘍と同じ】

5）反応性変化

1）矢谷隆一・監. 婦人科領域の細胞診. 細胞診を学ぶ人のために 第 3 版. 医学書院. 1998: 136-142.

2）石井保吉, 伊藤良彌, 大野英治・他. 婦人科. 水口國雄. スタンダード細胞診テキスト 第 2 版. 医歯薬出版. 2006: 43, 62-64.

3）清川貴子. 女性外陰部・膣・子宮頸部. 向井清, 真鍋俊明, 深山正久. 外科病理学 II 第 4 版. 文光堂. 2006: 1034-1035, 1043-1046.

4）進信幸, 向井万起男, 野澤志朗. 子宮頸部の診断. 野澤志朗. 婦人科腫瘍の細胞診 第 1 版. 中山書店. 1999: 162-167.

5）杉下匡, 長谷川寿彦, 山片重房. 細胞診の基礎. 現代の婦人科細胞診 第 1 版. 金原出版. 1990: 20-23, 50-53.

6）感染症

1）古田則行, 荒井祐司, 婦人科領域の細胞診. 坂本穆彦. 細胞診を学ぶ人のために 第 5 版. 医学書院. 2011: 130-165.

2）堤寛. 完全病理学各論 第 2 巻産婦人科疾患. 学際企画. 2007: 930-66.

3）宮治誠, 西村和子. 医真菌学辞典 第 2 版. 協和企画. 1993: 60-65.

4）清川貴子. 女性外陰部・膣・子宮頸部. 森谷卓也. 子宮体部. 向井清, 真鍋俊明, 深山正久. 外科病理学 II 第 4 版. 文光堂. 2007: 1025-1079.

5）東大樹, 西澤庸子, 幅田周太朗. 子宮内膜組織診をきっかけに診断された性器結核の一例. 北海道産科婦人科学会会誌. 2013; 57 (1): 75-78.

7）HPV 感染　コイロサイトーシスを中心に

1）安田政実. CIN（子宮頸部上皮内腫瘍）をとりまく最近の話題 CIN の診断のポイント　変わりつつある CIN 診断のあり方. 産科と婦人科. 2013; 80 (6): 711-716.

2）加藤智美, 安田政実. 技術講座　病理 コイロサイトーシスの概念・病態と細胞像・組織像, 検査と技術. 2011. 39; (13): 1145-1150.

3）安田政実, 加藤智美, 堀慎一. コイロサイトーシス. 病理と臨床. 2010; Vol.28 臨時増刊号: 250-251.

4）古田則行. 判定の実際　扁平上皮系異形病変異型他扁平上皮細胞（ASC）. 坂本穆彦. 子宮頸部細胞診ベセスダシステム運用の実際. 医学書院. 2010: 101-103.

5）古田則行, 荒井祐司. 婦人科領域の細胞診. 坂本穆彦. 細胞診を学ぶ人のために 第 5 版. 医学書院. 2011: 150.

8-a）軽度異形成

1) 日本産婦人科学会・日本病理学会・日本医学放射線学会・日本放射線腫瘍学会・編．子宮頸癌取り扱い規約 第 3 版．金原出版．2012: 52-53.
2) 安田政実．CIN の診断ポイント－変わりつつある CIN 診断のあり方．産科と婦人科．2013; 6（25）: 711-716.
3) 加藤智美・他．コイロサイトーシスの概念・病態と細胞像・組織像．検査と技術．2011; 39: 1145-1150.

8-b）中等度異形成，8-c）高度異形成

1) 植田政嗣．コルポスコピー．石倉浩，本山悌一，森谷卓也・他．子宮腫瘍病理アトラス．文光堂．2007: 70-76.
2) 安田政実．扁平上皮内腫瘍（CIN/CIL）．坂本穆彦，安田政実．腫瘍病理鑑別診断アトラス 子宮頸癌．文光堂．2009: 14-27.
3) 本山悌一．頸部上皮内腫瘍．石倉浩，本山悌一，森谷卓也・他．子宮腫瘍病理アトラス．文光堂．2007: 112-116.
4) 安田政実．CIN の診断ポイント－変わりつつある CIN 診断のあり方．産科と婦人科．2013; 80（6）: 711-716.
5) 加藤智美，安田政実．技術講座　コイロサイトーシスの概念・病態と細胞像・組織像．検査と技術．2011; 39（13）: 1145-1150.
6) Kanako Ogura, Kazuhisa Ishi, Toshiharu Matumoto. Human papillomavirus localization in cervical adenocarcinoma and adenosquamous carcinoma using in situ polymerase chain reaction: Review of the literature of human papillomavirus detection in these carcinomas Pathology International. 2006; 56: 301-308.

9）上皮内癌

1) 日本産婦人科学会・日本病理学会・日本医学放射線学会・日本放射線腫瘍学会・編．子宮頸癌取り扱い規約 第 3 版．金原出版．2012: 52-53.
2) 安田政実．CIN の診断ポイント－変わりつつある CIN 診断のあり方．産科と婦人科．2013; 6（25）: 711-716.

10）微小浸潤扁平上皮癌

1) 日本産科婦人科学会，日本病理学会，日本医学放射線学会，日本放射線腫瘍学会・編．子宮頸癌取扱い規約第 3 版．金原出版．2012.
2) 安田政実，梶原博，清川貴子・他．扁平上皮系異型病変．坂本穆彦，安田政実．腫瘍病理鑑別診断アトラス 子宮頸癌．文光堂．2009: 28-50.
3) 安達章子．子宮頸部扁平上皮病変の組織診断．埼玉県臨床細胞学会誌．2014; 32: 88-91.
4) 日本細胞診断学推進協会細胞検査士会・監．ベセスダ・システムの基礎と実践－その理解のために－．武藤化学．2010: 38-48.
5) 河野哲也，大野喜作，三升畑奈穂．子宮頸部扁平上皮病変の集塊の見方．埼玉県臨床細胞学会誌．2014; 32: 92-95.

11）扁平上皮癌

1) 吉川裕之，室谷哲弥，坂本穆彦．子宮頸癌．病気が見える vol.9 婦人科・乳腺外科 第二版．メディックメディア．2009: 136-143.
2) 坂本穆彦．女性生殖器．坂本穆彦，北川昌伸，仁木利朗．標準病理学 第 4 版．医学書院．2012: 607-609.
3) 本山悌一．扁平上皮癌．石倉浩，本山悌一，森谷卓也・他．子宮腫瘍病理アトラス 第 1 版．文光堂．2007: 104-106.
4) 清川貴子．女性外陰部・膣・子宮頸部．向井清，真鍋俊明，深山正久．外科病理学 第 4 版．文光堂．2006: 1057-1058.
5) 廣川満良．スクリーニングと細胞の見方．古田則行，荒井祐司．婦人科領域の細胞診．坂本穆彦．細胞診を学ぶ人のために 第 5 版．医学書院．2011: 123-124, 151-152.

12）上皮内腺癌

1) Tase T, Okagaki T, Barbara A, et al. Human papillomavirus DNA in adenocarcinoma in situ, microinvasive adenocarcinoma of the uterine cervix, and coexisting cervical squamous intraepithelial neoplasia. Int J Gynecol Pathol. 1989; 8（1）: 8-17.
2) Quint KD, de Koning MN, van Doorn LJ, et al. HPV genotyping and HPV16 variant analysis in glandular and squamous neoplastic lesions of the uterine cervix. Gynecol Oncol. 2010; 117（2）: 297-301.

3）Pirog EC, Kleter B, Olgac S, et al. Prevalence of human papillomavirus DAN in different histological subtypes of cervical adenocarcinoma. Am J Pathol. 2000; 157（4）: 1055-1062.

4）Moritani S, Ioffe OB, Sagae S, et al. Mitotic activity and apoptosis in endocervical glandular lesions. Int J Gynecol Pathol. 2002; 21（2）: 125-133.

5）Ioffe OB, Sagae S, Moritani S, et al. Proposal of a new scoring scheme for the diagnosis of noninvasive endocervical glandular lesions. Am J Surg Pathol. 2003; 27（4）: 452-460.

13）通常型内頸部腺癌

1）Wilbur DC, Colgan TJ, Ferenczy AS, et al. Glandular tumors and precursprs. Kurman RJ, Carcangiu ML, Herrrington CS, Young Rh. WHO Classification of Tumors of Female Reproductive Organs（4th Edition）. Lyon: International Agency for Research on Cancer; 2014: 184-185.

2）Kusanagi Y, Kojima A, Mikami Y, et al. Absence of high-risk human papillomavirus（HPV）detection in endocervical adenocarcinoma with gastric morphology and phenotype. Am J Pathol. 2010; 177（5）: 2169-2175.

3）Ioffe OB, Sagae S, Moritani S, et al. Proposal of a new scoring scheme for the diagnosis of noninvasive endocervical glandular lesions. Am J Surg Pathol. 2003; 27（4）: 452-460.

14）粘液性腺癌

1）Kojima A, Mikami Y, Sudo T, et al. Gastric morphology and immunophenotype predict poor outcome in mucinous adenocarcinoma of the uterine cervix. Am J Surg Pathol. 2007; 31: 664-672.

2）Kusanagi Y Kojima A, Mikami Y, et al. Absence of high-risk human papillomavirus（HPV）detection on endocervical adenocarcinoma with gastric morphology and phenotype. Am J Pathol. 2010; 177: 2169-2175.

3）Scully RE, Bonfiglio TA, Kurman RJ, et al. Histological typing of the female genital tract tumours. World Health Organization International Histological Classificaction of Tumours. 1994: 39-54.

4）Kurman RJ, Carcangiu ML, Herrington CS, et al. World health Organization Classification of tumours of female reproductive organs. Lyon: ARC Press. 2014.

15）類内膜腺癌

1）Kurman RJ, Carcangiu ML, Herrington CS, et al. World health Organization Classification of tumours of female reproductive organs. Lyon: IARC Press. 2014.

16）漿液性腺癌

1）Robert J Kurman, Maria Luisa Carcangiu, C simon Herrington, et al. WHO classification of tumors of the female reproductive organs. Lyon: IARC. 2014: 188.

2）日本産科婦人科学会・日本病理学会・日本医学放射線学会・日本放射線腫瘍学会・編. 子宮頸癌取扱い規約 第 3 版. 金原出版. 2012: 58-59.

3）西本秀明. 子宮頸部漿液性腺癌の 1 例. 日臨細胞誌. 2002; 41（2）: 122-126.

17）明細胞腺癌

1）Robert J Kurman, Maria Luisa Carcangiu, C simon Herrington, et al. WHO classification of tumors of the female reproductive organs. Lyon: IARC. 2014: 187-188.

2）日本産科婦人科学会, 日本病理学会, 日本医学放射線学会, 日本放射線腫瘍学会・編. 子宮頸癌取扱い規約 第 3 版. 金原出版. 2012: 58.

3）小林志津子, 北村隆司, 実原正明・他. 乳頭状増殖を主体とした子宮頸部明細胞腺癌の 1 例. 日臨細胞誌. 2004; 43（3）: 166-170.

4）梅澤敬, 春間節子, 金綱友木子・他. 子宮頸部・膣原発の明細胞腺癌 6 例の細胞学的検討. 日臨細胞誌. 2001; 40（5）: 439-444.

18）腺扁平上皮癌

1）Robert J Kurman, Maria Luisa Carcangiu, C simon Herrington, et al. WHO classification of tumors of the female reproductive organs. Lyon: IARC. 2014: 194-195.
2）日本産科婦人科学会，日本病理学会，日本医学放射線学会，日本放射線腫瘍学会・編．子宮頸癌取扱い規約 第3版．金原出版．2012: 59.

19）すりガラス細胞癌

1）梅澤聡，春間節子，金網友木子・他．子宮頸部すりガラス細胞癌の細胞学的特徴．日臨細誌．2001; 40: 114-120.
2）若林信浩，岡本淳子，住本賀世・他．子宮頸部すりガラス細胞癌の細胞像．日臨細胞広島会誌．2007; 28: 13-18.
3）阪本穆彦，安田政実・編．腫瘍病理鑑別診断アトラス 子宮頸癌．2009; 48, 49, 100.
4）日本産婦人科学会，日本病理学会，日本医学放射線学会，日本放射線腫学会・編．子宮頸癌取扱い規約．金原出版．2012: 59.

20）小細胞癌

1）坂本穆彦，安田政実・編．腫瘍病理鑑別診断アトラス 子宮頸癌．文光堂．2009: 107-117.
2）吉田正行，津田均．子宮頸癌の病理組織学．日本臨床．2012; 70（4）: 104-108.
3）角田新平，上坊敏子，新井正秀・他．子宮頸部小細胞癌の臨床病理学的検討．北里医学．2002; 32: 401-406.
4）岡ハル子，岩井禎子，笹栗毅和・他．子宮頸部小細胞癌の2例．日臨細胞九州会誌．2005; 36: 45-49.
5）工藤明子，佐藤慎也，板持広明・他．子宮頸部細胞診が診断に有用であった子宮頸部小細胞癌の1例．産科と婦人科．2013; 80（1）: 1523-1527.

II 基礎編　2．子宮体部

1）月経周期における子宮内膜変化
Endometrial change in the menstrual cycle

疾患の概要

子宮体部内膜は，エストロゲンが優位になった排卵までの増殖期とプロゲステロンが優位に作用する排卵後から月経期までの分泌期に分けられる．この性周期にある子宮内膜はそれぞれの期間において形態をかえ増生と脱落を繰り返す．内膜細胞を診断するうえで，周期に応じた細胞像および組織像を理解することが基本となる．

病理所見のポイント

増殖期の内膜腺の形態は，初期では直線的な腺管であるが，中期から後期では腺管は長くなり，迂曲や蛇行を示すようになる．腺上皮細胞は円柱状で，楕円形の核を有し，核の偽重積や核分裂像が認められる．核小体も明瞭である（図1）[1,2]．分泌期は概ね14日間で，日毎に組織形態が変化する．初期では腺上皮細胞に核下空胞がみられ（図2），やがて空胞は核上に移行してくる．6日目以降の中期では分泌が盛んで腺管は拡張してくる．後期では楕円形であった核は円形化し，細胞質も豊かになる．腺上皮細胞も内腔に向う鋸歯状の変化を示すようになる（図3）．核の偽重積や核分裂像は目立たない[1,3]．閉経しエストロゲンの効果が減弱すると腺上皮細胞は立方状〜丈の低い円柱状となる．内膜腺は管状のものが主体であるが，嚢胞状の拡張もみられる（図4）[1,4]．

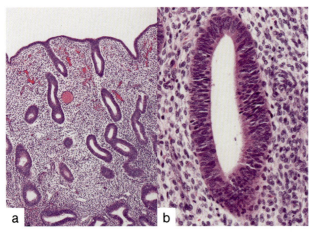

図1 増殖期内膜の組織像
蛇行がみられる（a）．円柱状の腺上皮細胞で，核の偽重積が認められる（b）．

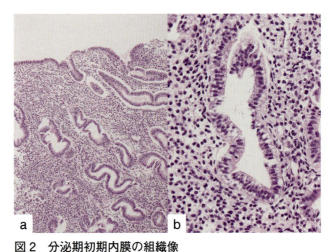

図2 分泌期初期内膜の組織像
蛇行や拡張がみられる（a）．一様に並ぶ核下空胞が認められる（b）．

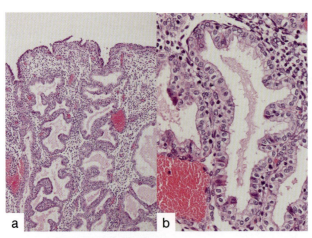

図3 分泌期後期内膜の組織像
内膜腺は拡張し（a），内腔に向かう上皮の鋸歯状変化が認められる（b）．

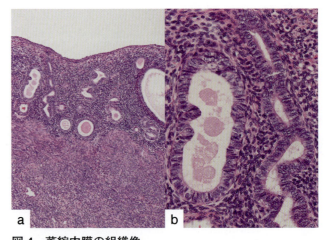

図4 萎縮内膜の組織像
管状から嚢胞状の内膜腺がみられる（a）．腺上皮細胞は小型化している（b）．

細胞診所見

　増殖期内膜では直線的な管状構造をなす腺細胞集塊が主体で，腺管内腔は狭く，集塊辺縁には間質細胞の付着がみられる（図5）．管状集塊が壊れて開いた時にはシート状の集塊となるが，このシート状集塊においてもピントをずらすことにより付着する間質細胞を認めることが可能である．核間は均等で，腺上皮細胞はライトグリーン好性の細胞質を有するが，細胞質そのものは乏しく，N/C比は高い．核は円形から卵円形で，核クロマチンは微細顆粒状で均等に分布している．核小体も小型で明瞭である[2),5)]．分泌期初期では腺上皮細胞の集塊はより長く，内腔も広くなった管状構造を示す．間質細胞の付着も伴う．核の重積性および密度についても増殖期内膜のものと大差はないが，細胞質は広く，核下空胞を確認できる（図6）．分泌期後期では管状構造を示す集塊が主体であるが，核の重積性は弱く，核密度も低下する．管腔の幅は分泌期初期よりもさらに拡大してくる．シート状となった集塊では腺上皮細胞間の境界が明瞭で，核間は拡がり蜂巣状の構造を示す．腺上皮細胞の核は円形から類円形で，増殖期のものより大きくなる．核クロマチンは微細顆粒状で均等な分布を示す（図7）．時として太い血管も認められる[3),5)]．萎縮内膜では管状構造やシート状構造をなす腺上皮細胞の集塊がみられるが，核の重積性や密度は低い．各周期のものと同様に間質細胞の付着は確認することができる．腺上皮細胞は増殖期内膜のものと類似した形状を示すが，細胞自体は小型化し，核クロマチンも顆粒状で濃縮気味となってくる（図8）[4),5)]．

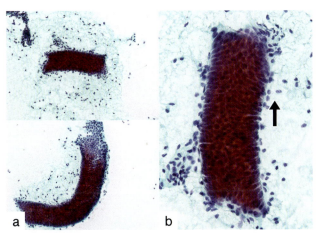

図5　増殖期内膜の細胞像（ソフトサイト採取）
直線的からカーブした管状集塊がみられ（a），間質細胞の付着がある（b矢印）．

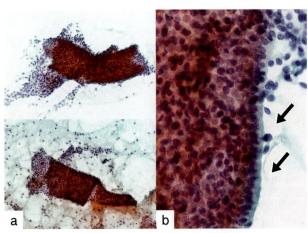

図6　分泌期初期内膜の細胞像（エンドサイト採取）
拡張気味の管状集塊がみられ（a），上皮細胞には核下空胞が認められる（b矢印）．

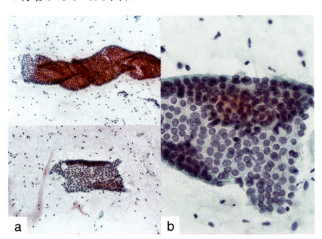

図7　分泌期後期の細胞像（ソフトサイト採取）
蛇行や拡張を示す集塊がみられる（a）．蜂巣状の細胞配列を示す（b）．

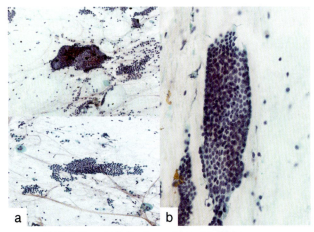

図8　萎縮内膜の細胞像（エンドサイト採取）
管状構造を示す集塊がみられ（a），腺上皮細胞も小型化している（b）．

Ⅱ 基礎編　2．子宮体部

2）ホルモン不均衡内膜
EGBD&DPP

疾患の概要

　ホルモン不均衡による機能性出血のなかでも，無排卵性周期に伴う機能性子宮出血は，性周期にある女性の機能性子宮出血（dysfunctional uterine bleeding：DUB）において最も高頻度な原因であり，不正性器出血や内膜肥厚を伴うため細胞診検査の役割は非常に重要である．本項では，子宮内膜腺間質破綻（endometrial glandular and stromal breakdown：EGBD）と，不調増殖期内膜（disordered proliferative phase：DPP）について解説する．

病理所見のポイント

　エストロゲン作用が相対的に強い状態が続くと，腺管は増殖期の形態を保ったまま増生するものの，内膜間質に変化は生じない．結果，内膜間質細胞の変性凝集と腺管の断片化がもたらされ不正性器出血に至った状態が，EGBDである（図1，図2）．また，EGBDと同様に無排卵性子宮出血に伴う変化として，増殖期内膜腺管の一部が不整に拡張し，その変化が限局性であるものを不調増殖期内膜と呼ぶ．不整な拡張を示す部位は子宮内膜増殖症に類似しているが一部分のみにみられる（図3，図4）．DPPと単純型子宮内膜増殖症の鑑別点は，腺管の不整な拡張がDPPにおいてはびまん性ではない点のみである[1), 2)]．

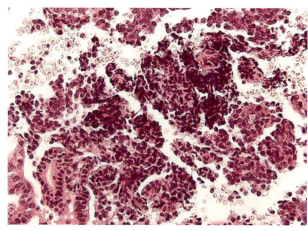

図1　子宮内膜腺間質破綻（EGBD）の組織像
増殖期相当の腺管が断片化し，内膜間質細胞の変性凝集像が観察される．

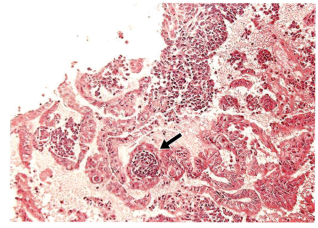

図2　子宮内膜腺間質破綻（EGBD）の組織像
表層被覆上皮細胞に好酸性細胞質変化（化生）と，変性凝集した内膜間質細胞を取り囲む像がみられる（矢印）．

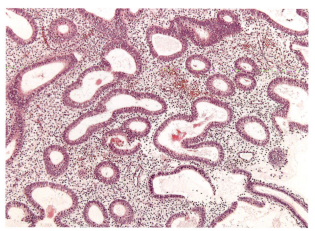

図3　不調増殖期内膜（DPP）の組織像
増殖期相当の腺管の一部に不整な拡張がみられる．

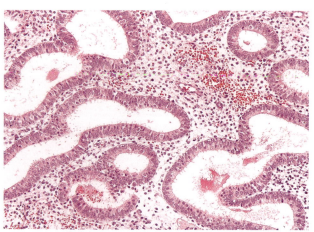

図4　不調増殖期内膜（DPP）の組織像
個々の腺上皮細胞には異型はみられない．

細胞診所見

無排卵性周期に伴う子宮出血の代表的な状態は EGBD と DPP であるが，両者は "状態" を表す用語であり "病変" ではない．したがって，所見の程度に幅があり，混在もしばしば起こることを認識するべきである．さらに，無排卵性周期にあるため背景内膜は増殖期相当である．

EGBD 症例においては，内膜間質の虚脱による内膜腺管の断片化を反映した断片化塊（図5），変性凝集像を示す内膜間質細胞塊，好酸性細胞質変化（化生）を示す表層被覆上皮細胞が内膜間質細胞を内包する像などが観察される（図6）．背景は通常，出血性でフィブリン塊を認めることが多い．

EGBD 症例の過剰判定は，①フィブリン塊や断片化した腺管を腫瘍性背景と誤認，②変性凝集した内膜間質細胞を低分化あるいは未分化な上皮性腫瘍と誤認，③好酸性細胞質変化（化生）を示す表層被覆上皮細胞を高分化な上皮性腫瘍と誤認など，様々な原因で生じる．過剰判定を防ぐには，細胞診所見の冒頭で述べたように，標本全体の内膜腺の状態や，腺と内膜間質の割合を確認することが非常に大切である．加えて，EGBD と同様の変化は内膜ポリープ，慢性内膜炎や内膜下平滑筋腫などの病態でも時に観察されること，相対的にプロゲステロン作用が弱い状態にある内膜増殖症や類内膜癌においても，EGBD と共通の生理学的状態にあるため，不正出血の機序として増殖期内膜間質細胞の凝集変性とそれに伴う内膜腺の断片化という共通の形態学的特徴を示すことを理解することも重要である．

一方，DPP 症例においては，内膜増殖症と同様に拡張・分岐集塊の出現を認め（図7，図8），その出現数，占有率ともに両者の間に有意差を認めないこともしばしばで，細胞診での鑑別は困難である．したがって，一定の出現数，占有率をこえた拡張・分岐集塊の出現を認めた際には，組織生検を行うことが肝要である[3]〜[5]．

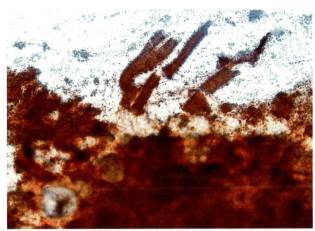

図5　子宮内膜腺間質破綻（EGBD）の細胞像
画像の上部には増殖期相当の内膜腺管が，下部にはフィブリン塊がみられる．

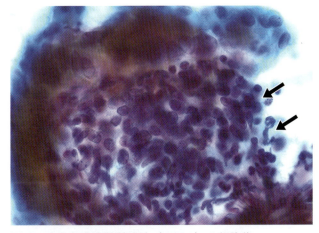

図6　子宮内膜腺間質破綻（EGBD）の細胞像
好酸性細胞質変化（化生）を示す表層被覆上皮細胞が内膜間質細胞（矢印）を取り囲む像が観察される．

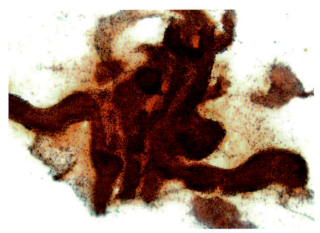

図7　不調増殖期内膜（DPP）の細胞像
内膜間質細胞とともに集塊状に出現する拡張・分岐を示す内膜腺管．

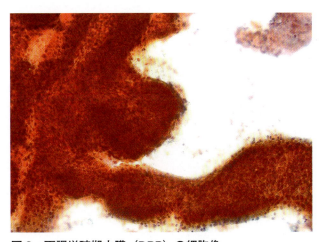

図8　不調増殖期内膜（DPP）の細胞像
図7の拡大像．拡張・分岐集塊の辺縁には内膜間質細胞が付着している．

II 基礎編　2. 子宮体部

3）子宮内膜腺に生じる細胞質変化（化生）
Cytoplastic chenges（metaplasia）of the endometrial glands

疾患の概要

　子宮内膜腺には多種多様な細胞質変化（化生）がしばしば観察される．細胞質変化（化生）は，エストロゲンの作用などによる反応性の変化と考えられているが，腺癌との鑑別において問題となることが多い変化である．

病理所見のポイント

　組織学的には，①扁平上皮性変化（化生），②粘液性変化（化生），③線毛性変化（化生）（卵管上皮性変化（化生）），④淡明細胞（分泌期）性変化（化生），⑤ホブネイル細胞性変化（化生），⑥好酸性変化（化生）（図1），⑦乳頭状合胞体性変化（化生）などに分類される．これらのなかで，細胞診を判定するうえで重要な細胞質変化（化生）は，扁平上皮性変化（化生），粘液性変化（化生），好酸性変化（化生），乳頭状合胞体性変化（化生）である．扁平上皮性変化（化生）に関しては，基礎編2. 9）扁平上皮への分化を伴う類内膜癌の項を参照願いたい．粘液性変化（化生）に関しては，扁平上皮変化（化生）や卵管上皮性変化（化生）と合併することも多く，比較的限局的に現れる．しかしながら，腺癌に粘液性変化（化生）が加わるとN/C比が小さくなり，細胞異型が比較的軽微となり，細胞診では注意を要する変化である（図2）[1), 2)]．

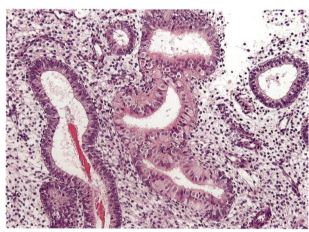

図1　子宮内膜増殖症にみられた好酸性変化（化生）の組織像
中央の腺管に好酸性細胞質変化（化生）がみられる．

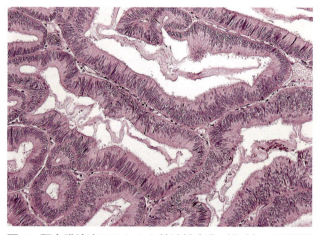

図2　類内膜腺癌にみられた粘液性変化（化生）の組織像
腫瘍細胞の細胞質に豊富な粘液がみられる．

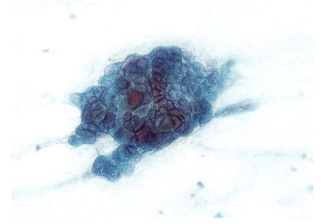

図3　萎縮内膜にみられた細胞質変化（化生）の細胞像
シート状集塊を形成する細胞質変化（化生）を示す表層被覆上皮由来の細胞．

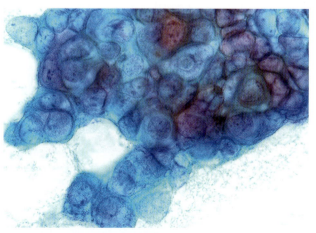

図4　萎縮内膜にみられた細胞質変化（化生）の細胞像
図3の拡大像．好酸性が主体であるが，粘液性も介在している（エオジン好染性細胞）．

細胞診所見

　子宮内膜に生じる細胞質変化（化生）は，良性から悪性まで幅広くみられ，しかも，形態学的変化が多彩であるため，細胞診過剰判定の一因となっており，その細胞像の特徴を理解することは正診率の向上に繋がる．

　とくに，好酸性変化（化生）は，非腫瘍性，腫瘍性ともに内膜腺管に高頻度に認められ，線毛性変化（化生）や乳頭状合胞体変化とともに認められることが多い．好酸性とは，HE染色でエオジン好染性であることをさしており，細胞診標本では豊かな胞体がライトグリーン好染性に観察されることが多い．子宮内膜腺間質破綻（EGBD）においては，乳頭状合胞体性変化（化生）が高率にみられ，結合組織の支持を欠いた小乳頭状の房状増生や多層化を示すため，核の腫大や多形性の程度は比較的軽微であるが構造異型として認識され，さらに，好中球の浸入像も観察されるためしばしば過剰判定の原因となる（実践編2.1）参照）[3]〜[5]．

　良性の内膜腺管にみられる細胞質変化（化生）は，しばしば混在し，細胞像が多彩となることが判定の一助となる．図3〜図7はすべて萎縮内膜にみられた好酸性を主体とする細胞質変化（化生）の細胞像である．背景が清明であること，結合性が強いこと，複数の細胞質変化（化生）が混在していることなどが腺癌との鑑別点である．細部の観察が可能な部位では，細胞は大型化しているが，N/C比は保たれ，クロマチン増量もみられないことが確認可能である（図7）．

　一方，腺癌に生じた細胞質変化（化生）は単調であることが多い．とくに，粘液性変化（化生）では，豊富な粘液を含有することにより，N/C比が小さくなり，細胞異型が軽微に感じられるため注意を要する（図8）．よって，粘液を含有する腺細胞がびまん性に増殖する細胞集塊を認めた際には，個々の細胞異型が軽微であっても組織生検による精査が必要である．

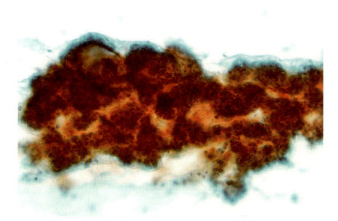

図5　萎縮内膜にみられた好酸性変化（化生）の細胞像
萎縮内膜の表層被覆上皮に生じた好酸性細胞質変化（化生）．強い結合性が確認される．

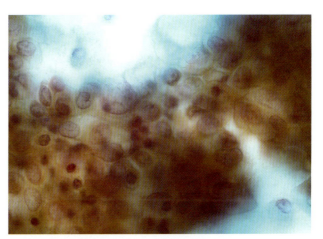

図6　萎縮内膜にみられた好酸性変化（化生）の細胞像
図5の強拡大．細胞所見に多彩性がみられない．

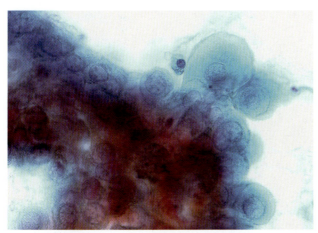

図7　萎縮内膜にみられた好酸性変化（化生）の細胞像
細胞は大型化しているが，N/C比は保たれ，クロマチン増量もみられない．

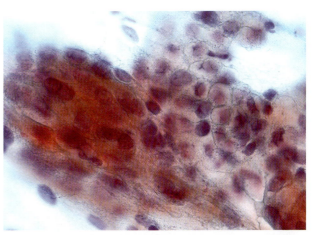

図8　類内膜腺癌にみられた粘液性変化（化生）の細胞像
図2の細胞像．豊富な粘液により，N/C比が小さくなり，細胞異型が軽微に感じられる．

2. 子宮体部

4) 子宮内膜炎
Endomeritis

疾患の概要

子宮内膜炎は主に細菌感染により引き起こされる．その起炎菌としては，大腸菌，腸球菌，連鎖球菌，ブドウ球菌，淋菌，結核菌，バクテロイデスなどがあげられる．性周期にある場合には，月経時に機能層とともに排出されることもあるが，閉経後は自浄作用が衰えることにより，内膜炎を発症する機会が増加する．

感染経路は，腟からの上行性感染が主であるが，リンパ液，血液，腹腔からの感染も起こる．下行性感染を起こすものでは結核性のものが多く，卵管結核から子宮内膜へ波及する[1]．また，流産，出産，子宮内避妊具（interuterine device：IUD）の挿入後や手術後などには内膜炎の発症率が高くなる[2]．

病理所見のポイント

急性子宮内膜炎（図1～図3）は，機能層に感染が起こっており，月経時に機能層が剥離することにより細菌も排出され自然治癒の経過をとることもある．慢性子宮内膜炎は，基底層まで炎症が波及しているため，基底層に残る細菌が月経後に再生する機能層で再感染し慢性化する．結核性子宮内膜炎，老人性子宮内膜炎は慢性に経過し，とくに老人性子宮内膜炎（図4）では，頸管の狭窄や閉鎖を伴うと子宮留膿腫に進展する．

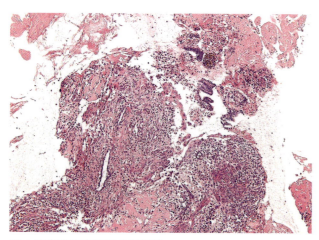

図1 流産後の内膜炎の組織像
人口流産後に発症した急性内膜炎．好中球を主体とする炎症細胞浸潤がみられる．

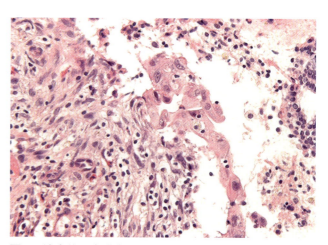

図2 流産後の内膜炎の組織像
図1の拡大像．表層被覆上皮に，大小不同性と大型化がみられる．細胞質は好酸性で厚い．

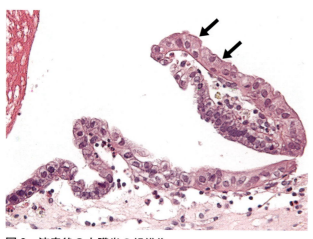

図3 流産後の内膜炎の組織像
図1の拡大像．好酸性細胞質変化（化生）のみられる上皮細胞に線毛も観察される（矢印）．

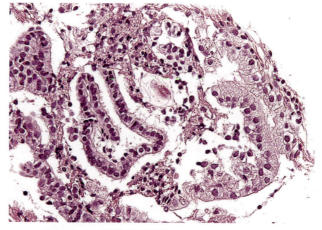

図4 閉経後の内膜炎の組織像
萎縮内膜に生じた内膜炎．上皮に細胞質変化（化生）が観察される．

細胞診所見

内膜炎の典型的な細胞像は，背景の炎症細胞浸潤像と，主としてシート状集塊を形成して出現する異型のない大型上皮性細胞の出現であるが，時に，多彩な細胞像を示し，腺癌との鑑別が必要な症例に遭遇する．また，シート状に出現する上皮性細胞に対して，しばしば"再生性の変化を示す上皮細胞"と表現されているが，核分裂像がみられない場合には，"細胞質変化（化生）を示す上皮性細胞"と表現する方が適切と考える．

図5～図7は，老人性子宮内膜炎症例に出現した多彩な細胞質変化（化生）を伴う上皮性細胞集塊である．図5は緩く結合するシート状集塊で，個々の細胞は大型で細胞質は厚く，好酸性の細胞質変化（化生）を示している．細胞質には好中球の浸入像がみられるが，クロマチン増量はみられない．図6では，重積性を示す大型集塊を形成し，細胞質には空胞や好中球の浸入像も確認される．図7は扁平上皮性変化（化生）を示す細胞であるが，核異型は認めない．腺癌との鑑別点は，集塊の結合性の強さと，クロマチン増量がみられない点であるが，集塊が不整形主体であったり，不規則な重積が観察される場合には，鑑別困難症例として，組織生検を施行，あるいは厳重に経過観察するべきである．

また，IUD挿入中の細胞診標本には，好中球，リンパ球，マクロファージなどの炎症細胞とともに，異物型多核巨細胞（図8），放線菌塊，石灰化小体などの出現を認めることがあり，注意を要する．

扁平上皮性変化（化生）は，類内膜腺癌，内膜増殖症や内膜ポリープに高率に合併する変化であるが，頸管閉塞による慢性刺激，結核，子宮留膿腫，IUD挿入などによる刺激でもしばしば起こる．このことを認識して細胞診断にあたることが，子宮内膜炎症例の過剰判定を防ぐうえで非常に重要である．

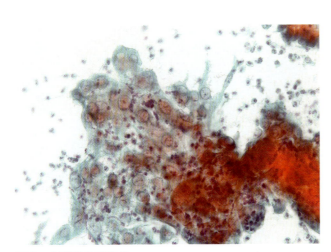

図5　内膜炎の細胞像
図4の細胞像．シート状に出現する上皮細胞は大型で，細胞質には好中球の浸入像がみられる．

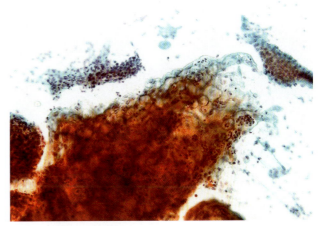

図6　内膜炎の細胞像
図4の細胞像．重積性を示す大型集塊．好中球の浸入像もみられる．

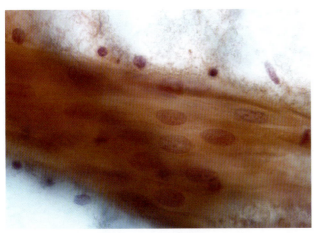

図7　内膜炎の細胞像
慢性化した内膜炎では，扁平上皮性の細胞質変化（化生）もしばしば観察されるが，核異型はみられない．

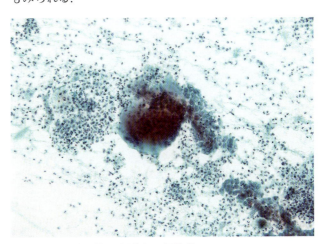

図8　IUD挿入後の内膜炎の細胞像
大型化した上皮性細胞，好中球とともに，異物型多核巨細胞の出現がみられる．

5) SERM投与時の子宮内膜変化
Endmetrial changes induced by the SERM

疾患の概要

SERM（selective estrogen receptor modulator：選択的エストロゲン受容体調整薬）には種々の薬剤があるが，このうち子宮内膜に影響を及ぼすのは排卵誘発に用いられるクロミフェンと乳癌のアジュバント療法で用いられるタモキシフェンのみである．このうち細胞診の実臨床で問題になるのは，子宮内膜にエストロゲン類似作用を示すタモキシフェンである．

病理所見のポイント

タモキシフェンは子宮内膜間質に線維化をもたらすので，生検での組織採取は困難なことが多い．内膜腺は嚢胞状に拡張し，ポリープを形成しやすいことが知られている[1), 2)]．タモキシフェン誘導性のポリープに特異的な組織像はないが，サイズが大きいことが多く，しばしば多発する．長期使用や高用量使用は内膜増殖症，内膜異型増殖症，子宮体癌，肉腫の危険因子であることが知られている．

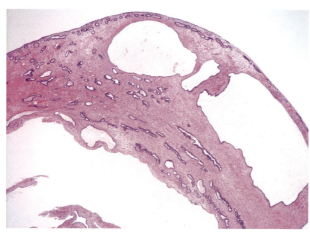

図1　内膜ポリープの組織像
タモキシフェン使用中に出現した内膜ポリープ．腺管内腔の大小不同が目立つ．

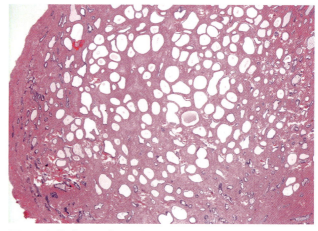

図2　内膜ポリープの組織像
腺管密度の増加が目立つポリープもある．

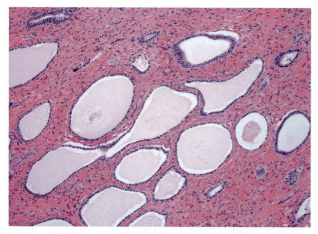

図3　内膜ポリープの組織像
内膜背景内膜に観察された間質は線維化が著しく，本来の間質細胞の確認は難しい．

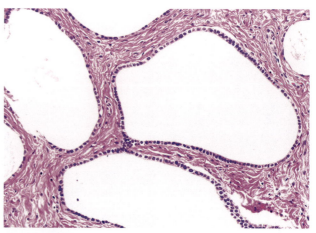

図4　内膜ポリープの組織像
背景内膜の拡大像．

細胞診所見

タモキシフェン随伴性のポリープでも通常の子宮内膜ポリープのように，ホルモン感受性の乱れに起因する細胞像の多彩さが観察される．複数の形態を示す細胞集塊の混在は，ホルモン感受性の差異を推定させる．具体的には増殖期と分泌期の混在や内膜腺間質破綻などであるが，頻度は少ないながら異型増殖症や類内膜癌を合併する可能性もあるため，構築の乱れが著しい集塊の出現は要注意である．

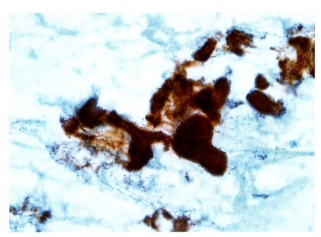

図5　SERM 投与時の細胞像
分岐腺管や口径の大小不同がみられる腺管．

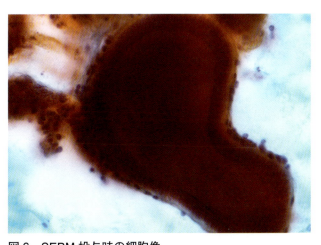

図6　SERM 投与時の細胞像
図5の拡大像．辺縁部に内膜間質が確認される内膜腺集塊．

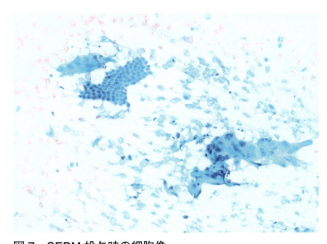

図7　SERM 投与時の細胞像
2種類の形態が観察される上皮細胞集塊．

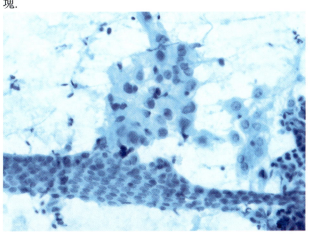

図8　SERM 投与時の細胞像
上部には核，細胞質ともに大きく，核間距離の不均等やクロマチン増量を示す細胞の混在を認める．

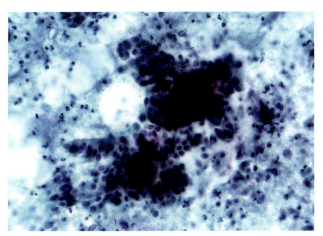

図9　類内膜癌発生例の細胞像
腫瘍性背景のなかに，不規則な重積性を示す集塊が出現している．

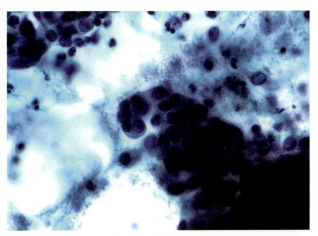

図10　類内膜癌発生例の細胞像
図9の拡大像．N/C 比の上昇とクロマチン増量がみられる．

II 基礎編　2. 子宮体部

6) 子宮内膜増殖症
Endometrial hyperplasia

疾患の概要

　子宮内膜に種々の大きさと形態を示す腺管の過剰増殖がみられ，腺管／間質比が増殖期内膜に比べ増加している場合を子宮内膜増殖症と呼ぶ．細胞異型を伴うものは「子宮内膜異型増殖症」として，別項目で取り扱う．基本的にはびまん性の変化で，子宮内膜にはびまん性肥厚を認めることが多い．類内膜癌の発生母地になり得ると考えられているが，その危険性は異型増殖症ほど高くはない．

病理所見のポイント

　増殖している腺管には内腔の拡張や蛇行，分岐がみられ，生理的な増殖期内膜線に比べると構造の多彩さが目立つ．増殖腺管の上皮は高円柱状の形態で核は楕円形を示し，増殖期の内膜腺上皮に類似している．個々の腺管間には，内膜間質の介在を認める．腺管内腔の拡張しかみられないものを単純型子宮内膜増殖症，分岐・蛇行を伴うものを複雑型子宮内膜増殖症と呼んでいたが，実際には混在することがまれではないため，単純型・複雑型の区別は行われないことが多い．ごく狭い範囲での腺管密集像は内膜ポリープで高頻度に観察されるので，微小検体では鑑別が難しいことがある．

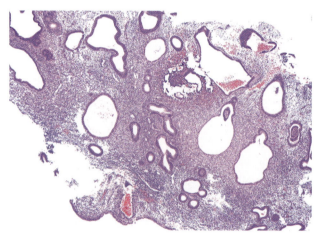

図1　子宮内膜増殖症の組織像
内腔の拡張を示す腺管がびまん性に観察されるが，腺管間には豊富な間質の介在がみられる．

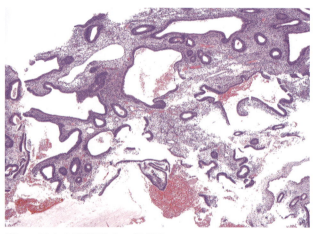

図2　子宮内膜増殖症の組織像
腺管内腔の拡張は，分岐や蛇行を一部に混在することがまれではない．

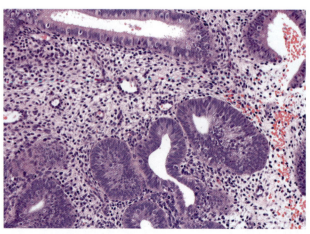

図3　子宮内膜増殖症の組織像
単位面積あたりの腺管密度の増加，腺管形態の多彩さが増殖症の可能性を示唆している．

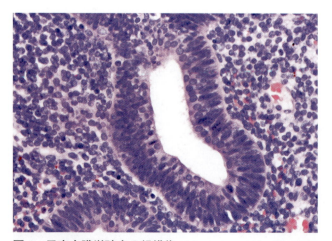

図4　子宮内膜増殖症の組織像
腺管上皮や間質細胞は増殖期のものに類似している．

細胞診所見

　増殖腺管の多形性を反映して，腺管口径の大小不同や分岐，嚢胞状腺管の出現が観察される．腺管を形成する上皮細胞は，高円柱状で細胞質内粘液が乏しい増殖期の腺上皮細胞に類似している[1)～3)]．子宮内膜増殖症では上記異常形態の腺管比率が高いことが多いが，子宮内膜ポリープや慢性内膜炎，無排卵性月経でも，同様の形態を示す腺管の出現を認めることがあるため，確定診断には臨床像，画像所見を併せた総合判断を必要とする．

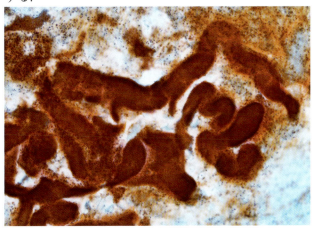

図5　子宮内膜増殖症の細胞像
増殖症で出現する細胞集塊には，口径の大小不同や分岐等，腺管形態の多彩さが一定の比率で観察される．

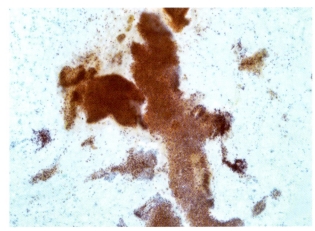

図6　子宮内膜増殖症の細胞像
重積性がみられる蛇行・分岐集塊．分岐を示す重積細胞集塊で，子宮内膜増殖症では高率に観察される．

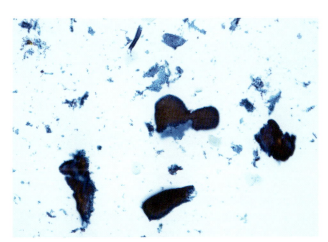

図7　子宮内膜増殖症の細胞像
　　　（LBC標本　BD SurePath™）
嚢胞状拡張集塊（中央上）と口径不整集塊（中央下）．

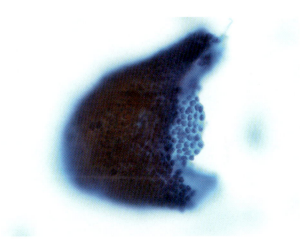

図8　子宮内膜増殖症の細胞像
　　　（LBC標本　BD SurePath™）
嚢胞状集塊の拡大像．

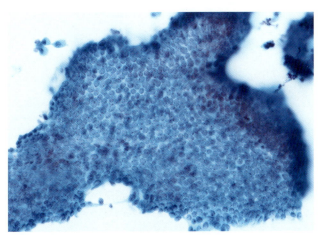

図9　子宮内膜増殖症の細胞像
　　　（LBC標本　BD SurePath™）
集塊内の上皮細胞は増殖期に類似している．

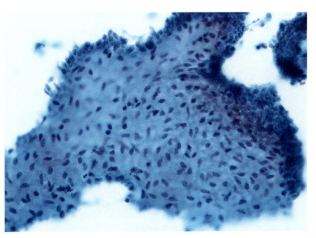

図10　子宮内膜増殖症の細胞像
　　　（LBC標本　BD SurePath™）
図9の上皮細胞集塊に付着する内膜間質細胞．

II 基礎編　2．子宮体部

7）子宮内膜異型増殖症
Atypical endometrial hyperplasia

疾患の概要

　細胞異型を伴う内膜増殖症であり，具体的な細胞異型とは核の類円形腫大，淡明なクロマチン増量，好酸性大型核小体の出現のほか，核極性の消失・重積があげられる．類内膜癌の前駆病変であり，浸潤をきたす前の類内膜癌が存在するとしたら，異型増殖症に分類される．ただし，細胞異型の有無に対する観察者間一致率は十分に高いとはいえないことから，子宮内膜増殖症—子宮内膜異型増殖症—類内膜癌は一連の病態と考える方が実際的である．

病理所見のポイント

　細胞異型を伴う密な腺管増殖性病変を指し，内膜の広汎な範囲で観察される場合とごく局所性に観察される場合がある．異型を伴わない増殖症に比べ，腺管密度はより高いことが多い．細胞異型の有無は好酸性変化などの細胞質変化を来していない細胞で，観察するのが望ましいと考えられている．

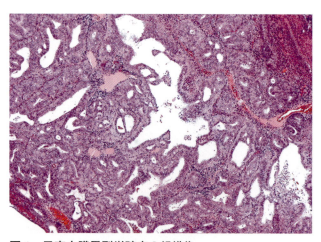

図1　子宮内膜異型増殖症の組織像
形態に多彩さが目立つ腺管が密に観察されるが，個々の腺管間には間質が介在している．このような異型増殖症では腺管形態の多彩さが，増殖症の指標になり得る．

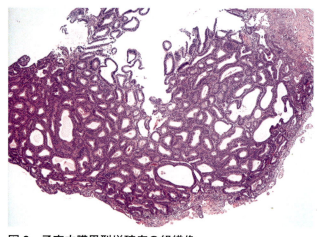

図2　子宮内膜異型増殖症の組織像
腺管はきわめて密に存在しても，形態の多彩性が目立たないこともある．比較的小型腺管の密な増殖は，細胞診では間質に乏しい細胞集塊として出現すると推測される．

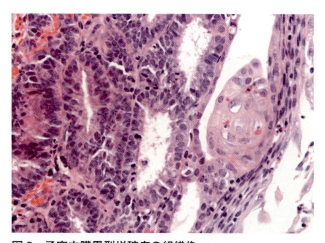

図3　子宮内膜異型増殖症の組織像
病巣内に観察された桑実胚様細胞巣（morula）．

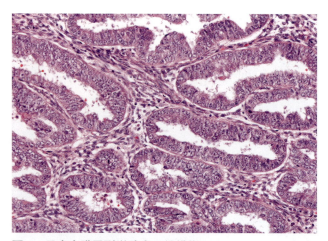

図4　子宮内膜異型増殖症の組織像
増殖腺管上皮には細胞異型が目立つ．

2. 子宮体部

細胞診所見

　出現する腺管の多彩さ，出現数は子宮内膜増殖症と比較すると目立つことが多い．子宮内膜増殖症が比較的単純な形態異常（嚢胞状集塊や口径不整，蛇行）しか認めないのに対し，子宮内膜異型増殖症では辺縁不整や乳頭状突出・分岐がみられる集塊，腺管密集集塊等，構造の複雑な集塊の混在が明瞭である[1),2)]．子宮内膜増殖症以上の可能性がある細胞像で，類内膜癌の診断基準を満たさない場合に使用する疾患単位であり，細胞診や組織生検で異型増殖症と分類されても，手術標本で類内膜癌像が確認されることはまれではない．

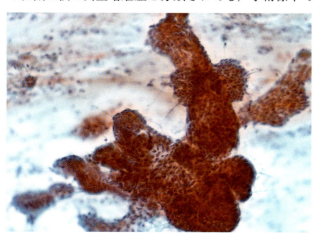

図5　子宮内膜異型増殖症の細胞像
複数の乳頭状突出が観察される複雑集塊．

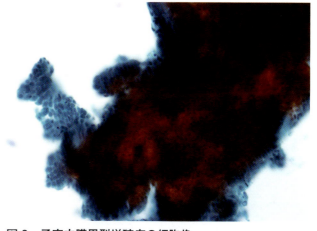

図6　子宮内膜異型増殖症の細胞像
細かな乳頭状突出を示す細胞には，細胞質の好酸性変化（化生）がみられる．

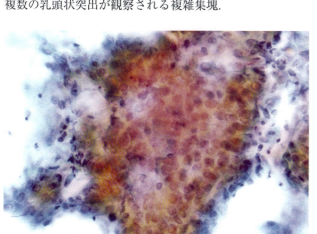

図7　子宮内膜異型増殖症の細胞像
小型腺管の密集がみられる集塊．

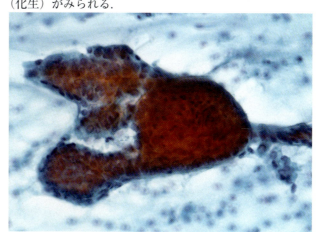

図8　子宮内膜異型増殖症の細胞像
桑実胚様細胞巣（図中央）．

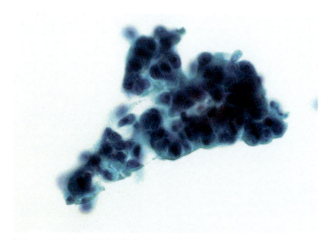

図9　子宮内膜異型増殖症の細胞像
集塊を構成している細胞には，N/C比の増大，核配列の乱れ，重積がみられ，細胞質の好酸性変化を伴っている．

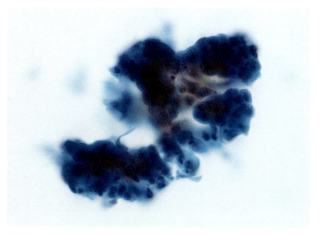

図10　子宮内膜異型増殖症の細胞像
異型細胞のクロマチンは淡明で，明瞭な好酸性核小体が観察される．

2. 子宮体部

8) 類内膜癌
Endometrioid carcinoma

疾患の概要

現行のWHO第4版（2014）でも子宮体癌取扱い規約第3版（2012）でも，子宮内膜異型増殖症との差異は間質浸潤を認める場合に癌とするとしており，具体的な項目としては線維形成性間質反応（desmoplasia），癒合腺管・篩状胞巣の出現，増殖腺管間の間質消失（いわゆる back-to-back appearance），乳頭状構造の出現があげられている．

病理所見のポイント

間質を介在しない密な腺管増殖巣や篩状腺管，間質反応がみられたら類内膜癌と考えてよいが，内膜の間質反応で増殖する線維芽細胞は筋線維芽細胞の形質を帯びていることが多いため，他臓器の癌とは見え方がやや異なっており，認識が難しいこともある．

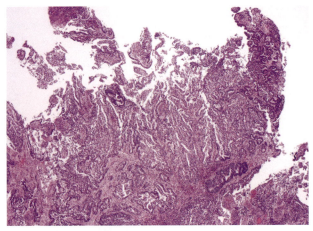

図1　類内膜癌の組織像
内膜に限局する類内膜癌．多彩な腺管増殖がみられ，異常腺管は間質の線維化を伴いながら増殖している．

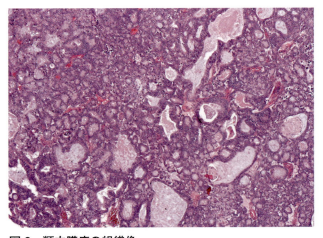

図2　類内膜癌の組織像
腺管の増殖が著しく，腺管間に残存している間質が占める割合は，病変全体の10%未満しかみられない．

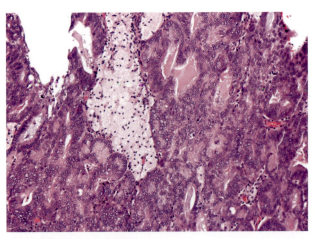

図3　類内膜癌の組織像
間質が消失している異型腺管増殖巣では，間質内の泡沫細胞集簇がしばしば観察される．良性疾患でみることは少ない．

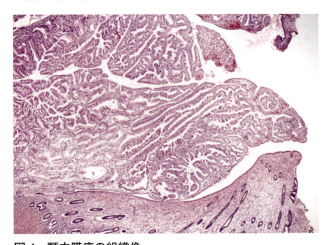

図4　類内膜癌の組織像
著明な乳頭状構造の出現は，癌で認めることが多い．

細胞診所見

　密な腺管増殖巣，篩状集塊の出現，多数の乳頭状集塊を認める場合には，癌を考える[1), 2)]．それらがみられない場合でも，正常内膜集塊に比して，拡張分岐や囊胞状腺管，乳頭状集塊の割合が高い場合（多数観察できる場合）には異型増殖症や類内膜癌の可能性が疑わしい．乳頭状増殖が著明なものは絨毛腺管型の類内膜癌を疑わせるが，一方で内膜にはポリープに乳頭状増殖を合併することもあるため，乳頭状集塊の数が少ない場合には慎重な判断が必要である．

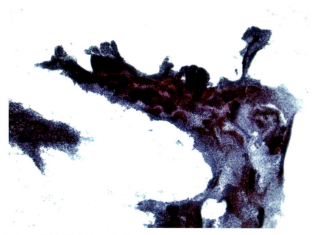

図5　類内膜癌の細胞像
シート状集塊からの多数乳頭状突出．

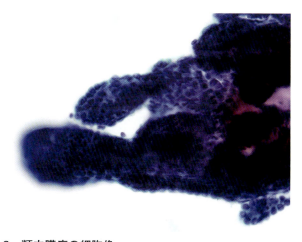

図6　類内膜癌の細胞像
重積性を示す乳頭状集塊に，間質細胞の付着は認めない．

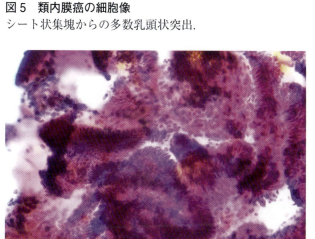

図7　類内膜癌の細胞像
重積細胞集塊内に埋もれている断片化乳頭状集塊．

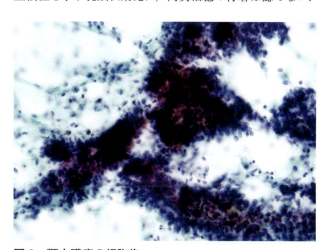

図8　類内膜癌の細胞像
乳頭状集塊は細い線維血管性の軸を持ち，間質に垂直方向に配列する高円柱状上皮細胞に覆われている．

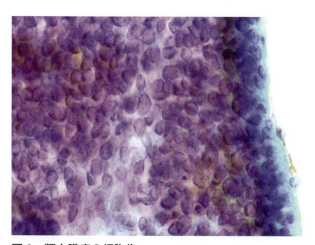

図9　類内膜癌の細胞像
大型集塊中には多数の小型管腔がみられる．癌細胞の核は類円形で，淡明なクロマチンが目立つ．

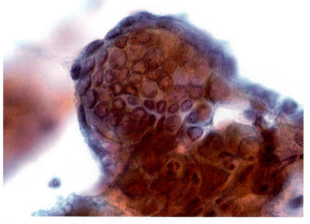

図10　類内膜癌の細胞像
癌細胞集塊中にみられた桑実胚様細胞巣（morula）．

II 基礎編　2. 子宮体部

9）扁平上皮への分化を伴う類内膜癌
Endometrioid carcinoma with squamous differentiation

疾患の概要

類内膜癌全体の10～15％の症例に扁平上皮への分化を示す成分を伴うものがある．扁平上皮成分の異型の有無は問わない．扁平上皮成分は明瞭な角化を示すこともある．桑実胚様細胞巣（morula）を有するものも含まれる[1]．

病理所見のポイント

類内膜癌の成分の組織所見は通常の腫瘍と変わらない．扁平上皮への分化を示す成分は上皮細胞の充実性増殖を示し，好酸性細胞質をもつこと，角化がみられること（図1），細胞の中心に核がみられること，周囲の細胞よりも核細胞質比が低いこと（図2），細胞間橋が存在すること（図3），細胞境界が明瞭であることなどにより判断される．桑実胚様細胞巣は未熟な細胞が腺管のなかを占拠するような類円形の細胞集団であり（図4），核のなかが無構造な細胞をみることがある．類内膜癌の充実性増殖と扁平上皮への分化の鑑別が問題となることがあるが，前者の場合は充実性増殖成分を構成する細胞と周囲の腺管を構成する細胞の形態が類似したものであることと，上記の扁平上皮の性格がみられないことが鑑別のポイントである．類内膜癌のグレードは充実性増殖成分が占める面積によるが，扁平上皮への分化はこの充実性増殖に含めないことに注意する．

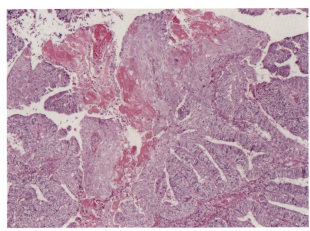

図1　扁平上皮への分化を示す類内膜癌の組織像
円柱上皮よりなる腺管が増殖する類内膜癌の一部に角化を示す扁平上皮成分がみられる．

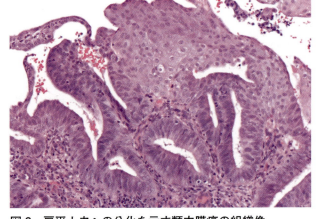

図2　扁平上皮への分化を示す類内膜癌の組織像
扁平上皮成分は腺管を構成する細胞よりも細胞質が広く，N/C比が低い．

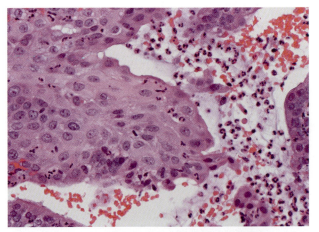

図3　扁平上皮への分化を示す類内膜癌の組織像
好酸性細胞質，細胞間橋がみられることが扁平上皮であることを示唆する．

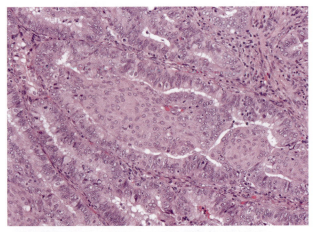

図4　扁平上皮への分化を示す類内膜癌の組織像
腺管のなかに桑実胚様細胞巣をみる．扁平上皮への分化とされる所見である．

細胞診所見

腺癌成分の所見は通常の類内膜癌と同様である．腺癌成分の細胞異型はごく軽度のものから比較的高度なものまで様々だが，きわめて高度な異型を示すことはまれである．間質の介在を伴わないような密集腺管や分岐腺管の出現，乳頭状構造などの不整形突出がみられる．

扁平上皮への分化を示す細胞は，腺癌の細胞集塊の一部にみられることも，それだけが集塊を形成することもある（図5）．扁平上皮への分化が腫瘍の表層にみられる時には細胞集塊の辺縁に扁平上皮が確認されるが（図6），桑実胚様細胞巣は腺腔内に形成されることが多く，重積性の強い細胞集塊では認識しづらいことがある．扁平上皮はライトグリーンに厚く染まる多辺形あるいは紡錘形の細胞質を持ち，細胞質は腺管を構成する細胞よりも広い．角化した細胞では細胞質は種々の程度にオレンジGの色を呈するが，角化細胞の出現頻度は低い（図7）．一般に核異型は弱く，N/C比は腺癌成分よりも低い（図8）．ライトグリーン好性細胞質をもつ細胞は好酸性化生を示す細胞を伴う類内膜癌でもみられることがある．この場合細胞は類円形になることが多く，紡錘形細胞の形態をとることは少ない．

扁平上皮への分化や桑実胚様細胞巣の出現は悪性腫瘍のなかでは類内膜癌に特徴的であるが，子宮内膜異型増殖症や異型ポリープ状腺筋腫においてもみられるので，扁平上皮がみられることだけで癌とは判定できず，腺癌成分を正しく評価することが重要である．

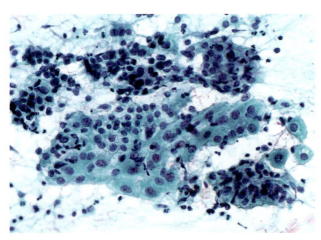

図5 扁平上皮への分化を示す類内膜癌の細胞像
扁平上皮への分化を示す細胞はライトグリーン好染性の厚い紡錘形の細胞質をもつ．

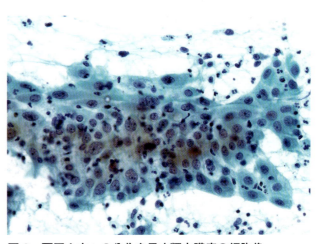

図6 扁平上皮への分化を示す類内膜癌の細胞像
中央下のライトグリーン好染性の多辺形細胞よりなる細胞集塊は扁平上皮成分である．

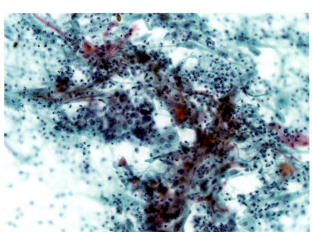

図7 扁平上皮への分化を示す類内膜癌の細胞像
扁平上皮成分が角化を伴うものである場合，オレンジG好染性細胞がみられる．

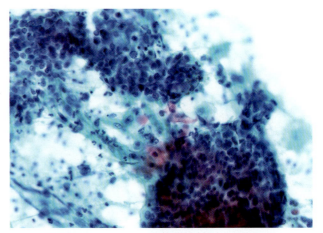

図8 扁平上皮への分化を示す類内膜癌の細胞像
腺癌成分の辺縁に扁平上皮成分がみられる．本例では扁平上皮の細胞異型は軽度である．

2. 子宮体部

10) 特殊型の子宮体癌
Variants of endometrial cancer

疾患の概要

子宮内膜に発生する癌の80〜90％は類内膜癌であるが、それ以外の組織型の癌もみられる。本項ではこれらのうち頻度が比較的高い漿液性癌と明細胞癌を取り上げる。これらの癌はいわゆるtype Ⅱの子宮体癌に含まれ、類内膜癌とは異なる機序で発生し、類内膜癌よりも予後が不良である[1]。

病理所見のポイント

漿液性癌の診断上のポイントは高度な核異型である。典型的な症例では複雑な乳頭状構造（図1、図2）や芽出がみられるが、円柱上皮が腺管状に増殖して類内膜癌に似た組織像をとることもある。漿液性癌は間質浸潤がなくても子宮外に病変が広がることがあることなどから、非浸潤性の腫瘍も癌と診断する（漿液性子宮内膜上皮内癌（serous endometrial intraepithelial carcinoma：SEIC））。$p53$遺伝子の変異を伴う症例が多く、抗p53タンパクに対する免疫染色は診断上有用である。

明細胞癌は細胞質が明澄な細胞やhobnail細胞が増殖する腫瘍であり、少なくとも一部には高度な核異型がみられる（図3）。組織構築が特徴的で、乳頭状、腺管嚢胞状、充実性などのパターンを呈し（図4）、間質に好酸性基底膜様物質がみられることが多い。類内膜癌の分泌型亜型やArias-Stella反応と鑑別を要する。

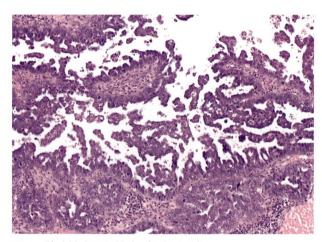

図1 漿液性癌の組織像（弱拡大像）
複雑な構造の乳頭状増殖を示す腫瘍である。

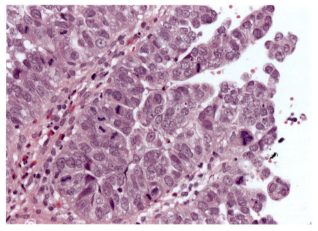

図2 漿液性癌の細胞像（細胞異型）
漿液性癌を構成する細胞は高度な核異型を呈する。多数の核分裂像がみられる。

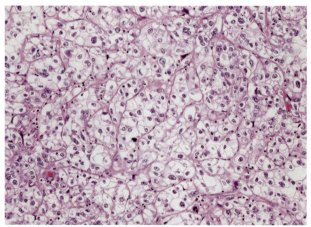

図3 シート状増殖を示す明細胞癌の組織像
明澄な細胞質をもつ腫瘍細胞が増殖する。核は大小不同を示し、異型が目立つ。

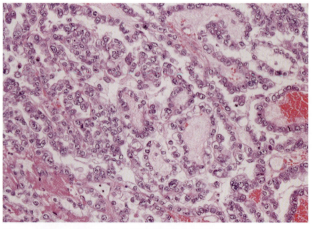

図4 乳頭状増殖を示す明細胞癌の組織像
淡好酸性の間質を芯として腫瘍細胞が乳頭状に増殖している。

細胞診所見

漿液性癌の標本では背景は腫瘍性であり，壊死がみられる．類内膜癌のような腺管構造を主体とする集塊よりも，細胞はやや緩い結合性を示しながら乳頭状重積性集塊としてみられ（図5），細い間質が中心に観察されることもある．時に砂粒体がみられる．集塊の辺縁は核が飛び出しているようにみえる．腫瘍細胞は類内膜癌よりも大小不同を示すが，概して大型核を持ち，顆粒状クロマチンに富んでいる．大型核小体がみられることが多い（図6）．SEICでは漿液性癌に比べて重積性は軽度で，腫瘍細胞がシート状に出現することもまれではない．細胞異型は浸潤性の漿液性癌と同程度であり，悪性と推定することは容易である．

明細胞癌の標本では類内膜癌よりも不規則な重積性を示す小さな細胞集塊として出現することが多いが，大型集塊やシート状に出現することもある．腫瘍細胞はライトグリーンに淡く染まる広い細胞質を持ち，核は大型で明瞭な核小体がみられることが多いが，N/C比はそれほど高くない（図7）．時に細胞集塊の辺縁部分で核が突出してみられることがあり，hobnail細胞を反映している．組織像でみられる好酸性基底膜様物質は細胞診標本においても細胞外にライトグリーンに淡染する物質として確認できる．また，球状で内部が空洞状にみえるミラーボール様の細胞集塊がみられることもある（図8）．このような所見は明細胞癌の推定にきわめて有力である．

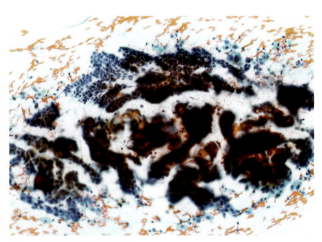

図5　漿液性癌の細胞像
繊細な乳頭状構造を反映して，小さく，細い細胞集塊が多数みられる．

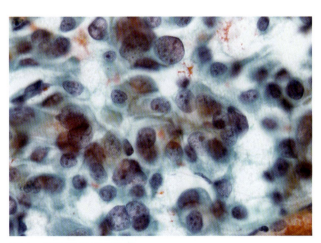

図6　漿液性癌の細胞像
核は大小不同を示し，クロマチンは顆粒状に増量している．赤く染まる核小体が目立つ．

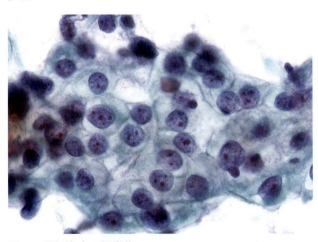

図7　明細胞癌の細胞像
ライトグリーンに淡染する広い細胞質をもつ腫瘍細胞がみられる．核異型が高度である．

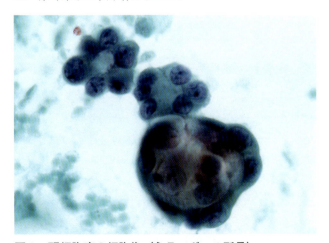

図8　明細胞癌の細胞像（ミラーボール所見）
細胞集塊の中心部が空洞であるようにみえる細胞集塊は明細胞癌に特徴的である．

| II 基礎編 | 2. 子宮体部 |

付記：記述式内膜細胞診報告様式

　記述式内膜細胞診報告様式（**表1**）は，子宮内膜細胞診の標準化，精度管理向上，臨床研究の促進，さらには国際化を促すため，可能な限り，推定される組織診断に沿った判定を行うように設定されている[1]．また，今後導入が予想される液状検体処理細胞診標本（LBC）と直接塗抹標本とを区分し，標本の適正とともに，報告の冒頭に記載するように定められている（**表2**）．そのうえで，5つのカテゴリーに区分し，組織診断の推定が困難な場合に限り，カテゴリー判定が許容されるように定められている．さらに，カテゴリー別に，基本的な臨床行動指針が設定されている．標本の適正に関する基準は，LBC，直接塗抹法のどちらにも適応される．標本不適とされる，標本乾燥や塗抹手技による細胞や細胞集塊の変形，過度の検体重積などは，ほとんどが直接塗抹標本における問題である（**図1～図4**）．一方，細胞診判定に必要な臨床情報に関する問題は，両方に関わる条項である．採取細胞量不足の条項に関しては，それぞれの標本作製方法ごとに，それに適した判定方法が存在するため，今後可能な限り採取細胞量と診断精度との関係を軸として解明されていく必要がある．

　カテゴリー区分のひとつである「陰性／悪性ではない」には，子宮内膜腺間質破綻等の，従来の子宮体癌取扱い規約には記載されてこなかった診断名が設定されている．これらの判定区分は，いずれも悪性腫瘍との関連性はなく，「陰性」として一括して取り扱われるべき判定結果であるが，内膜細胞診では，これらが，悪性腫瘍と誤って判定される場合が少なくなかった．今後，これらの判定結果を設定することによって，内膜細胞診が目指す方向性が，より明確化され，精度向上を促す効果が期待できる．さらに，細胞診判定のグレーゾーンとして，新たに内膜異型細胞（ATEC）が設けられている．今のところ，ATECに対する臨床行動指針は暫定的なものであり，明確な検査トリアージ方法も確立されていない．今後は，まずATECと判定された対象を集積し，これに対して，多方面からの集中的な検討が加えられることが，最終的には内膜細胞診発展に寄与すると考えられる．

1. 陰性　negative for malignancy

　この判定区分に包括されるのは，増殖期や分泌期内膜といった典型的な内膜に加え，炎症に伴う変化やホルモン環境異常に伴う変化，もしくは医原性変化など，大部分が可逆的である良性の反応性変化と推定される場合が含まれている．原則として，この判定結果を受けて，生検などによって組織診を確定する必要はない．ただし，ホルモン環境の正常化や炎症の治療を行い，その後必要に応じて細胞診や生検等を用いた再評価が検討されることがある．また，医原性変化と判定され，医原性の原因が除去可能な場合には，それらを除去のうえ，再検が望ましい．原因が除去不可能もしくは困難な場合には，基本的には細胞診を用いた経過観察が推奨される．このほか，子宮内膜ポリープや単純型子宮内膜増殖症が細胞診で推定される場合も，本区分に含められるが，これらはいずれも明確な細胞診判定基準がないため，一部は，下記の「内膜異型細胞；意義不明（ATEC-US）」と判定される場合もありえる．

2. 内膜異型細胞　atypical endometrial cells（ATEC）

　形態的特徴から，特定の組織を推定することが困難な場合に用いられ，判定のグレーゾーンに該当する．このカテゴリーには，以下の2つの細区分が設定されているが，その臨床的意味は異なるため，ATECに限り，カテゴリーのみの診断は許可されず，必ず内膜異型細胞；意義不明（ATEC-USと略す）か内膜異型細胞；異型増殖症以上を除外できない（ATEC-Aと略す）のいずれかを選択して報告する必要がある．ATECは，従来の「疑陽性」の一部に該当する．

①内膜異型細胞；意義不明　atypical endometrial cells, of undetermined significance（ATEC-US）

　標本適正なら内膜生検を必ずしも要しないが，フォローアップによる管理は必要である．この報告は全標本の5%以下となることが望ましい．

②内膜異型細胞；内膜異型増殖症以上を除外できない　atypical endometrial cells, cannot exclude atypical endometrial hyperplasia or more（ATEC-A）

明白な腫瘍性背景や腫瘍の存在を示唆する化生細胞（異型のある扁平上皮化生等）が存在し，内膜異型増殖症またはそれ以上の病変が示唆されるが，明瞭な腫瘍細胞が存在しない場合等に選択される．臨床医に内膜生検を推奨する．この報告は「内膜異型細胞 atypical endometrial cells」全体の10%以下であることが望ましい．

3. 子宮内膜増殖症　endometrial hyperplasia

細胞異型を伴わない構造異型が認められることより，複雑型子宮内膜増殖症を含む増殖性病変が推定される場合に選択される．現時点では，内膜異型増殖症以上の病変との鑑別を目的として，内膜生検が推奨される．従来の「疑陽性」の一部に該当する．

4. 子宮内膜異型増殖症　atypical endometrial hyperplasia

細胞異型を伴う構造異型が認められ，子宮内膜異型増殖症が推定される場合に選択される．臨床医に内膜生検を推奨する．従来の「疑陽性」に該当する．

5. 悪性腫瘍　malignant tumor

細胞所見から，悪性腫瘍と推定される場合に選択される．報告に際しては，なるべく推定病変名の選択肢を記載したうえで，臨床医に内膜生検を推奨する．従来の「陽性」に該当する．子宮外悪性腫瘍の可能性が考えられる場合には，特別にその旨を記載する．

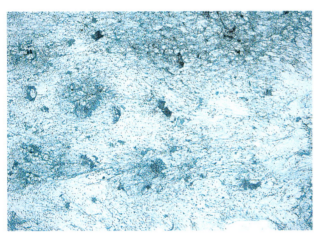

図1　不適正標本
採取細胞量不足（×4）

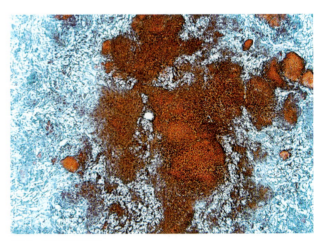

図2　不適正標本
標本乾燥のため，鏡検不可能（×10）

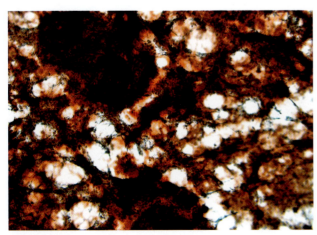

図3　不適正標本
標本塗抹が過度に厚く，そのために正確な鏡検が困難（×10）

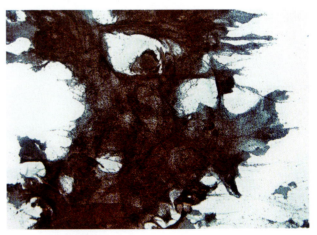

図4　不適正標本
細胞もしくは細胞集塊の変形が著しく，鏡検不可能（×4）

Ⅱ 基礎編	2. 子宮体部

表1 記述式子宮内膜細胞診報告様式

(1) 標本の種類
直接塗抹標本
液状化検体標本

(2) 標本の適否
検体適正
検体不合格
　　　　ラベル剥れ，不良
　　　　ガラス破損
検体不適正（表2に記載）

(3) 記述式細胞診結果報告
陰性／悪性ではない negative for malignancy
【可能な限り以下の項を選択する】
　　　　増殖期内膜 endometrium in proliferative phase
　　　　分泌期内膜 endometrium in secretory phase
　　　　月経期内膜 endometrium in menstrual phase
　　　　萎縮内膜 atrophic endometrium
　　　　炎症に伴う変化 inflammatory change
　　　　ホルモン環境異常による変化 hormonaldysfunction
　　　　医原性変化（IUD，TAM 等による）iatrogenic change
　　　　その他の良性反応性変化 reactive change
　　　　子宮内膜ポリープ endometrial polyp
　　　　単純型子宮内膜増殖症 endometrial hyperplasia, simple
　内膜異型細胞 atypical endometrial cells（ATEC）
【以下の選択肢を必ず区分する】
　内膜異型細胞；意義不明 atypical endometrial cells, of undetermined significance（ATEC-US）
ATEC-US の理由は，下記から可及的に選択する.
　　　　炎症により，腫瘍性病変が除外できない.
　　　　ホルモン環境異常により，腫瘍性病変が否定できない.
　　　　医原性変化により，腫瘍性病変が除外できない.
　　　　その他の良性反応性変化の影響が疑われるが，腫瘍性病変の可能性も除外できない.
　内膜異型細胞；異型増殖症以上を除外できない atypical endometrial cells, cannot exclude atypical endometrial
　　　hyperplasia or more（ATEC-A）
子宮内膜増殖症 endometrial hyperplasia
【可能な限り以下の項を選択する】
　　　　複雑型子宮内膜増殖症 endomertrial hyperplasia, complex
子宮内膜異型増殖症 atypical endometrial hyperplasia
悪性腫瘍 malignant tumor
【可能な限り以下の項を選択する】
　　　　類内膜腺癌 endometrioid adenocarcinoma
　　　　　Grade 1, Grade 2, Grade 3
　　　　扁平上皮への分化を伴う類内膜腺癌 endometrioid adenocarcinoma with squamous differentiation
　　　　絨毛腺管型類内膜腺癌 endometrioid adenocarcinoma, villoglandular variant
　　　　分泌型類内膜腺癌　endometrioid adenocarcinoma, secretory variant
　　　　粘液性腺癌 mucinous adenocarcinoma
　　　　漿液性腺癌 serous adenocarcinoma
　　　　漿液性子宮内膜上皮内癌 serous endometrial intraepithelial carcinoma
　　　　明細胞腺癌 clear cell adenocarcinoma
　　　　扁平上皮癌 squamous cell carcinoma
　　　　移行上皮癌 transitional cell carcinoma
　　　　小細胞癌 small cell carcinoma
　　　　未分化癌 undifferentiated carcinoma

混合癌 mixed carcinoma

未分化癌 undifferentiated carcinoma

間葉性腫瘍 mesenchymal tumours

上皮性・間葉性混合腫瘍 mixed epithelial and mesenchymal tumours

その他の腫瘍 other tumours

子宮外悪性腫瘍 extra-uterine malignancy：卵巣癌，卵管癌，中皮腫，癌性腹水等からの混入や直接浸潤を推定する

分類不能癌 unclassified malignant tumours

《注釈》

・子宮内膜細胞診の報告様式は，当面，本ガイドラインに記載された記述式報告様式単独，もしくは陰性，疑陽性，陽性の3区分との併用が望ましい．

・報告様式は，標本の種類の区分，標本の適否および記述式細胞診結果報告より構成される．

・記述式細胞診結果報告は5区分に分類する．その際には，基本的には子宮体癌取扱い規約組織分類に基づき，可能な限り推定される組織型が記載されることが望ましい．

表2　子宮内膜細胞診検体不適正

標本塗抹，固定，染色，保存不良のため鏡検不可能
標本乾燥のため，鏡検不可能
炎症所見が著しく，鏡検不可能
出血性背景が著しく，鏡検不可能
細胞もしくは細胞集塊の変形が著しく，鏡検不可能
臨床情報[*1]不足
採取細胞量[*2]不足

＊1：標本に添付されるべき臨床情報

年齢（age）

最終月経（last menstrual period）

閉経前・後の区分（閉経後の場合には，閉経年齢を記載）（menopause）

子宮出血症状の有無（abnormal genital bleeding）

現在投与されている薬剤の有無（ホルモン剤，抗癌剤，その他細胞形態に影響すると考えられる薬剤が使用されている場合には，薬剤名称が記載されることが望ましい）（drag usage）

IUD（Intrauterine device）使用状況

＊2：採取細胞量

50～100個（以上）の内膜上皮細胞により構成されるものを「細胞集塊」と定義する．これらの「細胞集塊」が10以上認められるもの，もしくは組織様大型集塊が（1個でも）出現していれば適正とする．

《注釈》この規定に関しては，いまだ十分な科学的根拠が得られていない．

II 基礎編　2．子宮体部

【 参考文献 】

1）月経周期における子宮内膜変化

1）McCluggage WG. Benign disease of the endometrium. In: Kurman RJ, Ellenson LH, Ronnett BM editor. Blaustein's pathology of the female genital tract. 6th ed. New York：Springer-Verlag. 2011: 307-354.

2）平井康夫，花田梓．増殖期内膜．平井康夫，矢納研二，則松良明・編．記述式内膜細胞診様式に基づく子宮内膜細胞診アトラス．医学書院．2015: 31-34.

3）平井康夫，花田梓．分泌期内膜．平井康夫，矢納研二，則松良明・編．記述式内膜細胞診様式に基づく子宮内膜細胞診アトラス．医学書院．2015: 35-38.

4）平井康夫，花田梓．萎縮内膜．平井康夫，矢納研二，則松良明・編．記述式内膜細胞診様式に基づく子宮内膜細胞診アトラス．医学書院 d. 2015: 43-46.

5）清水恵子・編．子宮内膜細胞診の実際－臨床から報告様式まで．近代出版．2015: 74-79.

2）ホルモン不均衡内膜

1）McClaggage WG. Benign disease of the endometrium. In: Kurman RJ, editor. Blaustein's pathology of the female genital tract. 6th ed. New York: Springer-Verlag. 2011: 329-332.

2）本山悌一．ホルモン失調による子宮内膜病変の所見と診断．病理と臨床．1998; 16: 539-543.

3）清水恵子，則松良明，小椋聖子・他．内膜増殖症を疑い細胞診疑陽性としたホルモン不均衡内膜症例の検討．日臨細胞誌．2004; 43: 266-271.

4）則松良明，清水恵子，香田浩美・他．Endometrial glandular and stromal breakdown の検討－化生細胞の特徴－．日臨細胞誌．2008; 47: 243-248.

5）Shimizu K, Norimatsu Y, Kobayashi TK, et al. Endometrial glandular and stromal breakdown: I. Cytomorphological appearance. Diagn Cytopathol. 2006; 34: 609-613.

3）子宮内膜腺に生じる細胞質変化（化生）

1）Hendrickson MR, Kempson RL. Endometrial epithelial metaplasias: proliferations frequently misdiagnosed as adenocarcinoma. Report of 89 cases and proposed classification. Am J Surg Pathol. 1980; 4: 525-542.

2）Ellenson LH, Ronnett BM, Kurman RJ. Precursor lesions of endometrial carcinoma. In: Kurman RJ, editor. Blaustein's Pathology of the female genital tract（6th edition）．New York: Springer-Verlag, 2011: 379-385.

3）清水恵子．ホルモン不均衡内膜および細胞質変化（化生）の細胞像　子宮内膜細胞診の実際．近代出版．2012: 60-71.

4）Shimizu K, Norimatsu Y, Kobayashi TK, et al. Diagnostic Value of Endometrium Associated with Papillary Metaplastic Changes. Diagn Cytopathol. 2009; 37（7）: 487-91.

5）Norimatsu Y, Shimizu K, Kobayashi TK, et al. Endometrial glandular and stromal breakdown: II. Cytomorphology of papillary metaplastic change. Diagn Cytopathol. 2006; 34: 665-669.

4）子宮内膜炎

1）新家秀，大浦訓章，株本和美・他．子宮内膜細胞診が診断のきっかけとなった子宮結核の1例．日臨細胞誌．2002; 41: 453-456.

2）Bercovici B, Gallily R. The cytology of the retained IUD with relation to the mechanism of action, Acta Cytologica. 1978; 22: 456-459.

5）SERM 投与時の子宮内膜変化

1）L Deligdisch, T Kalir, C J Cohen, et al. Endometrial histopathology in 700 patients treated with tamoxifen for breast cancer. Gynecol Oncol. 78; 181-186: 2000.

2）L Deligdisch. Hormonal pathology of the endometrium. Mod Pathol. 2000; 13: 285-294.

6）子宮内膜増殖症

1）石井保吉，藤井雅彦，佐久間市郎・他．内膜細胞診における腺腫性増殖症およびG1腺癌の判定基準について（第2報）－細胞集塊の構造異型を中心に－．日臨細胞誌．30; 1043-1049: 1991.

2）則松良明，香田浩美，浜崎周次・他．子宮内膜細胞診における正常内膜，腺腫性増殖症，高分化型腺癌の細胞

学的検討－細胞集塊形態の比較を中心に－. 日臨細胞誌. 34; 439-448: 1995.

3) 則松良明, 森谷卓也. 子宮内膜増殖症と非増殖症良性内膜にみられる細胞像の鑑別は可能か？. 日臨細胞誌. 2002; 41: 313-320.

7) 子宮異型内膜増殖症

1) 清水恵子, 小椋聖子, 小林八郎・他. 子宮内膜細胞診疑陽性例の検討－構造異型を加味した判定基準を主体に－. 日臨細胞誌. 2002; 41: 89-94.

2) Y Norimatsu, K Shimizu, T K Kobayashi, et al. Cellular features of endometrial hyperplasia and well differentiated adenocarcinoma using the Endocyte sampler: Diagnostic criteria based on the cytoarchitecture of tissue fragments. Cancer. 2006; 108: 77-85.

8) 類内膜癌

1) 則松良明, 森谷卓也, 香田浩美・他. 子宮内膜増殖症および類内膜腺癌 grade-1 の細胞像に関する検討－細胞集塊の形態異常を中心に－. 日臨細胞誌. 1998; 37: 650-659.

2) 則松良明, 森谷卓也, 香田浩美・他. 分化型類内膜腺癌の細胞像に関する検討－腺密集増殖集塊について－. 日臨細胞誌. 2000; 39: 389-395.

9) 扁平上皮への分化を伴う類内膜癌

1) Zaino R, Carineli SG, Ellenson LH, et al. Epithelial tumours and precursors. Kurma RJ, Carcangiu ML, Herrington CS, Young RH. WHO Classification of Tumours of Female Reproductive Organs. IARC. 2014: 125-135.

10) 特殊型の子宮体癌

1) 山本宗平. 漿液性腺癌・明細胞腺癌. 森谷卓也, 柳井広之. 腫瘍病理鑑別診断アトラス　子宮体癌. 文光堂. 2014: 43-51.

付記：記述式内膜細胞診報告様式

1) 矢納研二. 子宮体部 D 報告様式. 日本臨床細胞学会・編. 細胞診ガイドライン１婦人科・泌尿器. 金原出版. 2015: 65-70.

II 基礎編　3. 卵　巣

1）漿液性境界悪性腫瘍
Serous borderline tumor/Atypical proliferative serous tumor

疾患の概要

　癌と比較して若年者に発生し（平均40歳代），多くがⅠ期例であるが，一部の例は腹膜インプラントを伴うⅢ・Ⅳ期の状態でみつかることがある．再発例も経験されるが予後は良好で，腫瘍死に至ることはまずない．わが国では，粘液性境界悪性腫瘍に次いで多い．

病理所見のポイント

　囊胞状主体に発育し，内腔にカリフラワーに似た乳頭・顆粒状の領域をもつ（図1）．10〜20％の例では囊胞の外表面に表在性（外向性）／乳頭状発育を示し，両者が混在してみられることがある．組織学的には比較的豊富な間質を伴って上皮細胞が多層化し，階層性に乳頭状ないし樹枝状分岐を呈する（図2）．腫瘍細胞は立方から円柱上皮からなり，N/C比は他の組織型に比較して高く，軽度から中等度の異型を示す．好酸性細胞質に富む上皮細胞が混在し突出してみられる．なお，微小浸潤（< 5 mm）を伴う例も少なくない（図3）．砂粒小体が認められることがあるが悪性ほどは多くない．腹膜インプラント（非浸潤性）では，軽度の線維増生を伴って脂肪織面に付着するように，あるいは小葉間に分け入るように観察される（図4）．

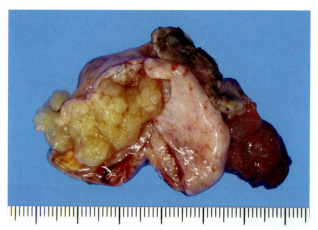

図1　漿液性境界悪性腫瘍の肉眼像
内腔に乳頭状・顆粒状の増殖を認める．

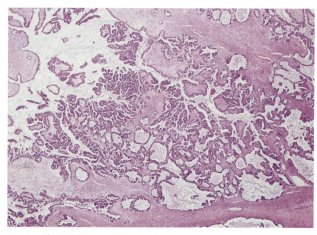

図2　漿液性境界悪性腫瘍の組織像
大小の乳頭状分岐を示す．

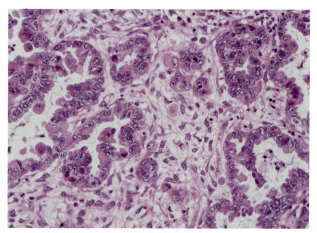

図3　漿液性境界悪性腫瘍の組織像
N/C比の高い腫瘍細胞のなかに好酸性細胞が混じる．間質内に数個の腫瘍細胞が観察される．

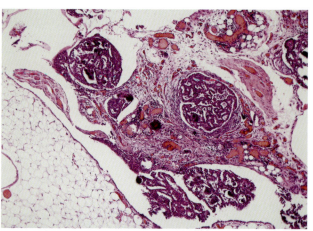

図4　漿液性境界悪性腫瘍の非浸潤性腹膜インプラントの組織像
線維増生を伴うが明らかな浸潤像を欠く．

細胞診所見

　捺印細胞標本にみる腫瘍細胞は結合性が強く，細胞極性の保たれた線維性間質を伴う乳頭状集塊（図5），あるいはシート状として観察される．集塊内に砂粒小体がみられることもある．集塊を形成する細胞はほぼ単層性を呈するが，一部には組織像に一致した乳頭状突出も認められ，これらの細胞は概してライトグリーン好性の細胞質をもつ（図6）．腫瘍細胞の核は径8 μmほどでクロマチン増量は軽度から中等度にみられるが大小不同は目立たない．背景に粘液が観察されることがあるが，細胞内には明らかな粘液産生は認めない．

　捺印細胞標本と体腔液中に認められる腫瘍細胞の比較をすると細胞および核径，核形態に大きな違いはみられないが，出現形態は異なる．すなわち，腹水あるいは腹腔洗浄液での腫瘍細胞集塊は結合性が強く，核密度の高い数十個から数百個程度の細胞から構成され，球状や立体的な八つ頭状集塊として出現する[1),2)]（図7a, b）．また，腫瘍細胞は散在性に観察されることもあるが，これらは時に反応性中皮との鑑別が問題となる（実践編3．卵巣　1）体腔液中にみられる漿液性境界悪性腫瘍の鑑別診断参照）．球状集塊の多くは中腔構造を呈し，辺縁は滑らかで内部に同心円状の砂粒小体を認めることもある（図8）．個々の腫瘍細胞は前記したように，捺印細胞標本と同様で，N/C比が高く，比較的小型である．核径は8〜10 μmほどで，核の大小不同や形状不整，クロマチン増量は軽度であり，核小体は概ね小型で目立たない．低異型度漿液性癌との鑑別は，細胞異型の観点で類似点が高く基本的に困難である．なお，表在性発育を示す本型では腹水貯留を認めることが多く，腫瘍細胞の出現頻度も高い[3)]．

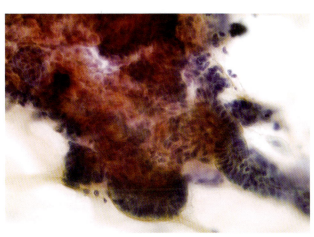

図5　漿液性境界悪性腫瘍の捺印細胞像
線維性・血管性間質を伴って腫瘍細胞が乳頭状に増殖している．

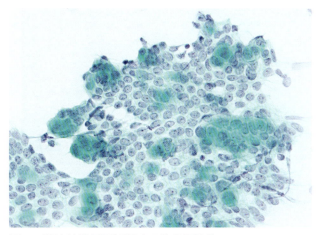

図6　漿液性境界悪性腫瘍の捺印細胞像
平面的な細胞集塊内にライトグリーン好性細胞が浮かび上がるように観察される．

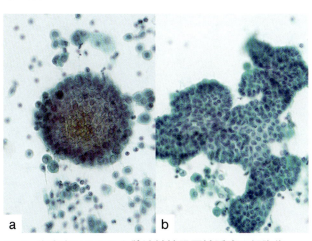

図7　腹水中にみられた漿液性境界悪性腫瘍の細胞像
数十個の腫瘍細胞が密に球状（a）や多分岐（b）を呈する集塊をなしている．

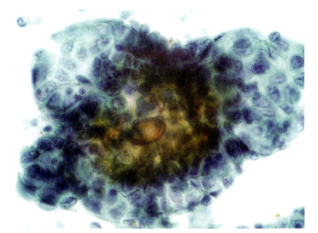

図8　腹水中にみられた漿液性境界悪性腫瘍の細胞像
砂粒小体の大きさは様々で，集塊内部に観察される．

2) 漿液性癌 — 高異型度漿液性癌（high grade serous carcinoma）
Serous carcinoma　低異型度漿液性癌（low grade serous carcinoma）

疾患の概要

卵巣悪性腫瘍のなかで最も多い組織型である．組織発生および分子生物学的観点から，高異型度漿液性癌（high grade serous carcinoma：HGSC）と低異型度漿液性癌（low grade serous carcinoma：LGSC）の2つに分けられ，両者は別個の腫瘍と考えられている[1]．前者が漿液性癌の9割以上を占め，その大半は腹・胸水貯留や腹膜播種といった進行した状態（Ⅲ・Ⅳ期）で発見される．一方，後者は漿液性境界悪性腫瘍（serous borderline tumor：SBT）と共存することが多く，予後は比較的良好である．

病理所見のポイント

高異型度漿液性癌は乳頭状，結節状の充実性腫瘍を形成し，種々の程度に囊胞部を伴う．表在性発育もしばしば経験される（図1）．組織学的には壊死を広範に認めることが多く，N/C比の高い腫瘍細胞が乳頭状もしくは充実性増殖を示す．核は大小不同，形状不整で，クロマチンに富み，核分裂像が高頻度に観察される（図2）．砂粒小体がしばしば認められるが良悪の鑑別点とはならない．一方，低異型度漿液性癌は多くが囊胞性腫瘍で軽度から中等度の細胞異型を呈する腫瘍細胞からなり，微小乳頭状や篩状構築をとる．腫瘍細胞は漿液性境界悪性腫瘍に類似するが浸潤は微小浸潤の程度をこえる（図3，図4）．

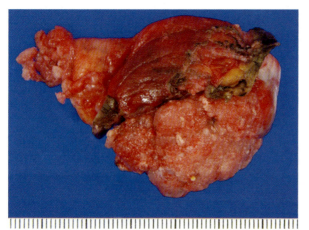

図1　高異型度漿液性癌の肉眼像
表在性および内向性に腫瘍結節を認める．

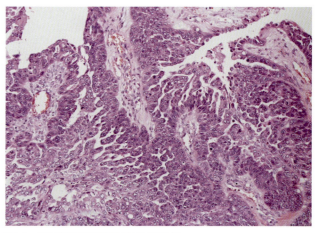

図2　高異型度漿液性癌の組織像
スリット状の裂隙がみられる．

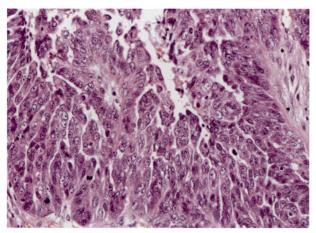

図3　高異型度漿液性癌の組織像
核異型が強く，核小体が目立つ．

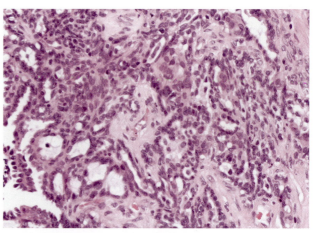

図4　低異型度漿液性癌の組織像
細胞異型は目立たないが，浸潤性増殖を示す．

細胞診所見

　高異型度漿液性癌の捺印細胞標本では，壊死とともに不規則な重積集塊状あるいは乳頭状集塊，孤在性異型細胞として観察される（図5）．腫瘍細胞は比較的大型で，核形不整，クロマチンに富む．著明な核小体を1～数個有し，細胞質は空胞状を呈す．高異型度漿液性癌の多くの症例は腹水貯留をきたし，腫瘍細胞を多量に認める．体腔液中での腫瘍細胞は，不規則で立体的な重積集塊や乳頭状集塊として出現する．核はクロマチンに富み，辺縁は不整に肥厚し，明瞭な核小体を認める．核分裂像は高頻度にみられ，細胞質は空胞状を呈することが多い（図6）．時に多形性の強い多核巨細胞も認める[2), 3)]．

　一方，低異型度漿液性癌の捺印細胞像では，核密度の高い，大型で立体的な集塊をなし乳頭状の突出像を認める（図7）．腫瘍細胞はN/C比が高いが，核形不整は軽度から中等度である．体腔液中にみる低異型度漿液性癌の腫瘍細胞は，核密度が高い，球状や八つ頭状の集塊を形成する．集塊はしばしば大型で，その外層では腫瘍細胞が軽度に重なって配列し，内部は中空状を呈する（図8）．個々の腫瘍細胞は軽度から中等度の核形不整，微細顆粒状のクロマチンを有する[2), 3)]．低異型度漿液性癌とSBTは，細胞所見において類似性が高いため，両者を厳密に鑑別するよりはむしろ双方の可能性を示唆することが実践的であると思われる．しかしながら，HGSCに対しては，可能な限りLGSCとSBTを臨床的病理学的な観点から鑑別に努めたい[4)]．

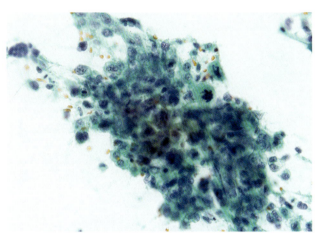

図5　高異型度漿液性癌の捺印細胞像
重積性が強いが結合性がやや緩く，辺縁に毛羽立ちがみられる．

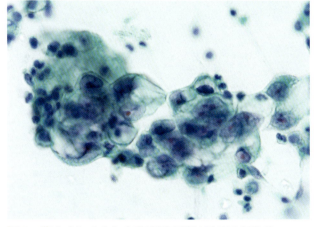

図6　腹水中にみられた高異型度漿液性癌の細胞像
腫瘍細胞は多形性のみられる大型核と淡空胞化を呈する胞体をもつ．

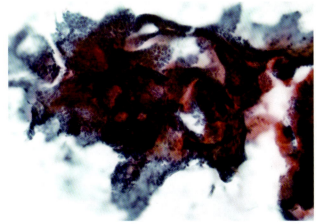

図7　低異型度漿液性癌の捺印細胞像
複雑な構造異型を示す大型集塊が観察される．

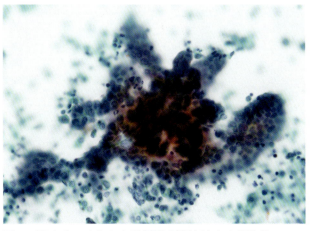

図8　腹水中にみられた低異型度漿液性癌の細胞像
細胞密度の高い八つ頭状の集塊がみられる．

II 基礎編　3. 卵 巣

3）粘液性境界悪性腫瘍
Mucinous borderline tumor/Atypical proliferative mucinous tumor

疾患の概要

粘液性境界悪性腫瘍は，腺腫と比べて腫瘍細胞の増殖が旺盛で軽度から中等度の異型がみられる．大半は腸型で占められ，内頸部様は比較的まれに経験されるが，現在は内頸部様は漿液粘液性腫瘍（seromucinous tumor）として独立した．また，微小浸潤（5 mm 未満）があればこれまでは粘液性癌とされてきたが，現行の WHO 分類では境界悪性とされる[1]．

病理所見のポイント

肉眼的に片側性で多房性の大型腫瘤を形成することが多い（図1）[2]．腫瘍細胞は多くが幽門腺上皮に類似あるいは杯細胞様の形態を呈し（図2），いわゆる胃腸型のパターンをとって複雑な腺管構造を示す（図3，図4）．腺腫に比べて旺盛な増殖を示し，多層化がしばしば目立つ．核異型が高度でも間質浸潤所見が認められない場合は，「上皮内癌を伴う粘液性境界悪性腫瘍」とし，予後の観点からは診断に留意する必要がある．かつ浸潤の明らかな粘液性癌とは明確に区別する．また，微小浸潤巣が悪性の異型を示す場合は，「微小浸潤癌を伴う境界悪性腫瘍」と診断される[3]．

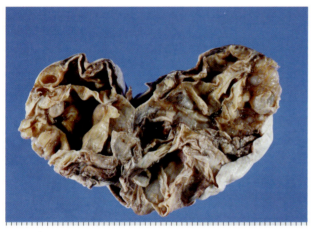

図1　粘液性境界悪性腫瘍の肉眼像
多房性を示す大型な囊胞を形成する．

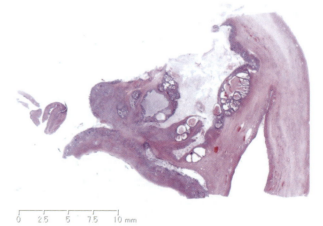

図2　粘液性境界悪性腫瘍のルーペ像
杯細胞からなる多層化した複雑な腺管を示す．

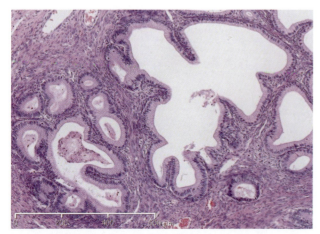

図3　粘液性境界悪性腫瘍の組織像
単房性の囊胞を形成し，肉眼では平滑な内腔所見を呈するが，一部に隆起する低乳頭状病変をみる．

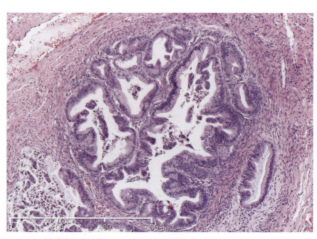

図4　粘液性境界悪性腫瘍の組織像
腸型の粘液上皮からなる，大小の複雑な腺管構造を呈する．

細胞診所見

腫瘍捺印にみられる粘液性境界悪性腫瘍細胞は，結合性が強く極性の保たれた腺管集塊やシート状集塊で出現する（**図5**）．吸収上皮や杯細胞を示す大小の腫瘍細胞が観察されることが特徴的である（**図6**）[4]．また，多層化した細胞内粘液を有する円柱細胞からなる（**図7**）．腫瘍内容液の場合，腫瘍細胞は偽乳頭状様の集塊でみられることが多い（**図8**）．腫瘍細胞の核は軽度から中等度程度の異型がみられるが，大小不同は目立たない（**図9**，**図10**）．

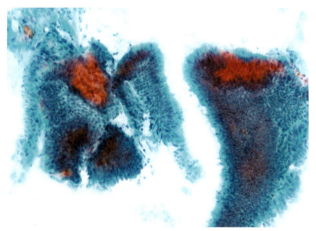

図5　粘液性境界悪性腫瘍の捺印細胞像
結合性が良好な腺管集塊やシート状集団を呈する．

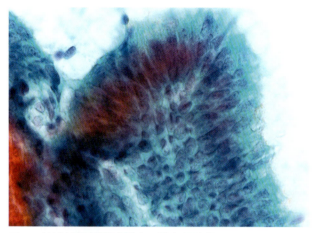

図6　粘液性境界悪性腫瘍の捺印細胞像
多層化した複雑な腺管を示す．

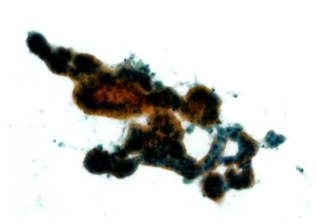

図7　嚢胞内容液にみられた粘液性境界悪性腫瘍の細胞像
結合性が強く，極性の保たれた吸収上皮や杯細胞の集塊である．

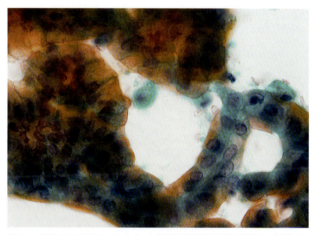

図8　嚢胞内容液にみられた粘液性境界悪性腫瘍の細胞像
腫瘍細胞の結合性は強く，散在性に出現する細胞は少ない．

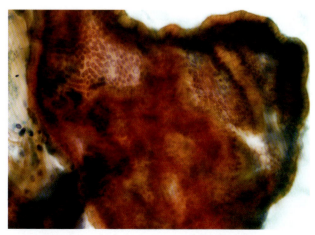

図9　嚢胞内容液にみられた粘液性境界悪性腫瘍の細胞像
細胞質内に橙色調の粘液を有する腫瘍細胞からなる大型な集塊を呈する．

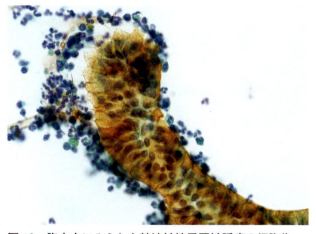

図10　腹水中にみられた粘液性境界悪性腫瘍の細胞像
核は円形から楕円形を呈し，核異型は軽度である．核の位置は基底膜側により，核の重なりは軽度である．

II 基礎編　3. 卵 巣

4) 粘液性癌
Mucinous carcinoma

疾患の概要

粘液性癌は，高度の細胞異型を示し破壊性の間質浸潤を示す腫瘍である．病変内には良性や境界悪性から連続する病変が含まれ，段階的な悪性化が示唆される．ただし，このような所見は転移性病変でもみられるため，原発を示唆する決定打とはならない．卵巣上皮性悪性腫瘍の3～4％で40～50歳代に多い[1]．

病理所見のポイント

肉眼的に，大型の多房性囊胞性を呈して，微小な囊胞の密集や充実性や乳頭状成分を有することもある（図1）[2]．ほとんどは片側性で，被膜外への進展頻度は低い．組織学的に腫瘍細胞は多層化を示し，核異型の強い腫瘍細胞が管状・乳頭状・篩状などの胞巣をなす（図2）．核分裂も多く認められるが，粘液産生は目立たない場合，類内膜癌などとの鑑別を要する．浸潤の形式には，癒合/圧排性浸潤と侵入性浸潤がある[3]．前者は腫瘍腺管が密で間質がほとんど介在しない管状・篩状構造を呈する（図3）．一方，侵入性では小胞巣をなし，または孤在性に腫瘍細胞が浸潤する（図4）．腹膜偽粘液腫を呈するような例では消化管（とりわけ虫垂）由来のことが多いため，原発性か否かを慎重に判断する必要がある．

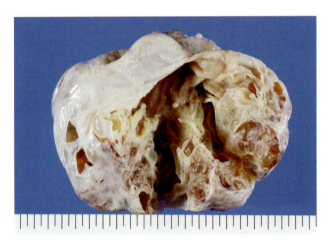

図1　粘液性癌の肉眼像
大型の多房性囊胞性腫瘍で，微小な囊胞の密集をみる．

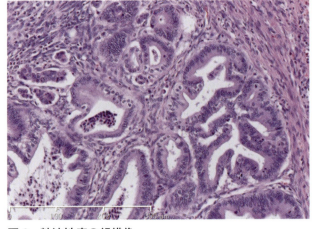

図2　粘液性癌の組織像
高度の異型を示す腺管が複雑な腺管や乳頭状様構造を呈する腫瘍細胞をみる．

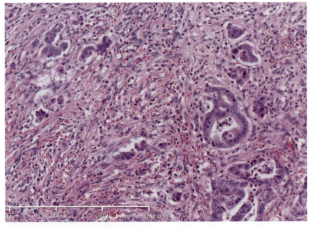

図3　粘液性癌の組織像
線維形成間質内に不整な形の腺管や小胞巣を形成する腫瘍細胞をみる．

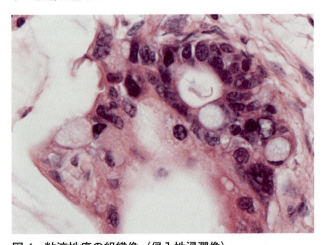

図4　粘液性癌の組織像（侵入性浸潤像）
配列の乱れと重積性を呈する集塊を呈する．粘液産生が一部にみられる．

細胞診所見

捺印細胞標本では，細胞内粘液や泡沫状の細胞質を有する腫瘍細胞からなるが，粘液産生が減少することも多く経験される（**図5，図6**）[4]．腫瘍細胞の核は腫大し，大小不同が目立ち，核小体も明瞭となる．また，配列も乱れ，不規則な集塊でみられる（**図7，図8**）．集塊辺縁が比較的平滑なことも重要なポイントである．

体腔液中にみる腫瘍細胞は，粘液を有する異型細胞が小集塊，個在性に認められる（**図9，図10**）．

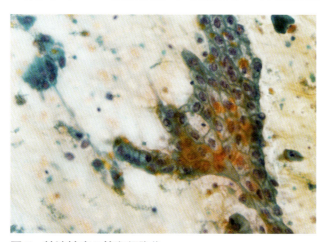

図5　粘液性癌の捺印細胞像
シート状集塊でみられるが，周囲には集塊からの断片集塊や壊死物質をみる．

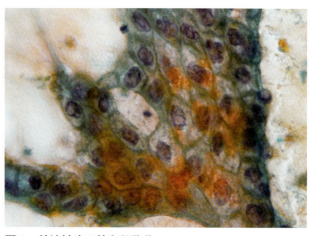

図6　粘液性癌の捺印細胞像
核の腫大と高度の核形不整をみる．細胞質の粘液産生は低下する．

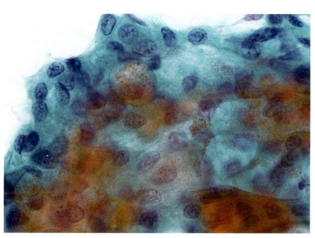

図7　粘液性癌の捺印細胞像
粘液産生が乏しい腫瘍細胞集塊．集塊辺縁は平滑なことが多い．

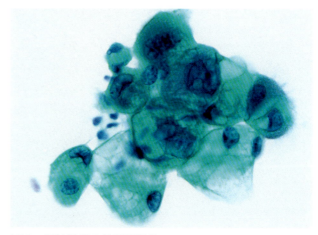

図8　粘液性癌の捺印細胞像
配列の乱れと重積性を呈する集塊を呈する．粘液産生は乏しい．

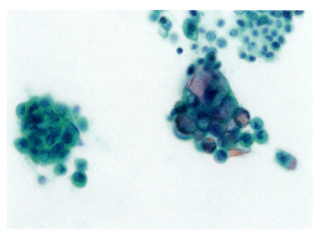

図9　腹水中にみられた粘液性癌の細胞像
N/C比の高い異型細胞集塊を認める．細胞質にはヘマトキシリン調を呈する粘液を認める．

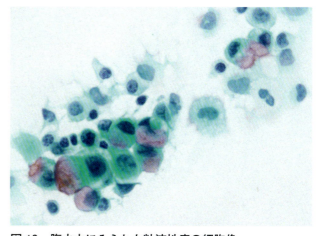

図10　腹水中にみられた粘液性癌の細胞像
核には不整，核小体を認め，偏在傾向を呈し粘液を有する．

II 基礎編　　3. 卵　巣

5) 類内膜癌
Endometrioid carcinoma

疾患の概要

　子宮体部の類内膜癌に類似する腺癌である．類内膜癌は卵巣の上皮性悪性腫瘍の約17％，全悪性腫瘍の5〜6％を占める．年齢は30〜70歳（平均50歳）に分布する[1]．I期症例の予後は比較的良好であるが，進行期では漿液性癌とほぼ同様の予後を示す[1),2)]．卵巣と子宮に同時に類内膜腺癌が存在する例では原発巣の特定が容易でないことがある[3]．

病理所見のポイント

　肉眼的には出血・壊死を伴う充実性腫瘍で，大小の子宮内膜症性嚢胞（endometriotic cyst，チョコレート嚢腫）を伴うことが多い（図1）．嚢胞を形成する部分では乳頭状の増生は乏しく，一方，充実性部分は白色・不透明で光沢に乏しい．両側発生は30％にみられ，15〜20％は子宮内膜癌を伴う[1]．

　組織所見は子宮内膜の類内膜癌と同様で，高分化腺癌では核の多列化を示す高円柱状の腫瘍細胞が管状，乳頭状，篩状に増殖し，間質は乏しい（図2）．核は基底側に位置し（図3），分化度が低下するに従って腺管構造が不明瞭になり充実性増殖部分が増え細胞異型も目立ってくる．しばしば扁平上皮への分化を示す（図4）．

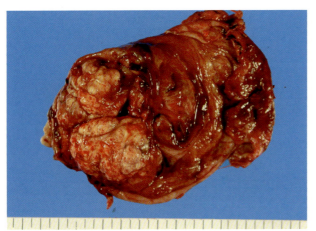

図1　類内膜癌の肉眼像
嚢胞壁に結節隆起状の腫瘍を認める．

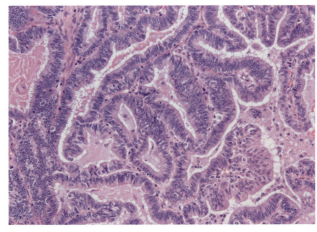

図2　類内膜癌の組織像
管状，乳頭状に増生している．間質は乏しい．

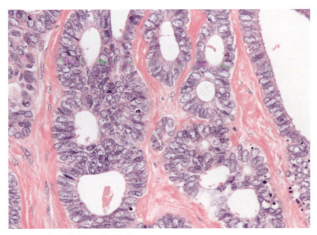

図3　類内膜癌の組織像
核は基底側に位置し，腺管が癒合し back to back になっている．

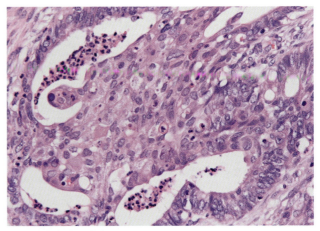

図4　類内膜癌の組織像
扁平上皮への分化がみられる．

細胞診所見

高分化な癌では大から小の重積性集塊，シート状集塊，管状集塊として出現し，集塊のなかに腺腔様構造を認める（図5，図6）．背景には，壊死物質や内膜症を示唆するヘモジデリン貪食組織球を認める（図6，図7）．一部に扁平上皮への分化を示す細胞も認める（図7，図8）．核は比較的小型で均一，大小不同は目立たない（図9）．腹水中に腫瘍細胞がみられる時は球状から八つ頭状の集塊として出現し，核は小型で核密度は高く大小不同性は乏しい．集塊のなかに腺腔様構造を認める（図10）．

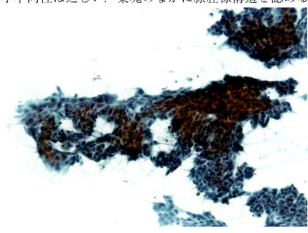

図5 類内膜癌の捺印細胞像
腺腔構造を示唆する大型集塊．

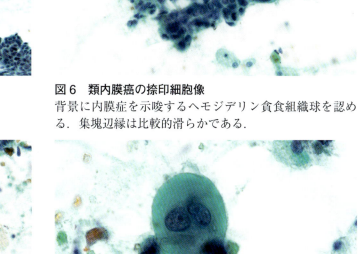

図6 類内膜癌の捺印細胞像
背景に内膜症を示唆するヘモジデリン貪食組織球を認める．集塊辺縁は比較的滑らかである．

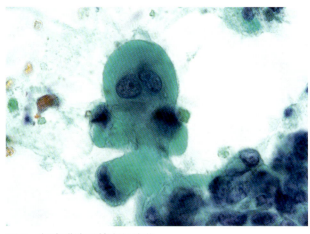

図7 類内膜癌の捺印細胞像
壊死性背景に細胞質多辺形の扁平上皮への分化をうかがわせる集塊を認める．

図8 類内膜癌の捺印細胞像
細胞質が厚く好酸性を呈した扁平上皮化生細胞．

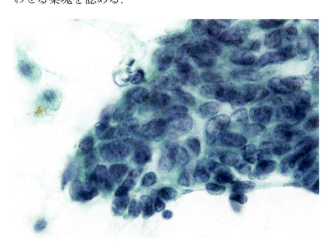

図9 類内膜癌の捺印細胞像
小型で類円形〜楕円形の均一な腫瘍細胞からなり，核の大小不同は軽度である．

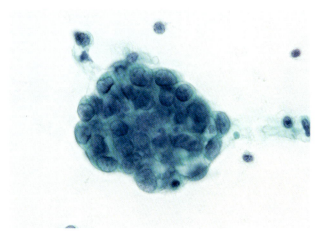

図10 腹水中にみられた類内膜癌の細胞像
集塊の辺縁は滑らかで，腺腔様構造を認める．

3. 卵巣

6) 明細胞癌
Clear cell carcinoma

疾患の概要

淡明で豊富な細胞質を有する腫瘍細胞とhobnail状の腫瘍細胞の二つを特徴とする腫瘍である．卵巣の上皮性悪性腫瘍の約20％，全悪性腫瘍の5〜10％を占める[1]．わが国の明細胞癌の発生頻度は欧米に比べると高い[1,2]．年齢は30〜80歳（平均52歳）である[1]．ほとんどが片側性で，Ⅰ期の予後は良好であるが進行期では化学療法に抵抗性で予後不良である[1,2]．

病理所見のポイント

肉眼的には子宮内膜症性嚢胞（endometriotic cyst：チョコレート嚢胞）に淡黄色の大小の結節を作る場合（図1）と出血・壊死を伴う充実性腫瘤を作る場合がある．割面はやわらかく黄色調である．

組織所見はグリコーゲンに富み淡明で境界明瞭な腫瘍細胞（図2）や，わずかな細胞質と大型核が細胞の遊離面へ突出するhobnail状の腫瘍細胞（図3）によって構成される[3]．腫瘍細胞は様々な割合で混在するか，またはどちらか一方の成分が優勢となることがある．また，暗調あるいは好酸性の細胞を有する細胞も時にみられる．構造的には管状，嚢胞状，乳頭状，充実性の増殖形態を示す．腫瘍の間質が硝子化することが特徴所見のひとつで，腫瘍細胞の周囲や乳頭状の茎部に豊富に認められる（図4）．

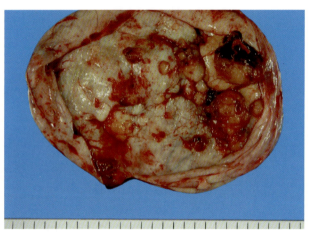

図1　明細胞癌の肉眼像
単房性の嚢胞の内面に，多数の結節を認める．

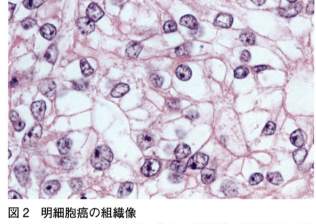

図2　明細胞癌の組織像
グリコーゲンに富む淡明で豊富な細胞質で細胞境界は明瞭である．

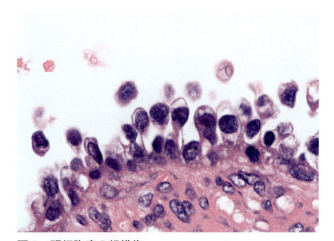

図3　明細胞癌の組織像
hobnail状の腫瘍細胞．

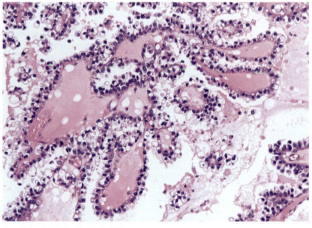

図4　明細胞癌の組織像
乳頭状の間質に無構造の基底膜様物質を認める．

細胞診所見

捺印細胞像では,腫瘍細胞は大型から中型,または小型集塊でみられ,シート状,散在性と多彩な出現形態を示す.明細胞癌の特徴は,淡明で豊富な細胞質を有し,シート状集塊では細胞境界明瞭,乳頭状集塊では核が突出するhobnail状の細胞と,Pap.染色でライト緑好染,Giemsa染色でメタクロマジーを示す基底膜様物質の存在である.腫瘍細胞は大型で核クロマチンは細顆粒状,著明な核小体を認める.

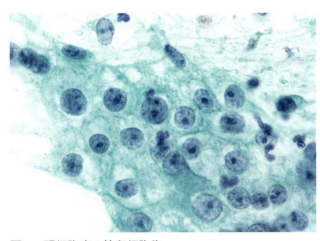

図5　明細胞癌の捺印細胞像
淡明で豊富な細胞質を有し,細胞境界は明瞭,著明な核小体を認める.

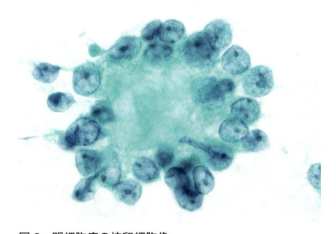

図6　明細胞癌の捺印細胞像
核が突出するように偏在するhobnail状の細胞と中心にはライト緑好染性の基底膜様物質を認める.

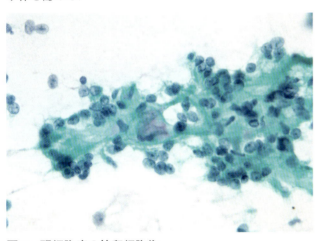

図7　明細胞癌の捺印細胞像
ライト緑好染性の基底膜様物質は腫瘍細胞の周囲に多彩な形態で認められる.

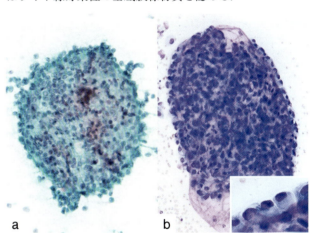

図8　明細胞癌の捺印細胞像（a：Pap.染色,b：Giemsa染色）
ミラーボール状の集塊.球状の基底膜様物質の表面に腫瘍細胞が単層に配列している.

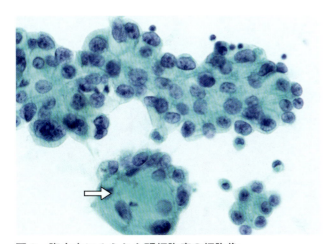

図9　腹水中にみられた明細胞癌の細胞像
細胞は大型で核が突出する乳頭状集塊.ライト緑に好染する基底膜様物質（矢印）を認める.

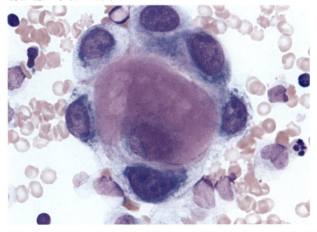

図10　腹水中にみられた明細胞癌の細胞像（Giemsa染色）
中心にメタクロマジーを呈する基底膜様物質を認める.

3. 卵巣

7) 顆粒膜細胞腫
Granulosa cell tumors

疾患の概要

顆粒膜細胞腫は性索間質性腫瘍に分類され，腫瘍性の顆粒膜細胞成分が10％をこえるものとされ，エストロゲン産生腫瘍としても知られている．成人型と若年型からなるが，多くは成人型で卵巣腫瘍全体の1％程度を占める[1]．I期例が多いが晩期再発にも遭遇し，破裂をきたし腹腔細胞診陽性となる場合は比較的早期に再発をきたす．FOXL2の変異は診断的価値が高い．

病理所見のポイント

肉眼的に片側性の黄褐色充実性腫瘍で，種々の程度に囊胞を形成し出血を伴う（図1）．腫瘍は線維腫／莢膜細胞腫に比較して軟らかく癌より弾性に富み，ゴム毬様の固さを呈する．組織学的には，腫瘍細胞がシート状，びまん性に，またはコード状，リボン状，索状，島状などの多彩な構築を示す（図3）．特徴的な像に，大濾胞構造（macrofollicular pattern）（図2）と好酸性基底膜様物質を取り囲む小濾胞構造（microfollicular pattern）があり，後者はCall-Exner bodyと呼ばれる（図4）．ともに段階の異なる卵胞を模倣している．腫瘍細胞の細胞境界が曖昧で，核は円形から楕円形，しばしば核溝（groove）を伴う．免疫染色ではα-inhibin，calretinin，NCAMが陽性となるが，通常ERの発現はみられない[1),2)]．

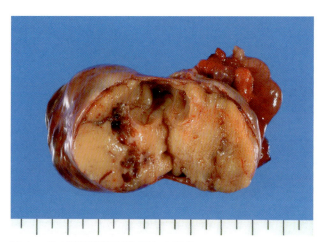

図1　成人型顆粒膜細胞腫の肉眼像
一部に囊胞形成を示す黄褐色調の充実性腫瘍で，内部に出血を認める．

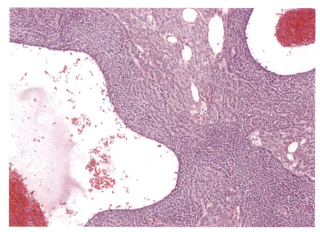

図2　成人型顆粒膜細胞腫の組織像
大濾胞構造がみられる．

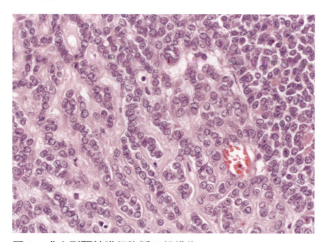

図3　成人型顆粒膜細胞腫の組織像
腫瘍細胞が索状配列，充実性ないしは小濾胞状構造を呈している．

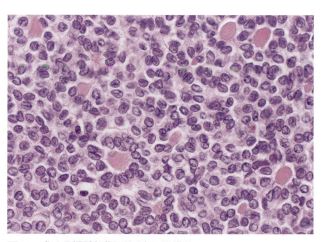

図4　成人型顆粒膜細胞腫の組織像
好酸性基底膜様物質を取り囲むCall-Exner bodyがみられ，核にはコーヒー豆様の溝を認める．

細胞診所見

捺印細胞標本では，組織像を反映し比較的小型で均一な細胞が，結合性の緩い集塊やシート状および孤立散在性に観察され，時に索状や濾胞状配列がみられる（図5）．腫瘍細胞はN/C比が高く，細胞質は薄く乏しい．核は類円形または楕円形からなり，核縁は菲薄，クロマチンは微細・淡染性を呈し，小型核小体をもつ．核の長軸にそって特徴的な溝が認められる（図6a）．また，ライトグリーン好性（Giemsa染色で異染性）の基底膜様物質を含む小濾胞構造（Call-Exner body）が確認できる（図6b, c）．

体腔液中に腫瘍細胞が出現する場合，多彩な形態を呈する[3]．腫瘍細胞は種々のサイズの立体的な集塊（mulberry-like clusters），Call-Exner body，結合性の緩い平面的集塊，および孤立性にみられることがある（図7，図8）．個々の細胞は，捺印標本と同様にN/C比が高く，細胞質に乏しく，細胞境界が曖昧である．核は類円形から楕円形で均一，クロマチンは微細・淡染性，核溝が少数ながら観察される．

顆粒膜細胞腫は，成人型・若年型ともにエストロゲン産生能をもつため，とくに閉経後では不正性器出血をきたし，非萎縮性の内膜や，子宮内膜増殖症などを合併することもある．高齢者の卵巣腫瘍で，子宮頸部スメア標本に表中層型主体の成熟傾向を示す細胞像が捉えられる場合，本腫瘍が鑑別にあがる．

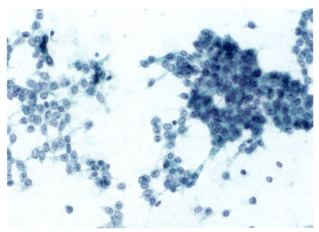

図5 成人型顆粒膜細胞腫の捺印細胞像
均一な小円形細胞が結合性の緩い集塊で出現し，索状および濾胞状配列がみられる．

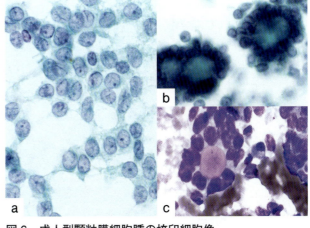

図6 成人型顆粒膜細胞腫の捺印細胞像
N/C比が高く核溝が散見される．基底膜様物質を含むCall-Exner bodyがみられる（a, b：Pap.染色，c：Giemsa染色）．

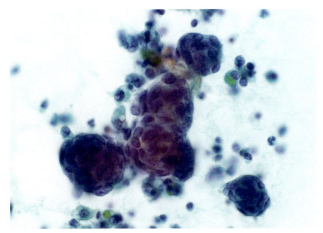

図7 腹水中に出現した成人型顆粒膜細胞腫の細胞像
結合性の強い立体的な細胞集塊を認める．

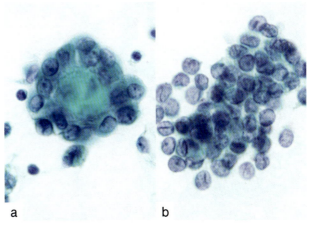

図8 腹水中に出現した成人型顆粒膜細胞腫の細胞像
a：N/C比の高い小円形細胞からなるCall-Exner body．
b：クロマチンは淡染性，コーヒー豆状の核溝を認める．

8) 卵黄嚢腫瘍
Yolk sac tumor

疾患の概要

内胚葉由来の種々の胎芽外成分（卵黄嚢，尿膜）および胎芽への分化を示す，胚細胞腫瘍のひとつで若年者に好発する．40歳代以降の発症はまれである．化学療法感受性が高く，若年者では予後良好なことが多い．卵巣外でも発生することがある．血清 AFP が高値を示すことが本腫瘍の特徴でもある．昨今では，原始内胚葉腫瘍（primitive endodermal tumor）の名称が提唱されている．

病理所見のポイント

割面は淡黄色で，軟らかく粘調性，しばしば出血壊死や大小の囊胞を認める（図1）．組織学的に多彩で，未分化胚細胞腫など他の胚細胞腫瘍が混在することもある．典型例な内胚葉洞型では，腫瘍細胞が大小不規則な空隙をつくり網目状ないし類洞構造様に増殖し，胎生期の卵黄嚢を模倣した像を呈する（図2）．また，腫瘍細胞が血管結合織を中心に増殖し，類糸球体構造（Schiller-Duval body）を形成することがある（図3）．腫瘍細胞は立方状または扁平で，細胞質は明るくグリコーゲンや脂肪に富む．細胞内外にはエオジン好染の硝子様小体（hyaline globules）を伴うことが多い（図4）．硝子様小体は PAS 染色陽性で，ジアスターゼ消化抵抗性を示す．免疫染色では AFP の他に SALL4，Glypican-3 が診断に有用である[1]．明細胞癌との鑑別に留意する必要がある．

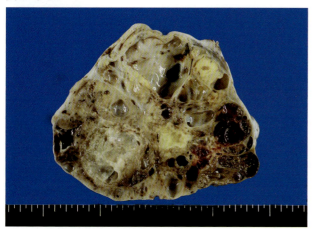

図1 卵黄嚢腫瘍の肉眼像
割面は淡黄色，粘調性で大小の囊胞を形成している．

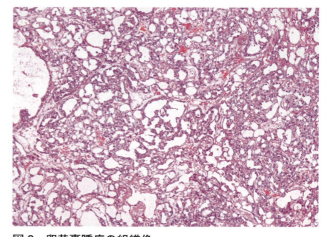

図2 卵黄嚢腫瘍の組織像
立方状の腫瘍細胞が網目状に増殖している．

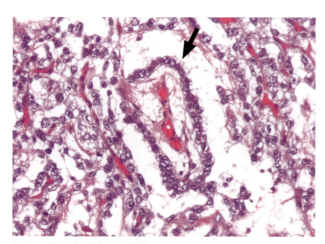

図3 卵黄嚢腫瘍の組織像
血管周囲に腫瘍細胞が増殖し Schiller-Duval body を形成する（矢印）．

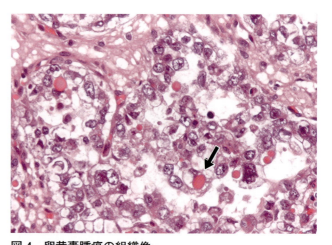

図4 卵黄嚢腫瘍の組織像
細胞内外に好酸性の硝子様小体を認める（矢印）．

細胞診所見

捺印細胞標本における腫瘍細胞は，出血壊死性や粘調性の背景に，不規則重積を伴う大小の集塊，シート状集塊，孤立散在性などでみられ，多彩なパターンをとる．Schiller-Duval body の像を反映した，細長い風船をねじって作る balloon animal 様の細胞集塊を認めることがある[2]（図5）．内胚葉洞型の腫瘍細胞は大型で，比較的豊富なライトグリーン淡染性の細胞質を有する．核は偏在し，核縁は薄く，一端が尖ったような鋭角な核形不整を示す[3]．核クロマチンは細顆粒状で，明瞭な核小体を伴う．腫瘍細胞の細胞内外には，好酸性の硝子様小体（hyaline globules）を認めることがあり，診断の一助となりえる（図6）．

体腔液中に腫瘍細胞が出現した場合，背景と腫瘍細胞の出現様式が捺印細胞標本と少し異なる．体腔液標本の腫瘍細胞は，組織球を認める背景に比較的結合性の強い不規則重積性のある大小様々な細胞集塊で出現することが多い（図7）．時に腺癌（明細胞癌）との鑑別が問題となるが，体腔液においてもねじれてくびれを有する balloon animal 様の細胞集塊を認めることがあり，組織型推定に有用な所見である．個々の腫瘍細胞の大きさや異型性に，捺印細胞標本と大きな相違はみられない．腫瘍細胞の核は偏在性で，鋭角な核形不整を認める（図7）．クロマチンは細顆粒状で，核小体は小型明瞭である．硝子様小体は，細胞内外に認めることが多く，PAS 染色で陽性を示す（図8a）．Giemsa 染色で空胞状淡染性の細胞質を有する（図8b）．推定診断ではこれらの細胞所見に，血清 AFP 値，年齢などの情報を加味することが重要である．

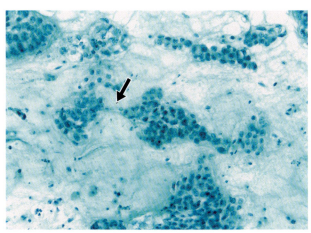

図5 卵黄嚢腫瘍の捺印細胞像
粘液性背景にくびれ（矢印）を有する balloon animal 様の細胞集塊を認める．

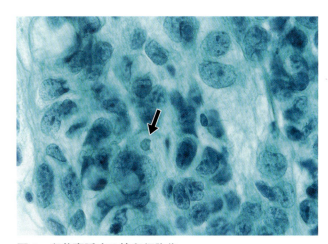

図6 卵黄嚢腫瘍の捺印細胞像
腫瘍細胞内にライトグリーン好性の硝子様小体を有する（矢印）．

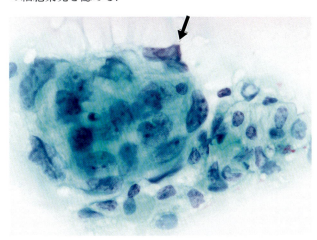

図7 腹水中にみられた卵黄嚢腫瘍の細胞像
不規則重積性のある細胞集塊．鋭角な核形不整を認める（矢印）．

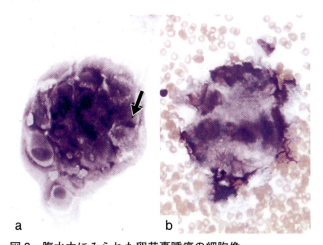

図8 腹水中にみられた卵黄嚢腫瘍の細胞像
硝子様小体が陽性を示す（a：PAS 染色（矢印））．空胞状淡染性の細胞質を有する（b：Giemsa 染色）．

II 基礎編　3. 卵巣

9) 転移性卵巣腫瘍
Metastatic ovarian tumor

疾患の概要

　卵巣は他臓器からの転移を受けやすい臓器で，臨床的に原発巣よりも先に転移性卵巣腫瘍として発見されることがある[1],[2]．原発巣として胃癌，大腸癌，乳癌などが日常的に経験される．子宮体部および卵巣に同時性に類内膜腺癌が認められた際は一次性か二次性かの判定が困難な場合が多い[1]．転移は両側性が多いとされるが片側性も少なくない[2]．

病理所見のポイント

　Kruckenberg 腫瘍は転移性卵巣腫瘍のうち，肉眼的・組織学的に特徴的な所見を示すため，他の転移性卵巣腫瘍とは区別されて固有の名称が付されている．すなわち，肉眼的には癒着を欠き多結節性で白色調を呈し，割面では粘調な液がしみ出る（図1）．組織学的には印環細胞（signet ring cell）のびまん性増殖と卵巣固有の線維性間質の反応性増生を伴う（図2）．胃癌が原発のことが最も多い．
　大腸癌の転移では，肉眼的に出血・壊死が著明（図3）で卵巣原発の粘液性腺癌や類内膜腺癌との鑑別がkeyとなる．組織学的に，多層化した高円柱状の腫瘍細胞が管状，柵状に配列し，分化型の腺管状腺癌の像をとる．大腸癌は一般に転移先で変性壊死に陥りやすく，汚濁壊死（dirty necrosis）と呼ばれる（図4）[3]．

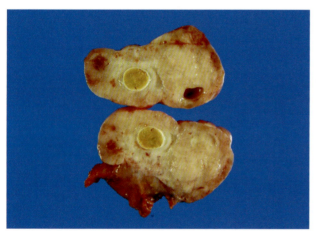

図1　Kruckenberg 腫瘍の肉眼像
胃癌の卵巣転移で充実性，白色調を呈する．

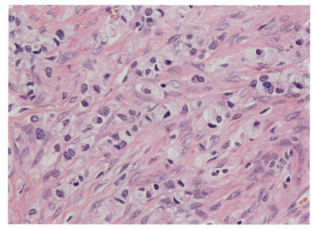

図2　Kruckenberg 腫瘍の組織像
胃癌の卵巣転移で，印環細胞がびまん性から小胞巣状に増殖する．

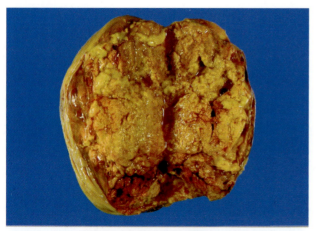

図3　転移性卵巣癌（大腸癌）の肉眼像
充実性で黄白色調，全体に変性壊死傾向が強い．

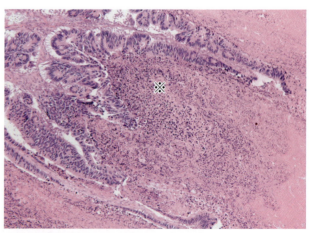

図4　転移性卵巣癌（大腸癌）の組織像
汚濁壊死（※）を認める．

3. 卵巣

細胞診所見

　胃の印環細胞癌の転移では，小型で細胞質内に粘液を有する癌細胞が散在性から小集塊として出現し（図5），粘液染色陽性を示す（図6）．腹水では細胞が小型のため診断に苦慮するが，クロマチン増量する細胞や細胞質内に粘液を有する細胞（図7）をみつけることが重要である．大腸癌の転移では，著しい壊死性背景に高円柱状で腺腔配列や柵状配列を示す腫瘍細胞を認める（図8）．腫瘍細胞は大型で異型も強い（図9）．鑑別には免疫染色（図10）も有用である．

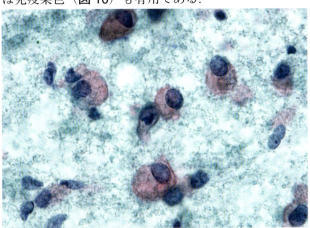

図5　転移性卵巣癌（胃癌）の捺印細胞像
細胞質内に粘液を有する癌細胞が散在性から小集塊として出現している．

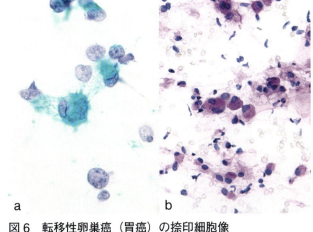

図6　転移性卵巣癌（胃癌）の捺印細胞像
alcian blue 染色（a），PAS 染色（b）で陽性を示す．

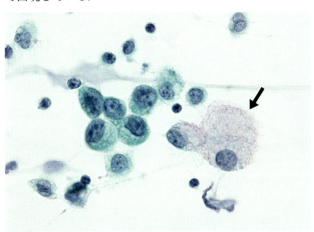

図7　腹水中にみられた転移性卵巣癌（胃癌）の細胞像
小型でクロマチン増量，核小体肥大を示す．細胞質内にピンク色の粘液（矢印）を認める．

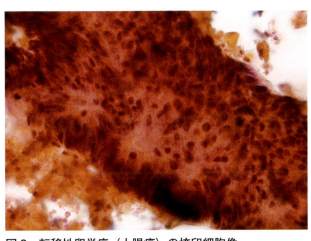

図8　転移性卵巣癌（大腸癌）の捺印細胞像
高円柱状で腺腔構造を有する集塊．背景に多量の壊死物質を認める．

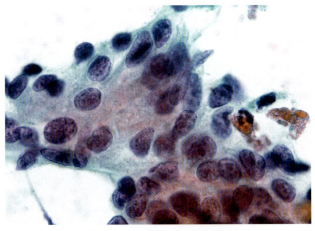

図9　転移性卵巣癌（大腸癌）の捺印細胞像
細胞は大型で高円柱状を呈し，核は類円形〜楕円形で異型は強い．明瞭な核小体を認める．

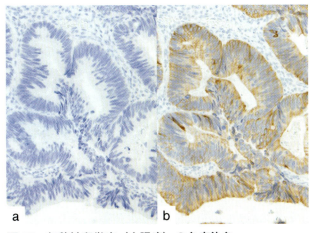

図10　転移性卵巣癌（大腸癌）の免疫染色
CK7 陰性（a），CK20 陽性（b）．原発性卵巣癌との鑑別に有用である[2]．

Ⅱ 基礎編　3. 卵　巣

【 参考文献 】

1）漿液性境界悪性腫瘍

1）Rosemary E Zuna. Diagnostic cytopathology of peritoneal washing. Cytopathologic Diagnosis of Serous Fluids. Elsevier. 2007: 91-105.

2）Leopold G Koss. Peritoneal Washings or Lavage in Cancers of the Female Genital tract. Koss' Diagnostic Cytology And Its Histopathologic Bases. Fifth Edition: Williams & Wilkins. 2006: 514-527.

3）加藤智美, 安田政実. 細胞診の実際とトピックス；卵巣 細胞診の基本から実践へ. 病理と臨床. 2013; 31（臨増）: 185-195.

2）漿液性癌

1）Vang R, Shih IeM, Kurman RJ. Fallopian tube precursors of ovarian low- and high-grade serous neoplasms. Histopathology. 2013; 62（1）: 44-58.

2）Rosemary E Zuna. Diagnostic cytopathology of peritoneal washing. Cytopathologic Diagnosis of Serous Fluids. Elsevier. 2007: 91-105.

3）Leopold G Koss. Peritoneal Washings or Lavage in Cancers of the Female Genital tract. Koss' Diagnostic Cytology And Its Histopathologic Bases. Fifth Edition: Williams & Wilkins. 2006: 514-527.

4）加藤智美, 安田政実. 細胞診の実際とトピックス；卵巣 細胞診の基本から実践へ. 病理と臨床. 201; 31（臨増）: 185-195.

3）粘液性境界悪性腫瘍

1）Robert J Kurman, Maria Luisa Carcangiu, C Simon Herrington, et al（eds）. WHO Classification of Tumours of Female Reproductive Organs（4th ed.）, IARC, Lyon: 2014.

2）本山悌一, 坂本穆彦・編. 腫瘍病理鑑別診断アトラス　卵巣腫瘍. 文光堂. 2012: 122-125.

3）石倉浩, 手島伸一・編. 卵巣腫瘍病理アトラス. 文光堂. 2004: 33-47.

4）羽場礼次, 内藤善哉・編. 細胞診の基本から実践へ. 病理と臨床. 文光堂. 2013; 31（臨時増刊号）: 185-195.

4）粘液性癌

1）Robert J Kurman, Maria Luisa Carcangiu, C Simon Herrington, et al（eds）. WHO Classification of Tumours of Female Reproductive Organs（4th ed.）, IARC, Lyon: 2014.

2）本山悌一, 坂本穆彦・編. 腫瘍病理鑑別診断アトラス　卵巣腫瘍. 文光堂. 2012: 115-118.

3）石倉浩, 手島伸一・編. 卵巣腫瘍病理アトラス. 文光堂. 2004: 33-47.

4）羽場礼次, 内藤善哉・編. 細胞診の基本から実践へ. 病理と臨床. 文光堂. 2013; 31（臨時増刊号）: 185-195.

5）類内膜癌

1）手島伸一, 石倉浩. 類内膜腺癌. 石倉浩, 手島伸一・編. 卵巣腫瘍病理アトラス. 文光堂. 2004: 137-141.

2）石倉浩. 卵巣. 向井清, 真鍋俊明, 深山正久. 外科病理学. 文光堂. 2006: 1130-1132.

3）日本産婦人科学会・日本病理学会・編. 卵巣腫瘍取扱い規約. 金原出版. 2009: 19.

6）明細胞癌

1）手島伸一, 石倉浩. 明細胞腫瘍. 石倉浩, 手島伸一・編. 卵巣腫瘍病理アトラス. 文光堂. 2004: 160-167.

2）石倉浩. 卵巣. 向井清, 真鍋俊明, 深山正久. 外科病理学. 文光堂. 2006: 1132.

3）日本産婦人科学会・日本病理学会・編. 卵巣腫瘍取扱い規約. 金原出版. 2009: 20.

7）顆粒膜細胞腫

1）CJ Zaloudek, et al. Sex cord-stromal tumors pure sex cord tumors. In: Kurman RJ, Carcangiu ML, Herrington CS et al., editors. WHO classification of tumours of the female reproductive organs, 4th ed. Lyon: IARC Press. 2014: 50-52.

2）大石善丈. 顆粒膜細胞腫［成人型・若年型］. 本山悌一, 坂本穆彦・編. 腫瘍病理鑑別診断アトラス　卵巣腫瘍. 文光堂. 2012: 75-86.

3）Omori M, Kondo T, Yuminamochi T, et al. Cytologic features of ovarian granulosa cell tumors in pleural and ascitic fluids. Diagn Cytopathol. 2015; 43: 581-584.

8) 卵黄嚢腫瘍

1) Zynger DL, Dimov ND, Yang XJ, et al. Glypican 3: anovel marker in testicular germ cell tumors. Am J Surg Pathol. 2006; 30: 1570-1575.

2) Yang GC. Fine-needle aspiration cytology of Schiller-Duval bodies of yolk-sac tumor. Diagn Cytopathol. 2000; 23: 228-232.

3) 土居美枝子, 武田幸子, 高濱素秀・他. 卵巣 yolk sac tumor の細胞像の検討. 日本臨床細胞学会埼玉県支部会誌. 1998; 16: 13-16.

9) 転移性卵巣癌

1) 名方保夫, 大久保恵理子, 八十嶋仁. 転移性卵巣腫瘍. 石倉浩, 手島伸一・編. 卵巣腫瘍病理アトラス. 文光堂. 2004: 137-141.

2) 石倉浩. 卵巣. 向井清, 真鍋俊明, 深山正久. 外科病理学. 文光堂. 2006: 1145.

3) 日本産婦人科学会・日本病理学会・編. 卵巣腫瘍取扱い規約. 金原出版. 2009: 107.

Ⅲ 実践編

1. 外陰　子宮膣部・頸部

2. 子宮体部

3. 卵　　巣

III 実践編　1．外陰　子宮膣部・頸部

1）外陰部扁平上皮系病変の鑑別診断

　外陰部細胞診では，細胞採取量が少なく，乾燥による変性を伴うなど適正な検体が採取されないことが多い．しかし，十分な細胞量が得られれば特徴的な細胞像を示す病変も認められる．特徴的な所見として性感染症のひとつであるヘルペスウイルス感染症では，すりガラス様核，多核形成，核の圧排像など特徴的な細胞像を呈する（図1）[1]．また，外陰悪性腫瘍発生頻度は，女性生殖器悪性腫瘍の3～5％とまれであり，その約90％は扁平上皮癌である（図2）[2]．扁平上皮癌以外の悪性腫瘍は，悪性黒色腫（図3），Paget病（図4）などがある．他に転移性腫瘍があげられ外陰癌の約8％を占めている[2]．子宮頸部原発が多いが，子宮内膜，腎，消化管等などからの転移もある．子宮頸部原発の粘液性腺癌では，円柱状を呈する腫瘍細胞が配列の乱れのある細胞集塊を形成し，微細なクロマチンを呈する（図5）．細胞質に粘液が確認できる場合も多い（図6）．また，大腸原発の高分化腺癌では，高円柱状の腫瘍細胞が柵状配列や腺腔構造を示す集塊を形成する．クロマチンは粗顆粒状を呈する（図7）．転移性腫瘍以外では，基底細胞癌や皮膚付属器腫瘍，腺様嚢胞癌（図8），小細胞癌，乳腺型腺癌（図9，図10），肉腫，悪性リンパ腫等が認められることがある．

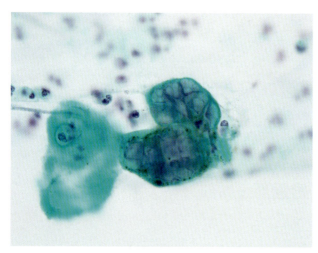

図1　ヘルペス感染細胞の細胞像
すりガラス様の核，多核形成，核の圧排像が認められる．

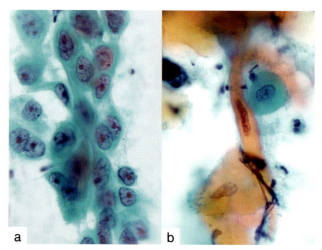

図2　扁平上皮癌の細胞像
a：多稜形を呈する腫瘍細胞が出現している．細胞質はライトグリーンに好染し厚みがある．
b：角化異常を示す多彩な腫瘍細胞を認める．

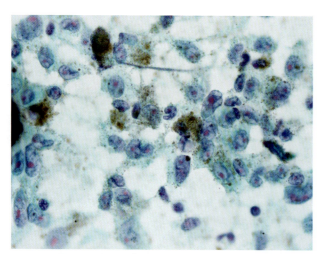

図3　悪性黒色腫の細胞像
メラニン顆粒を伴い，核形不整の強い腫瘍細胞を結合性の低い集簇として認められる．

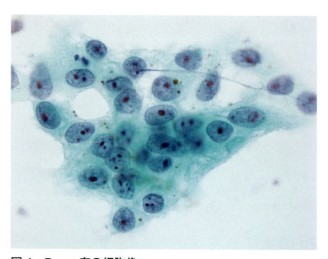

図4　Paget病の細胞像
比較的豊富な細胞質を有し，核形不整の目立たない腫瘍細胞がシート状の集塊を形成している．

1. 外陰　子宮腟部・頸部

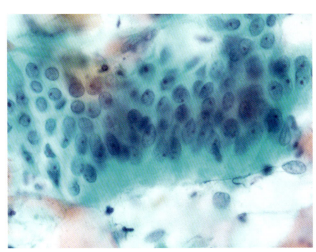

図5　転移性外陰腫瘍の細胞像（子宮頸部原発粘液性腺癌）
円柱状でライトグリーンに好染する細胞質を呈し，微細な核クロマチンが認められる．

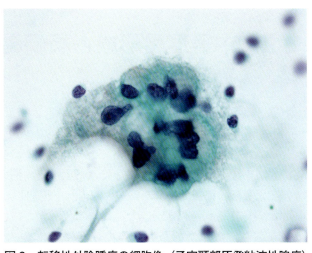

図6　転移性外陰腫瘍の細胞像（子宮頸部原発粘液性腺癌）
背景および細胞質内に粘液が認められる．核濃染してみれるが，クロマチンは微細である．

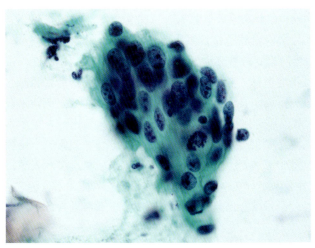

図7　転移性外陰腫瘍の細胞像（大腸原発高分化腺癌）
高円柱状を呈する腫瘍細胞が柵状配列を示す集塊を形成している．楕円形を示す核のクロマチンは粗顆粒状を呈する．

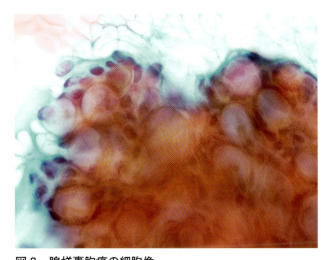

図8　腺様嚢胞癌の細胞像
小型でクロマチン濃染する腫瘍細胞が集塊を形成している．篩状構造を示し，そのなかには粘液様物質がみられる．

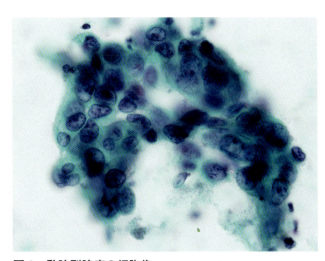

図9　乳腺型腺癌の細胞像
非常にまれであるが，組織学的に乳癌に類似する腺癌が認められることがある．中型腫瘍細胞が腺腔様配列を示す集塊を形成している．

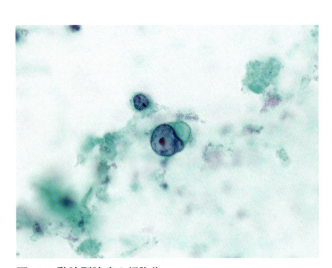

図10　乳腺型腺癌の細胞像
核形不整がみられ，微細なクロマチンを呈している．細胞質内小腺腔と考えられる空胞を有している．

III 実践編　1．外陰　子宮腟部・頸部

2) 中等度異形成と高度異形成の鑑別診断

　軽度異形成（mild dysplasia）の細胞判定と組織診断子宮頸部上皮内腫瘍（cervical intraepithelial neoplasia：CIN）1の一致率が高い反面，中等度異形成（moderate dysplasia）や高度異形成（severe dysplasia），上皮内癌（carcinoma in situ）の細胞診判定と組織診断CIN2，CIN3の一致率は低い．このような現状も踏まえベセスタシステム[1]では軽度上皮内病変（low grade squamous intraepithelial lesion：LSIL）と中等度異形成および高度異形成，上皮内癌を包括した高度上皮内病変（high grade squamous intraepithelial lesion：HSIL）の2段階分類としている．しかし，CIN1およびCIN2とCIN3では臨床的適応が異なるため，可能な限りの細胞学的組織型推定が求められる．このため，本項では分類上はHSILと判定するが従来のPapanicolaou分類では，Class ⅢaとするModerate dysplasiaとClass Ⅲbに区別されるsevere dysplasiaの鑑別について概説する．

　中等度異形成と高度異形成との鑑別では，細胞の成熟度が傍基底細胞にとどまっているのか？　中層細胞まで成熟しているのか？　の判定が根拠となる．核異常細胞の成熟度は①細胞の大きさ，②細胞形，③N/C比などを指標する．すなわち，中層型は細胞が比較的大型で，細胞形は多辺形から紡錘形（図1），N/C比は50％以下であり，傍基底型は細胞が小型で細胞形は類円形，N/C比は50％以上である（図2）．したがって，このような核異常細胞が孤立性，あるいは平面的集塊で出現していれば判定は容易である．また，核異常細胞が重層する集塊でみられる場合も，基本的には孤立細胞の見方と同じであるが，集塊で細胞形やN/C比は判断しにくいため集塊を構成する細胞の核形や核間距離，あるいは集塊全体での細胞質と核の面積比を総合的に判断して両者を判定する．すなわち，類円形を呈する異型核の核間距離が長く集塊内での核の占める面積が低い場合（図3），あるいは紡錘形を呈する核が束状（図4）にみられる場合は中層型核異常細胞とし，類円形を呈する異型核の核間距離が短いか（フォーカスの合う四方の核と核との間が異型細胞の核1つ分以下）（図5），集塊内での核の占める面積が高い場合は傍基底型と判定する（図6）．また，組織学的に高度異形成ではより表層に近い部分（上1/3）に核分裂がみられるため，集塊内に核分裂像が目立つ場合は高度異形成を考慮する（図7）．

　なお，実際の鏡検に際しては両者が混在してみられることをしばしば経験するが，このような場合は集塊内での優位を占める細胞をもって診断する必要がある（図8）．

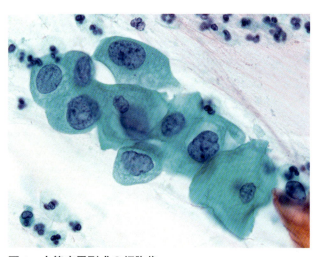

図1　中等度異形成の細胞像
細胞形は多辺形を示し，細胞もやや小型で，N/C比は50％以下である．核形不整を認め，核小体は目立たない．

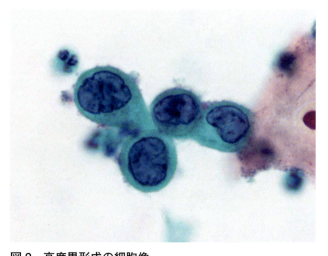

図2　高度異形成の細胞像
細胞形は類円形を呈し，N/C比は50％以上である．核形不整を認め，核小体は目立たない．

1. 外陰　子宮膣部・頸部

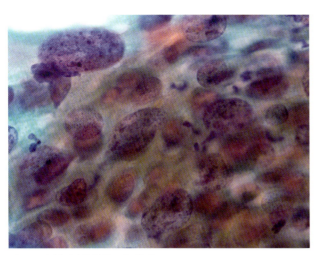

図3　中等度異形成の細胞像
異型細胞は比較的豊富な細胞質を有するため，核間距離は広い．

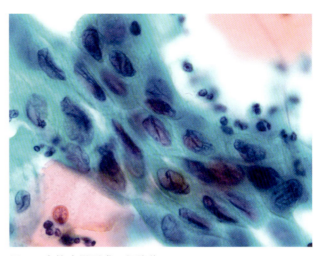

図4　中等度異形成の細胞像
紡錘形核の異型細胞が束状に認められる．

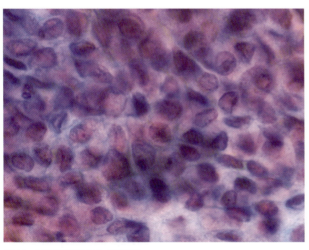

図5　高度異形成の細胞像
類円形を呈する異型核の核間距離が短い．

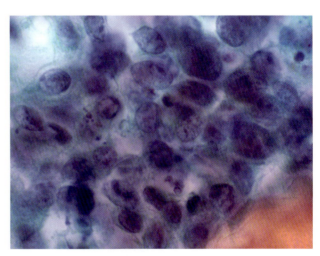

図6　高度異形成の細胞像
類円形異型核の集塊内での核の占める面積は高い．

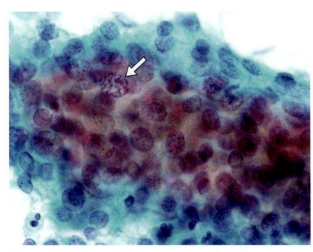

図7　高度異形成の細胞像
比較的核密度は低いが集塊内に核分裂像が観察される（矢印）．

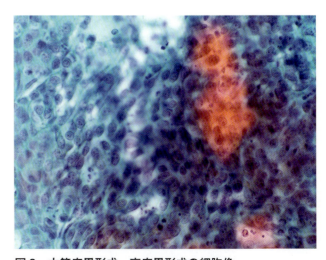

図8　中等度異形成～高度異形成の細胞像
集塊左は中層型核異常細胞が主体をなし，右側は傍基底型を疑わせる類円形核の異型細胞で構成される．

III 実践編　1. 外陰　子宮膣部・頸部

3) 角化が著しい HSIL の判断と鑑別診断

　角化型扁平上皮癌は異型角化細胞が最大の特徴的所見であるが，high grade squamous intraepithelial lesion (HSIL) と判定される上皮内癌や微小浸潤癌においても角化傾向を示す異型細胞が出現する場合がある．したがって，異型角化細胞がみられる場合には，上皮内癌や微小浸潤扁平上皮癌，角化型扁平上皮癌との鑑別が必要である[1), 2)]．

　角化型扁平上皮癌と微小浸潤扁平上皮癌との鑑別においては，背景にみられる正常細胞の多寡が診断の一助となることが多い．すなわち，広範な浸潤を示す角化型扁平上皮癌では肉眼的（図1）にも病変が明らかであるため，塗抹標本に正常細胞が混入することは少ない（図2）．したがって，標本は壊死物質や出血所見を認める腫瘍性背景を示し，出現する細胞も表層から深層型の腫瘍細胞が主体であり，ghost cell も多数観察される[3)]．一方，微小浸潤扁平上皮癌での細胞像は局所的には角化型扁平上皮癌とほぼ同様で細胞質に重厚感や不均一な染色性などの異常角化がみられる異型細胞や深層型の異型細胞や ghost cell も観察され細胞学的鑑別は困難を要するが，病変の範囲が広くない（図3）ため，標本上には多数の正常細胞が混入（図4）する点が両者の鑑別のポイントとなる．

　微小浸潤扁平上皮癌と異型角化細胞を認める HSIL との鑑別においては，細胞の形状，細胞質の性状（染色性の均一性や厚みなど）が鑑別点としてあげられる．すなわち，微小浸潤扁平上皮癌では奇怪な形状を示す異型角化細胞（図5）を認めるが，HSIL 症例ではこのような細胞は認めることは少なく，細胞形は多辺形あるいは類円形を示す．また，HSIL 症例にみられる異型角化細胞の細胞質は比較的淡染性で均一な染色性を示すのに対して微小浸潤扁平上皮癌例では異型角化細胞での細胞質の染色性は重厚感のある OG 好性を示す[4)]（図6）．ただし細胞変性をともなう角化異型細胞の出現する症例においては，細胞形態が角化型扁平上皮癌ときわめて類似するため（図7），両者を鑑別することは困難なことが多い．しかし，その周囲には典型的核異常細胞（図8）が観察されるため，角化異型細胞からの診断は避け，周囲の細胞所見からの細胞判定が望ましい．また，核形態も上皮内癌ではクロマチン均等分布を示す濃染核で，比較的均一な形態を呈するが，微小浸潤性扁平上皮癌では多彩な核形態を示す．

（さいたま赤十字病院　安達章子先生より一部症例写真提供）

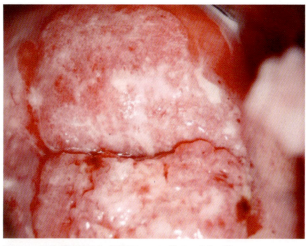

図1　角化型扁平上皮癌のコルポスコピー像
広範な浸潤を示す角化型扁平上皮癌では，肉眼的にも病変が明らかである．

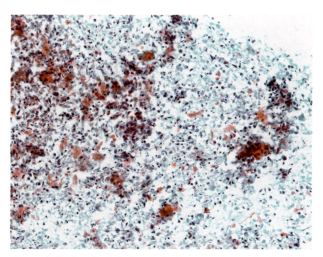

図2　角化型扁平上皮癌の細胞像
塗抹標本に正常細胞の混入が少ない．

1. 外陰　子宮腟部・頸部

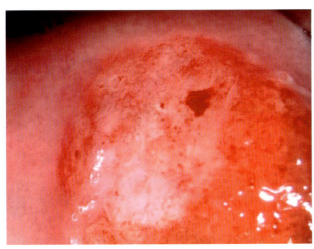

図3　微小浸潤扁平上皮癌のコルポスコピー像
扁平上皮癌に比べ病変の範囲が狭い．

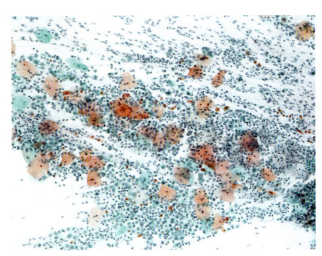

図4　微小浸潤扁平上皮癌の細胞像
多数の正常細胞が混入する．

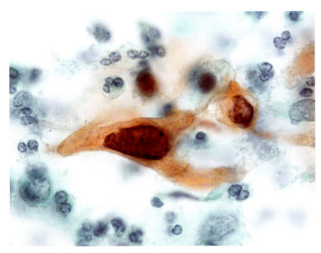

図5　微小浸潤扁平上皮癌の細胞像
奇怪な形状を示す異型角化細胞．

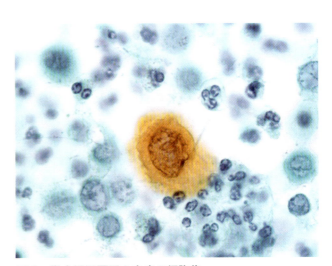

図6　微小浸潤扁平上皮癌の細胞像
重厚感のあるOG好性細胞．

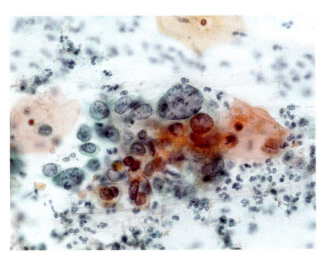

図7　微小浸潤扁平上皮癌の細胞像
角化型扁平上皮癌ときわめて類似する．

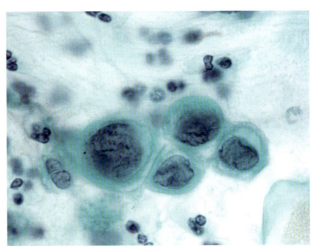

図8　核異常細胞（高度異形成）の細胞像
角化異型細胞周辺にみられる典型的核異常細胞．

III 実践編　1．外陰　子宮腟部・頸部

4）高度異形成と上皮内癌の鑑別

　ベセスダ分類はクラス分類による段階的な評価と異なり，子宮頸部扁平上皮内病変を low grade squamous intraepithelial lesion（LSIL）と癌を引き起こす可能性のある high grade squamous intraepithelial lesion（HSIL）に大別する．高度異形成と上皮内癌は，HSIL の範疇にある組織型[1]であるが，それぞれの臨床適応は異なり，前者が治療または経過観察を考慮するのに対し，後者は円錐切除術を含む治療が第一に選択される[2]．したがって，細胞診による判定も単に HSIL とするに留まらず，可能な限り高度異形成と上皮内癌は区別して，臨床側に伝えることが重要となる．

　これまでの成書によれば，高度異形成および上皮内癌は，傍基底細胞型異型細胞の出現と定義付けられている．小型類円形細胞で構成され，N/C 比は，高度異形成が 50％程度，上皮内癌が 80％以上である．核所見については，前者が核の皺（切れ込みくびれ），後者は核の緊満感を特徴とし，両者に核小体は認められない（図 1，図 2）．実際にはこのような細胞が必ずしも出現するとは限らず，高度異形成での核の皺や上皮内癌では通常みることがない核小体の所見は一様でない（図 3，図 4）．したがって，核所見から高度異形成と上皮内癌を鑑別する際には，N/C 比を重視した細胞観察が必要である．散在性に出現する異型細胞に対しては核腫大の程度，組織片のごとく出現する細胞集団に対しては，細胞間の核間距離を詳細に観察することが重要である[3]（図 5，図 6）．

　前述のように，高度異形成および上皮内癌は，傍基底細胞型の異型細胞で構成される．前者は，異形成の段階にある境界悪性群の細胞であることから，核以外の所見については，通常の傍基底細胞に近似した所見を呈する．一方，上皮内癌に由来する細胞は，傍基底型の異型細胞と称されつつも高度異形成とは，大きさ，細胞質所見の様相が異なる[3]．すなわち，高度異形成は，概ね通常の傍基底細胞に一致した大きさで出現し，細胞質はライトグリーン好性で細胞境界は明瞭である（図 7）．一方，上皮内癌では症例により異型細胞の大きさが異なり，成熟リンパ球の 3〜4 倍程度の小型細胞を主体としたもの（図 8）や傍基底細胞程度の大きさに至るものまで様々である．細胞質はライトグリーンに淡染色性を示し，細胞境界は不明瞭となる．

　細胞学的にみた高度異形成および上皮内癌の鑑別は，N/C 比，細胞質の染色性，細胞境界，および出現する腫瘍細胞の大きさに着目した観察が重要である．

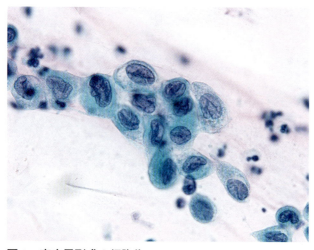

図 1　高度異形成の細胞像
傍基底細胞型の異型細胞．N/C 比は概ね 50％以上．核の皺（切れ込みくびれ）が目立つ．

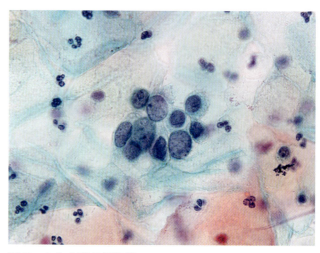

図 2　上皮内癌の細胞像
傍基底細胞型の異型細胞．N/C 比は概ね 80％以上．核には緊満感があり，核小体は目立たない．

1. 外陰　子宮膣部・頸部

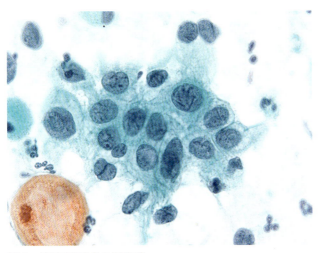

図3　高度異形成の細胞像
傍基底細胞型の異型細胞．核は類円形でN/C比は高い．

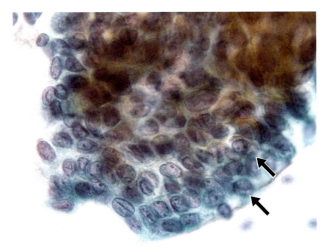

図4　上皮内癌の細胞像
傍基底細胞型の異型細胞．小型核小体（矢印）を認め，細胞質は淡染性で細胞境界は不明瞭である．

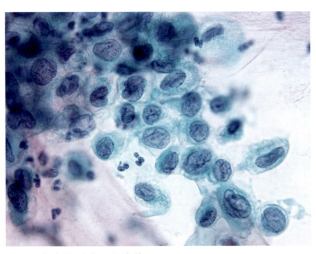

図5　高度異形成の細胞像
細胞集塊内の異型細胞．核と核の間には比較的豊富な細胞質が認められる．

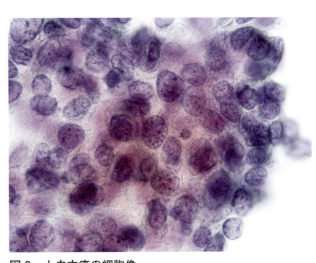

図6　上皮内癌の細胞像
細胞集塊内の異型細胞．高度異形成と比較して核間距離は狭い．細胞境界は不明瞭となる．

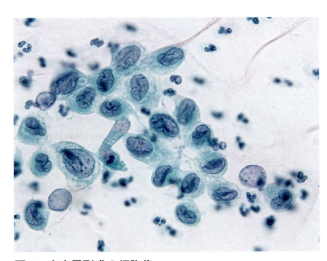

図7　高度異形成の細胞像
概ね正常の傍基底細胞に一致した大きさで出現する．細胞質はライトグリーン好性で細胞境界は明瞭である．

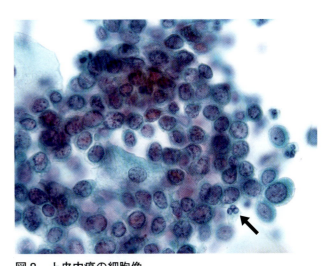

図8　上皮内癌の細胞像
症例により構成細胞の大きさは異なる．本症例は小型細胞で構成された上皮内癌である（矢印は好中球）．

III 実践編 1. 外陰 子宮腟部・頸部

5) 上皮内癌と微小浸潤癌との鑑別

　微小浸潤癌は，組織学的に間質内浸潤の深さが表層基底膜より計測して5 mmをこえず，縦方向の広がりが7 mmをこえないものと定義されている[1),2)]．これは組織診断によって解釈されるもので，腫瘍の深達度，広がりの評価ができない細胞診に当て嵌めることは難しい．また，細胞診で微小浸潤癌を推定しても，組織学的には上皮内癌や通常の浸潤性扁平上皮癌であることが少なからず見受けられ，その診断精度は必ずしも高いとはいえない．したがって，本項では，上皮内癌相当の細胞が出現し，かつ間質浸潤の可能性が否定できない場合の細胞所見を微小浸潤癌の細胞像と称し，その鑑別点を解説する．

　微小浸潤癌の細胞像には，①上皮内癌に近似した細胞の出現，②腫瘍細胞の出現態度，③角化異型扁平上皮細胞の出現と背景所見があげられる．上皮内癌に近似した細胞とは，小型類円形細胞で構成されN/C比がきわめて高い細胞である（図1）．上皮内癌が単調単一な大きさで出現するのに対し（図2），大小不同が顕著となる（図3）．核所見については，類円形核と粗顆粒状不均等に分布したクロマチンに加え核小体が目立つようになる．細胞質は上皮内癌と比較するとライトグリーンに濃染性を示す[3)]（図3〜図5）．また，腫瘍細胞の出現態度，出現量をみると，上皮内癌では小型類円形細胞に加え，異形成由来の核異常細胞が混在するのに対し，微小浸潤癌では小型類円形細胞が主体で，その割合も高く，しばしば大小の細胞集塊が観察される[3)]（図6）．

　これに加え，微小浸潤癌では角化異型扁平上皮細胞が出現する．微小浸潤癌にみられる角化異型細胞は，紡錘形や多辺形を呈し，細胞質はオレンジG光輝性またはライトグリーン濃染性を示す．核は濃染し，背景にはこれらの細胞より脱核した角化物が観察される[3)]．これらを局所的にみた場合，扁平上皮癌との鑑別は困難であるが（図7），標本全体像を鑑みて上皮内癌を疑う異型細胞の出現と角化異型扁平上皮細胞が出現した場合，微小浸潤癌の可能性を考慮することが必要である．

　角化異型細胞の出現に際して，留意が必要なのが扁平上皮内病変にしばしば観察されるHPV感染細胞である．HPV感染時の細胞所見には，smudged核とパラケラトサイトの出現がある．前者は核内の無構造，濃染所見を特徴とする．一方，後者は細胞質がエオジン，オレンジGに好染性を示す．微小浸潤癌にみられる角化異型扁平上皮細胞とパラケラトサイトを比較した場合，パラケラトサイトは細胞質の重厚感を欠く（図8）．

　前述のように，細胞学的にみた微小浸潤癌の診断率は必ずしも高いとはいえない．したがって，細胞診の立場から，微小浸潤癌の可能性が疑われた場合，その報告のあり方については，間質浸潤の可能性が否定できない程度に留めるのが妥当である．

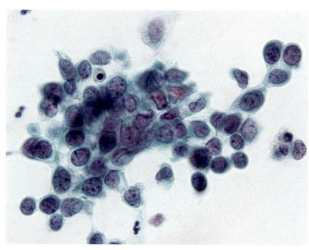

図1　微小浸潤癌の細胞像
上皮内癌に近似した小型類円形細胞で構成される．

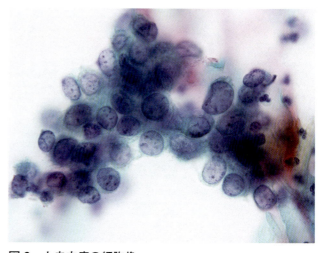

図2　上皮内癌の細胞像
腫瘍細胞は均一な大きさで構成され，類円形核と細顆粒状均等に分布するクロマチンを認める．

126

1. 外陰 子宮腟部・頸部

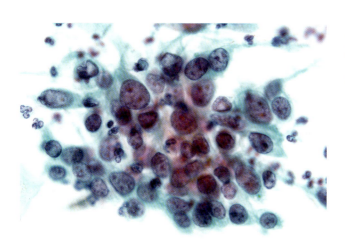

図3 微小浸潤癌の細胞像
大小不同が目立ち，核は粗顆粒状不均等に分布したクロマチンと核小体が目立つ．

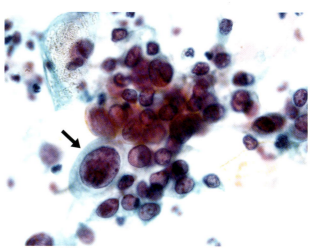

図4 微小浸潤癌の細胞像
細胞集塊を形成する腫瘍細胞．細胞質はライトグリーンに濃染傾向を示す（矢印）．

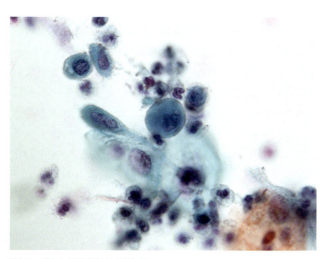

図5 微小浸潤癌の細胞像
散在性に出現する腫瘍細胞．小型類円形で細胞質はライトグリーンに濃染する．

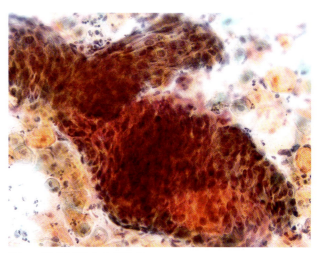

図6 微小浸潤癌の細胞像
小型類円形細胞が多数出現し，しばしば組織片のごとく集団として観察される．

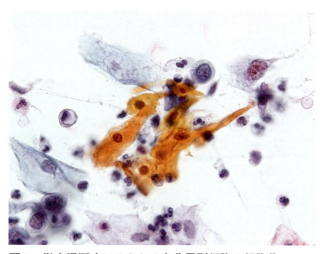

図7 微小浸潤癌にみられる角化異型細胞の細胞像
紡錘形や多辺形を呈し，細胞質はオレンジG光輝性を呈し，染色性も不均一である．核は濃染傾向を示す．

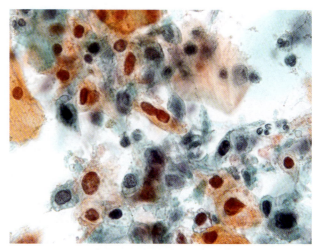

図8 LSILの細胞像（パラケラトサイト）
紡錘形から多辺形を呈する．細胞質はエオジン，オレンジGに好染し，核が濃染傾向を示す．

1. 外陰　子宮腟部・頸部

6) リンパ上皮腫様癌

　リンパ上皮腫様癌（lymphoepithelioma-like carcinoma）は，子宮頸癌取扱規約[1]にて子宮頸部扁平上皮癌の特殊型に分類される鼻咽頭のリンパ上皮性癌に近似した組織像を示す低分化扁平上皮癌である．なお，本型は若年者に多く，子宮頸部悪性腫瘍の0.7〜5.5％を占める比較的まれな腫瘍であり，通常の扁平上皮癌に比べ，脈管侵襲やリンパ節転移が少なく予後良好とされている[2]．Epstein-Barr virus（EBV）が関与するとの報告[3]もあるが，in situ hybridization によりEBVを確認できない症例もある[4]．

　組織学的には胞巣状増殖を示す癌胞巣周囲に著しいリンパ球，形質細胞，好酸球などの炎症性細胞浸潤が観察され，両者の境界は不明瞭である（図1）．腫瘍細胞は多辺形で比較的広い細胞質を有する細胞（図2）からN/C比の高い類円形細胞（図3a），あるいは紡錘形を呈する細胞などが認められる．粗大顆粒状の核は類円形から楕円形を示し，明瞭な核小体が認められる．細胞質は概ね淡染性を呈するが，一部にはエオジン好性の腫瘍細胞も観察される（図3b）．なお，腫瘍細胞は扁平上皮癌のマーカーとして特異性の高いp40（deltaNp63）が陽性を示し（図4a），周囲のリンパ球はTリンパ球が優位を示す（図4a）．

　細胞標本において腫瘍細胞は，主に細胞境界不明瞭な小集塊を形成して出現し（図5），一部には大型裸核細胞（図6）やN/C比の高い腫瘍細胞が散在性に認められる．壊死物質はみられない．集塊を構成する細胞には核の腫大や大小不同を認め，クロマチン増量が軽度で多彩性を欠くため一見，上皮内癌の核形態に類似する．しかし，核内には比較的明瞭な核小体が観察され，細胞集塊内部や周囲には上皮内癌にはみられることのない多数のリンパ球が認められる（図7）．ただし，背景にリンパ球が目立たない症例（理由として摘出された子宮頸部腫瘍の表層側にはリンパ球が少なく，深部の腫瘍先進部で多数のリンパ球を認めるため）や核小体不明瞭な腫瘍細胞からなるリンパ上皮腫様癌の報告例もある[5]．なお，核形が円形から類円形で細胞質がライトグリーン淡染性を呈することから腺癌との鑑別も必要となるが，標本を詳細に観察すると扁平上皮細胞への分化をうかがわせる紡錘形核の腫瘍細胞（図8a）や多辺形の細胞質を有する腫瘍細胞（図8b）も観察される．

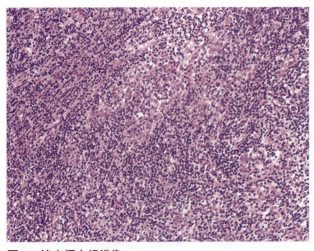

図1　摘出標本組織像
境界不明瞭な胞巣状を形成して低分化な癌細胞が浸潤性に増殖する．癌胞巣周囲にはリンパ球を主体とした著しい炎症性細胞浸潤が観察される．

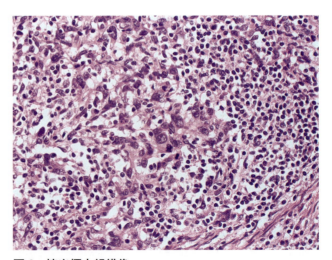

図2　摘出標本組織像
腫瘍細胞には多辺形で比較的広い細胞質を有するものや紡錘形を呈するものも認められる．

1. 外陰 子宮膣部・頸部

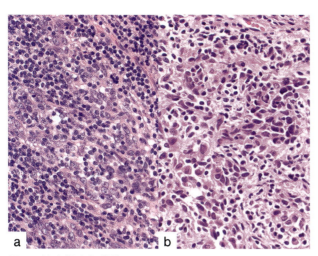

図3 摘出標本組織像
a：泡沫状の乏しい細胞質を有する腫瘍細胞．核は類円形で明瞭な核小体を有する．
b：エオジン好性の細胞質をもつ腫瘍細胞．細胞形は紡錘形から多辺形で核に濃染傾向を認める．

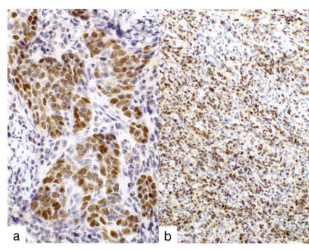

図4 摘出標本組織像
a：腫瘍細胞は扁平上皮癌のマーカーp40が核に陽性を示す．
b：腫瘍細胞周囲のリンパ球はTリンパ球マーカー(CD3)陽性を示す．

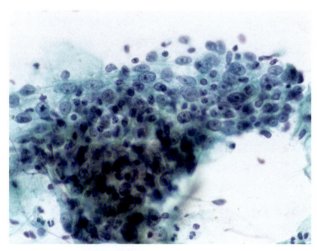

図5 子宮頸部擦過細胞像
細胞境界不明瞭な小集塊を形成して出現し，集塊内部や周囲にはリンパ球が多数認められる．

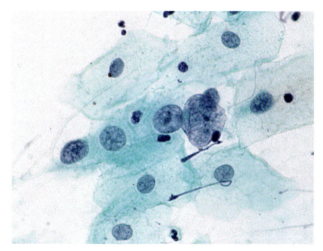

図6 子宮頸部擦過細胞像
腫瘍細胞のなかには大型の裸核細胞として観察されるものもある．

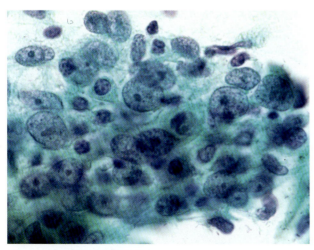

図7 子宮頸部擦過細胞像
細顆粒状のクロマチンを示し，核の濃染性は軽度で，クロマチンパターンに多彩性を欠く．核内には明瞭な核小体が観察される．

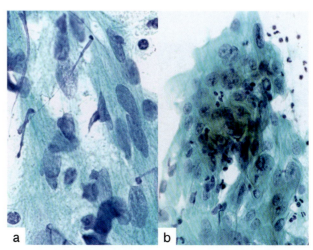

図8 子宮頸部擦過細胞像
腫瘍細胞のなかには扁平上皮細胞への分化をうかがわせる紡錘形細胞（a）や多辺形細胞（b）が認められる．

III 実践編　　1. 外陰　子宮腟部・頸部

7）分葉状頸管腺過形成（LEGH）と最小偏倚型粘液性腺癌（MDA）の鑑別

　分葉状頸管腺過形成（lobular endocervical glandular hyperplasia：以下 LEGH）と最小偏倚型粘液性腺癌（minimal deviation adenocarcinoma：以下 MDA）は，ともに胃型粘液を有する病変であり，HPV 感染との因果関係は認められていない[1),2)]．MDA は子宮頸部腺癌の 1〜3％とまれな疾患である[3)]．一方，LEGH はより頻度の高い病変と考えられている[4)]．LEGH の高度な例では著明な水様帯下がみられ，CT や MRI で子宮頸部に多数の小嚢胞が描出されるため，臨床的に MDA が疑われることがある[5),6)]．良性病変である LEGH と，強い浸潤性増殖を示し予後不良のことが多いとされる MDA の鑑別は非常に重要である．

　肉眼的には，LEGH は子宮頸管の上部に限局し，多房性で大きな嚢胞を形成するのに対し，MDA の病変は広範で，子宮腟部へ浸潤性に広がる傾向があるとされている[7)]．

　組織学的には，LEGH では拡張した頸管腺を取り囲むように小腺管が分葉状に配列し，胃幽門腺に酷似したいわゆる類器官構造を示す．腸上皮化生を伴うこともある[4)]．個々の小腺管は整った円形ないし類円形で，核は基底側に位置し異型を示さない．LEGH の構造は保っている（間質浸潤がない）ものの構成細胞の核異型がみられる「異型を伴う LEGH（atypical LEGH）」の存在も知られており[8)]，上皮内腺癌と同等の病変と考えられている．MDA では，異型に乏しい粘液性上皮が明瞭な腺腔形成を示して筋層深く浸潤する像が特徴的である．基本的に分葉状構造は認められず，腺の配列はランダムで，しばしば鋭角的な屈曲を示す[4)]．浸潤深部においてはある程度の核異型を示すことが多く，周囲の desmoplasia を伴う孤細胞性，クラスター状の間質浸潤がみられる．MDA の一部に LEGH あるいは atypical LEGH を伴うことがある．

　細胞学的に細胞質は LEGH，MDA ともに正常頸管腺のピンク色とは異なり，黄色調あるいは黄色調からオレンジ色の色調を呈する豊富な粘液をもつ．黄色調粘液の存在，および免疫染色での HIK1083 陽性，MUC6 陽性は，LEGH と MDA の両者に認められる幽門腺粘液の存在を示唆する所見であり，両者の鑑別所見とはならない[4),9)]．LEGH での細胞集塊は平面的な出現形態を示し，核の重積性は認めない（図1）．一方，MDA では細胞集塊は立体感があり，核の重積性がみられる（図2）[9)]．また，核小体の欠如ないし微細なものが 1 個程度みられる LEGH に対して（図3），MDA では核小体の大型化が認められる（図4）[9),10)]．核所見では，核異型を認めない LEGH に対して（図5，図7），MDA では明らかな核形不整，クロマチン構造の粗造化がみられる（図6，図8）[10)]．しかし，クロマチン増量が乏しく細胞異型が軽度であっても細胞の重積および大型核小体を認めた場合は，MDA の可能性も考慮するべきである[9)]．Atypical LEGH と MDA の鑑別はきわめて難しい．前者は非浸潤性病変，後者は浸潤性病変であることから，後者ではより細胞接着性に乏しく壊死性背景がみられることなどが予想されるが，判断基準はいまだ確立されていない．核内細胞質封入体は LEGH に特徴的な所見との報告もあるが[9)]，両者に観察されるとの報告もあり[10)]，明らかな鑑別所見とはならない．しかし，他の腺系病変では認められないとされており[10)]，胃型腺系病変の検出には役立つ可能性がある．

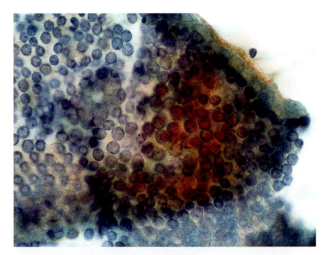

図1　分葉状頸管腺過形成の細胞像
細胞集塊は平面的であり，核の重積性はみられない．

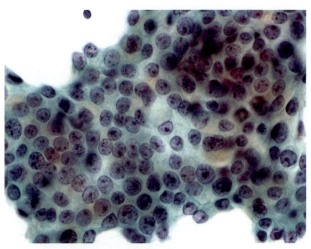

図2　最小偏倚型粘液性腺癌の細胞像
核の配列に乱れが生じ，核小体が観察される．

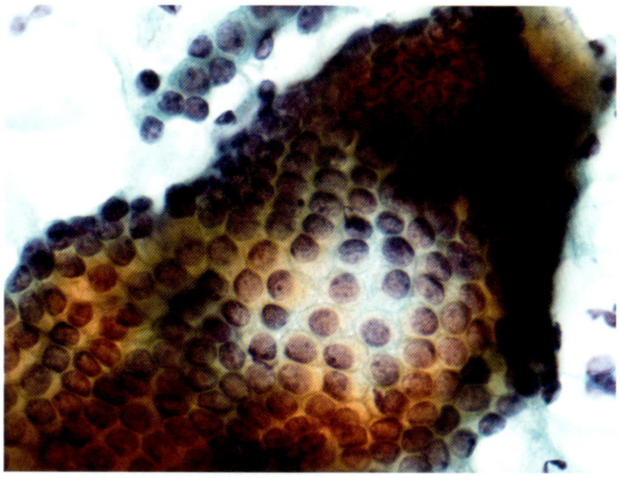

1. 外陰　子宮膣部・頸部

図3　分葉状頸管腺過形成の細胞像
腺管状を呈する細胞集塊．配列は整い，核は類円形で，異型性は認められない．

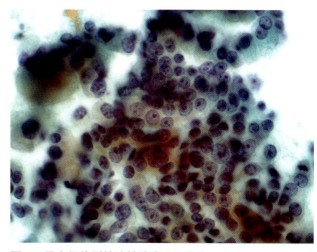

図4　最小偏倚型粘液性腺癌の細胞像
明瞭な核小体を有し，大小不同を示す核が不規則に配列し，重積も伴う．

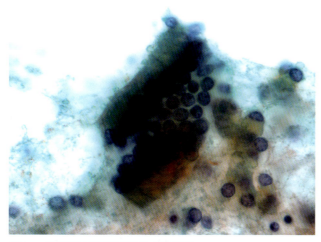

図5　分葉状頸管腺過形成の細胞像
黄色調粘液を有する円柱状細胞が，散在性あるいは整った集塊で出現している．

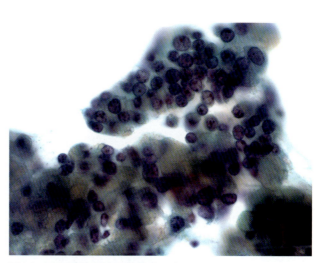

図6　最小偏倚型粘液性腺癌の細胞像
豊富な粘液を有する細胞が，重積性集塊を形成している．核縁は肥厚し核小体が目立つ．

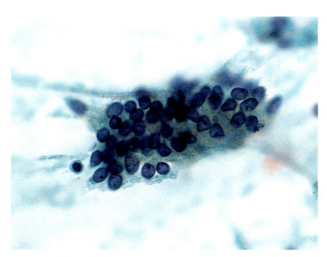

図7　分葉状頸管腺過形成の細胞像
円柱状を呈する細胞集塊．核異型に乏しい．

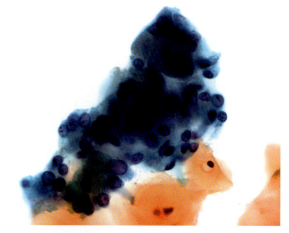

図8　最小偏倚型粘液性腺癌の細胞像
細胞集塊は立体的であり，核は大小不同を呈し，核小体が散見される．

III 実践編　1．外陰　子宮膣部・頸部

8）小型細胞で構成される腫瘍細胞の組織型推定

　子宮原発悪性腫瘍のうち小型細胞で構成される組織型は，上皮性腫瘍のみならず非上皮性腫瘍，血液系腫瘍および転移性腫瘍まで多岐にわたる[1]．これらの腫瘍はそれぞれ臨床適応が大きく異なり，細胞学的な立場からも可能な限り組織型推定に努めることが重要である．本項では小型細胞で構成される腫瘍細胞のうち，上皮性腫瘍については上皮内癌，小細胞癌，低分化型扁平上皮癌を，非上皮性腫瘍については悪性リンパ腫の細胞学的特徴と鑑別点を解説する．

　上皮性腫瘍である上皮内癌，小細胞癌および低分化型扁平上皮癌は，それぞれに背景，核，細胞質所見および出現形態に特徴があり，これらの所見を詳細に観察することが重要である．扁平上皮内病変のひとつである上皮内癌は，傍基底細胞型の異型細胞の出現と定義づけられる[2]．しかし，その大きさは必ずしも一様ではなく，症例によってはリンパ球の3〜4倍程度の大きさの小型細胞で構成されることがある．そのため，構成細胞の大きさに捉われない詳細な細胞観察が必要となる．特徴的な細胞所見としては，清浄な背景内にN/C比が80％以上となる緊満感のある類円形核を有し，クロマチンは細顆粒状で均等分布，細胞境界は不明瞭にみられる（図1，図2）．一方，浸潤癌である小細胞癌および低分化型扁平上皮癌では，悪性度が異なり，とくに小細胞癌は予後不良であることから両者を的確に鑑別することが必須となる．前者の細胞像は，背景に壊死，核線が出現する．腫瘍細胞は，類円形核を有し顆粒状のクロマチンと比較的明瞭な核小体が観察される．また，細胞配列に特徴があり，indian file状配列や相互圧排像，木目込み細工様配列（molding）を指摘することが重要である（図3，図4）．これに対し，後者は壊死性背景内に小型の類円形，短紡錘形および多辺形など多彩な様相を示す腫瘍細胞が出現する．クロマチンは濃縮状または粗顆粒状で核縁の肥厚がみられる．また，細胞質はライトグリーンに比較的厚く染色され，細胞境界は明瞭である（図5，図6）[3]．両者の鑑別には，①背景所見，②細胞集団の出現パターン，③細胞形，核所見に留意することが肝要である．

　非上皮性腫瘍である子宮原発悪性リンパ腫の多くは，びまん性大細胞型B細胞リンパ腫（DLBCL）である．子宮膣頸部，内膜細胞診ではGiemsa染色を用いないため，Pap.染色単独での細胞観察を余儀なくされる．腫瘍細胞は大型リンパ球程度の大きさで散在性に出現し，核は中心性でN/C比が高く，明瞭な核小体を有する．また，細胞質辺縁は比較的明瞭である．鑑別としては，濾胞性頸管炎にみられるリンパ球があげられる．前者が単調単一な出現形態を示すのに対し，後者は成熟小型リンパ球，未熟大型リンパ球および組織球の核破片貪食像の出現が鑑別点となる（図7，図8）[4]．

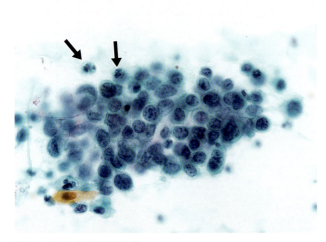

図1　上皮内癌の細胞像
症例により大きさは一様ではない．本例は小型細胞で構成される上皮内癌．矢印は好中球．

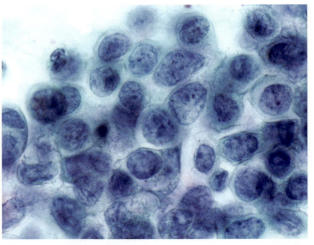

図2　上皮内癌の細胞像
核は円形で緊満感があり，クロマチンは細顆粒状を示す．

1. 外陰 子宮膣部・頸部

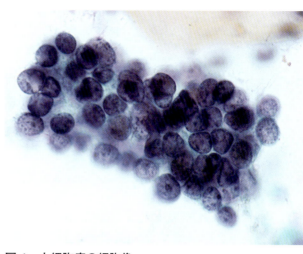

図3 小細胞癌の細胞像
細胞密度の高い細胞集塊.

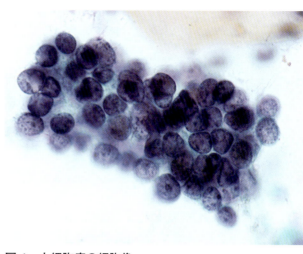

図4 小細胞癌の細胞像
顆粒状のクロマチンを有する異型細胞が相互圧排像を示す.

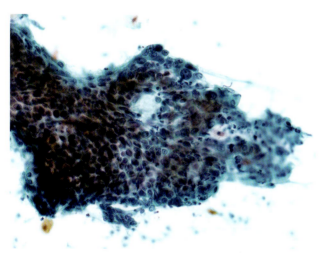

図5 扁平上皮癌の細胞像
短紡錘形細胞で構成される細胞集塊. 核に極性が認められる.

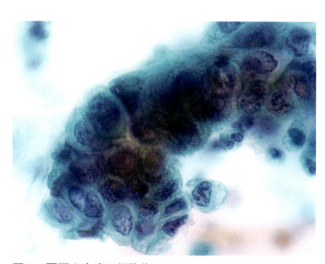

図6 扁平上皮癌の細胞像
細胞質は厚く, 核縁の肥厚や不整を認める.

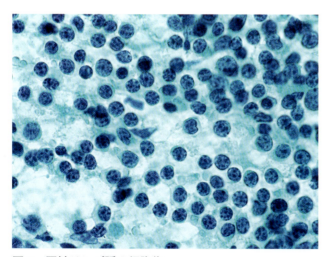

図7 悪性リンパ腫の細胞像
小型から中型の異型リンパ球を散在性に認める.

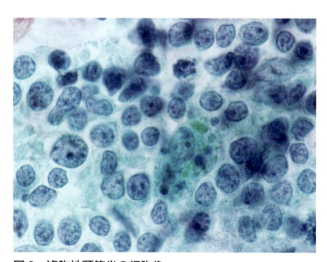

図8 濾胞性頸管炎の細胞像
成熟小型リンパ球, 未熟大型リンパ球および組織球の核破片貪食像が認められる.

III 実践編	**1. 外陰　子宮膣部・頸部**

【参考文献】

1) 外陰部扁平上皮系病変の鑑別診断

1) 児玉省二, 青木陽一, 清川貴子. 外陰・膣・子宮頸部. 日本臨床細胞学会・編. 佐々木寛. 細胞診ガイドライン 1 婦人科・泌尿器 2015 年版 第 1 版. 金原出版. 2015: 26-27.
2) 南敦子. 婦人科領域の細胞診. 坂本穆彦. 細胞診を学ぶ人のために 第 4 版. 医学書院. 2005: 124-154.

2) 中等度と高度鑑別

1) 平井康夫・監訳. ベセスダシステム 2001 アトラス. シュプリンガー・ジャパン. 2007.

3) 角化が著しい HSIL の判断と鑑別診断

1) 安田政実, 梶原博, 清川貴子・他. 扁平上皮系異型病変. 坂本穆彦, 安田政実. 腫瘍病理鑑別診断アトラス 子宮頸癌. 文光堂. 2009: 14-50.
2) 日本産科婦人科学会, 日本病理学会, 日本医学放射線学会, 日本放射線腫瘍学会・編. 子宮頸癌取扱い規約第 3 版. 金原出版. 2012.
3) 毛利紘子, 網倉貴之, 高橋裕子. 子宮腔に広範な表在性進展を示した扁平上皮癌－症例報告と細胞像の検討－. 埼玉県臨床細胞学会誌. 2014; 32: 25-29.
4) 三升畑奈穂, 伊佐山絹代, 河野哲也. 子宮頸部扁平上皮病変の集塊の見方－症例検討解説－. 埼玉県臨床細胞学会誌. 2014; 32: 96-98.

4) 高度異形成と上皮内癌

1) 日本産科婦人科学会, 日本病理学会, 日本医学放射線学会, 日本放射線腫瘍学会・編. 子宮頸癌取扱い規約第 3 版. 金原出版. 2012: 53, 67.
2) 安田政実. I 扁平上皮系異型病変 1 扁平上皮内腫瘍（CIN/SIL）. 坂本穆彦, 安田政実. 腫瘍病理鑑別診断アトラス 子宮頸癌 微小浸潤癌. 文光堂. 2009: 14-27.
3) 北村隆司, 松原美幸. 松井成明・編. I 婦人科 1 子宮膣部, 頸部, 外陰部　ポケット細胞診アトラス. 医療科学社. 2013: 18-20.

5) 上皮内癌と微小浸潤癌との鑑別

1) 日本産科婦人科学会, 日本病理学会, 日本医学放射線学会, 日本放射線腫瘍学会・編. 子宮頸癌取扱い規約第 3 版. 金原出版. 2012: 53-54.
2) 梶原博, 安田政実. I 扁平上皮系異型病変 2 微小浸潤扁平上皮癌. 坂本穆彦, 安田政実. 腫瘍病理鑑別診断アトラス 子宮頸癌 微小浸潤癌. 文光堂. 2009: 28-32.
3) 北村隆司, 松原美幸. 松井成明・編. I 婦人科 1 子宮膣部, 頸部, 外陰部　ポケット細胞診アトラス. 医療科学社. 2013: 22-24.

6) リンパ上皮腫様癌

1) 日本産婦人科学会, 日本病理学会, 日本医学放射線学会・編. 子宮頸癌取扱規約, 金原出版. 1997: 60.
2) Hasumi, K, Sugano, H, Sakamoto, G, et al. Circumscribed carcinoma of the uterine cervix, with marked lymphocytic infiltration. Cancer. 1997; 39: 2503-2507.
3) Tseng, C-J, Pao, C-C, Tseng, L-H, et al. Lymphoepithelioma-like carcinoma of the uterine cervix: Association with Epstein-Barr virus and human papillomavirus. Cancer. 1997; 80: 91-97.
4) 渡辺昌俊, 前田勝彦, 中山剛・他. 子宮頸部原発リンパ腫様癌の 1 例　J. Jpn. Cytol. 2001; 40 (5) : 552-553.
5) 郭翔志, 杉山裕子, 荒井祐司・他. 子宮頸部リンパ上皮腫様癌の細胞像の検討. J. Jpn. Cytol. 2007; 46 (6) : 338-343.

7）分葉状頸管腺過形成（LEGH）と最小偏倚型粘液性腺（MDA）の鑑別

1）Nara M, Hashi A, Murata S, et al. Lobular endocervical glandular hyperplasia as a presumed precursor of cervical adenocarcinoma independent of human papillomavirus infection. Gynecol Oncol. 2007; 106: 289-298.

2）Kawauchi S, Kusuda T, Liu XP, et al. Is lobular endocervical glandular hyperplasia a cancerous precursor of minimal deviation adenocarcinoma?: a comparative molecular-genetic and immunohistochemical study. Am J Surg Pathol. 2008; 32: 1807-1815.

3）Scully RE, Bonfiglio TA. Histological typing og female genital tract tumours. Berlin: Springer. 1994.

4）三上芳喜. 悪性腺腫に関する事実と誤解. 日臨細誌. 2006; 45（2）: 154-159.

5）Mikami Y, Hata S, Fujiwara K, et al. Florid endocervical glandular hyperplasia with intestinal and pyloric gland metaplasia: worrisome benign mimic of "adenoma malignum". Gynecol Oncol. 1999; 74: 504-511.

6）Yoden E, Mikami Y, Fujiwara K, et al. Florid endocervical glandular hyperplasia with pyloric gland metaplasia: a radiologic pitfall. J Comput Assist Tomogr. 2001; 25: 94-97.

7）Sasajima Y, Mikami Y, Kaku T, at al. Gross features of lobular endocervical glandular hyperplasia in comparison with minimal-deviation adenocarcinoma and stage Ib endocervical-type mucinous adenocarcinoma of the uterine cervix. Histopathol. 2008; 53: 487-490.

8）Mikami Y, Kiyokawa T, Hata S, et al. Gastrointestinal immunophenotype in adenocarcinomas of the uterine cervix and related glandular lesions: a possible link between lobular endocervical glandular hyperplasia/pyloric gland metaplasia and 'adenoma malignum'. Mod Pathol. 2004; 17: 962-972.

9）端昌彦, 弓納持勉, 村田晋一・他. 分葉状頸管腺過形成（LEGH）と悪性腺腫の細胞学的・組織学的検討. 日臨細誌. 2006; 45（2）: 126-133.

10）畠榮, 三上芳喜, 秋山隆・他. 悪性腺腫と鑑別を要する分葉状頸管腺過形成の細胞の見方と捉え方. 日臨細誌. 2006; 45（2）: 134-140.

8）小型腫瘍細胞の組織型推定

1）日本産婦人科学会・日本病理学会・日本医学放射線学会・日本放射線腫瘍学会・編. 子宮頸癌取り扱い規約 第3版. 金原出版. 2012: 52-63.

2）向井清, 真鍋俊明, 深山正久・編. 外科病理 第4版. 文光堂. 2010: 1052-1068.

3）坂本穆彦, 安田政実. 腫瘍病理鑑別診断アトラス 子宮頸癌. 文光堂. 2009: 33-42, 107-117.

4）北村隆司, 松原美幸, 松井成明・編. I 婦人科 ポケット細胞診アトラス. 医療科学社. 2013: 6.

III 実践編　2. 子宮体部

1）著しい好酸性細胞質変化（化生）を伴う子宮内膜腺間質破綻

　子宮内膜腺間質破綻（endometrial glandular and stromal breakdown：EGBD）は，エストロゲン刺激状態による無排卵性機能性子宮出血（DUB）時に高頻度にみられる．細胞像の特徴は，断片化集塊，表層被覆上皮の好酸性細胞質変化（化生），内膜間質細胞変性凝集像の三点であり，それぞれが過剰判定に繋がる可能性がある．とくに表層被覆上皮に生じる好酸性細胞質変化（化生）は，EGBD症例において比較的高頻度に観察され，しばしば重積性を伴う不整形突出集塊を形成して出現し過剰判定の一因となっている[1)～3)]．類内膜腺癌などとの鑑別点は，細胞間の結合性の強さであり，同一標本内の比較的観察容易な細胞集塊において，細胞間の結合性が強いことを確認することが肝要である．

　EGBD症例で表層被覆上皮に著しい好酸性細胞質変化（化生）が観察される場合，過剰判定の要因は，①それらがしばしば不整形突出集塊を形成すること，②時として核腫大を伴うこと，③高分化な類内膜腺癌にも好酸性細胞質変化（化生）が高頻度にみられることなどがあげられる．さらに，類内膜腺癌症例において観察される腫瘍性背景と，EGBD症例のフィブリン析出を伴う出血性背景が誤認されやすい．しかしながら，EGBD症例の好酸性変化（化生）を示す細胞は，細胞間の結合性が強く，集塊辺縁の"ほつれ像"がみられない．このことに着目すれば類内膜腺癌との鑑別は可能であり，特徴的な細胞像に習熟することが大切である（図1～図8）[4), 5)]．

　表層被覆上皮に生じる好酸性細胞質変化（化生）では，小さな房状の乳頭状増生が観察されることも特徴のひとつで，この房状の乳頭状増生は比較的規則正しく配列するため，弱拡大や中拡大で顕微鏡の焦点が合いやすい（図1～図4）．

　図5～図8に示すような立体的な構造異型を示す不整形集塊の出現をみた場合には，類内膜腺癌などとの鑑別はさらに困難となる．とくに，図8黒矢印のように，好中球の取り込み像が観察された際には，類内膜腺癌由来が疑われるが，内膜間質細胞凝集塊（図6，図8白矢印）の内包を確認することにより，いわゆる"化生性不整形突出集塊"であることが確認できる．この集塊はEGBD症例に高頻度に出現するため，診断の一助となる．さらに，強拡大では厚い細胞質とクロマチン増量のみられない核が観察される（図7）．

　しかしながら，好酸性細胞質変化（化生）を伴う類内膜腺癌との鑑別に苦慮する症例では，"内膜異型細胞；意義不明（atypical endometrial cells, of undetermined significance：ATEC-US）"と判定し，経過観察として異型細胞の消失を確認することも選択肢のひとつである．

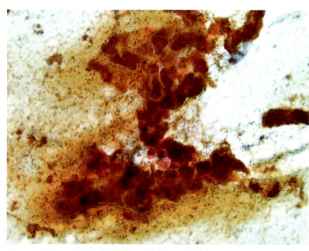

図1　著しい細胞質変化（化生）を伴うEGBDの細胞像
出血性背景のなかに，増殖期相当の内膜腺管と表層被覆上皮由来の大型集塊が出現している．

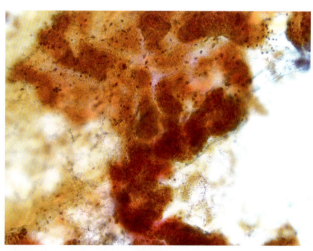

図2　著しい細胞質変化（化生）を伴うEGBDの細胞像
乳頭状の増生は比較的規則正しく，焦点が合いやすい．

2. 子宮体部

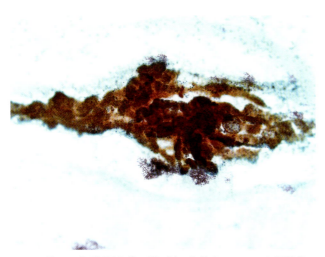

図3 著しい細胞質変化（化生）を伴うEGBDの細胞像
清明な背景のなかに出現する不整形突出集塊.

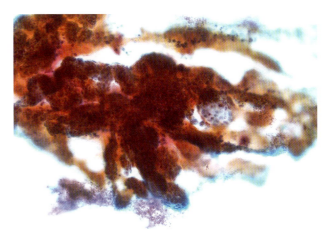

図4 著しい細胞質変化（化生）を伴うEGBDの細胞像
乳頭状の増生は比較的規則正しく，焦点が合いやすい．

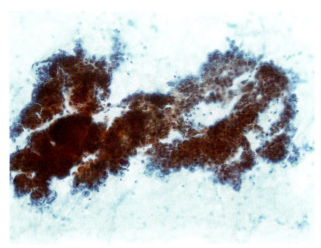

図5 著しい細胞質変化（化生）を伴うEGBDの細胞像
不規則に重積する大型の不整形突出集塊.

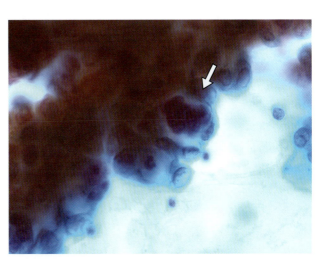

図6 著しい細胞質変化（化生）を伴うEGBDの細胞像
矢印は内膜間質細胞の内包であり，いわゆる"化生性不整形突出集塊"と判定する根拠となる．

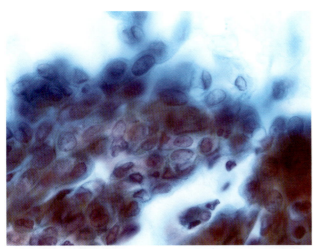

図7 著しい細胞質変化（化生）を伴うEGBDの細胞像
比較的平面的な部分では，厚い細胞質とクロマチン増量のみられない核が観察される．

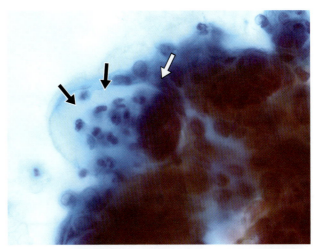

図8 著しい細胞質変化（化生）を伴うEGBDの細胞像
黒矢印は好中球の取り込み像，白矢印は内膜間質細胞の内包である．

137

III 実践編　2．子宮体部

2）ポリープ状異型腺筋腫

　ポリープ状異型腺筋腫（atypical polypoid adenomyoma：APAM）の定義は，扁平上皮化生を伴う不規則な異型内膜腺の増生とその周囲を取り囲む間質線維芽細胞の密な増生によって特徴づけられるポリープ状病変である．好発年齢は 30 ～ 40 歳代，臨床症状は不正性器出血，過多月経で，月経困難症患者の 20 ～ 30％に不妊症や肥満を合併する．好発部位は子宮体下部，内頸部上部である[1]．子宮内腔に隆起する境界明瞭な腫瘤で大部分は良性であるが，再発や内膜癌との共存，癌化することもあり，十分な経過観察が必要な腫瘍である．

　組織像は，腺管と間質線維芽細胞成分が密接に混ざり合ったポリープ状の腺筋腫である．上皮成分は内膜腺で異型増生を示す．構造異型があり，細胞異型を認めることがあるが，軽度のことが多い．扁平上皮化生，桑実胚様細胞巣（morule）が広汎に認められることが多い．中心部に壊死を伴うこともある．間質成分は筋線維芽細胞からなり，平滑筋様の束が渦巻き状に入り混じって増生する．通常核分裂像は少ない[2]．

　細胞所見は，異型内膜細胞が不規則な重積や配列の乱れなどの構造異型を示し，集塊内や背景に結合性の緩い紡錘形細胞（筋線維芽細胞）が集塊状，束状に出現する．しばしば扁平上皮化生性様変化が認められる[3]．強い重積を伴った異型細胞の集塊が出現することから，子宮内膜増殖症や類内膜癌との鑑別が問題となるが，背景の壊死物質の有無，細胞集塊の構造異型および細胞異型の強さ，平滑筋様細胞の有無などの詳細な観察が診断の手がかりになる．

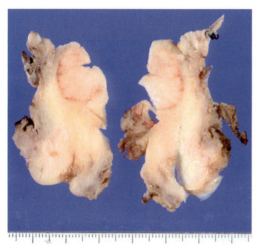

図 1　APAM の肉眼像
内頸部上部に発生するポリープ状の筋腫．

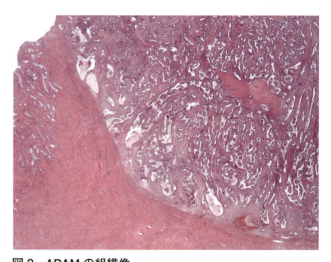

図 2　APAM の組織像
内膜異型腺管と間質線維芽細胞成分が密接に混在．

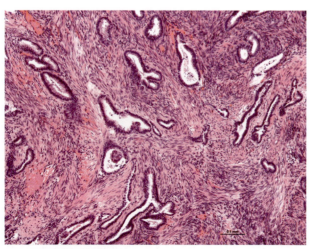

図 3　APAM の組織像
内膜異型腺管と間質線維芽細胞．

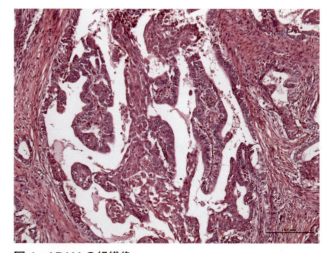

図 4　APAM の組織像
扁平上皮化生，桑実胚様細胞巣を広汎に認める．

2. 子宮体部

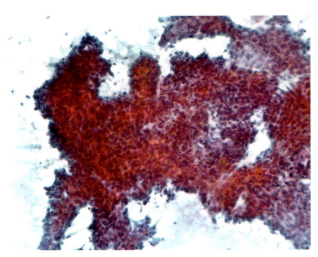

図5 APAMの細胞像
重積性のある内膜腺細胞集塊を認める．集塊辺縁では小乳頭状の突出がみられる．

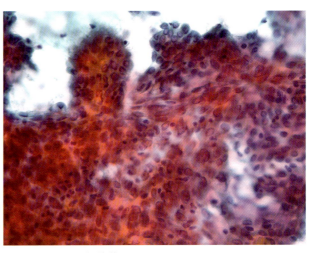

図6 APAMの細胞像
図5の拡大像．不規則な重積性が認められるが小乳頭状突出の内部には間質成分はみられない．

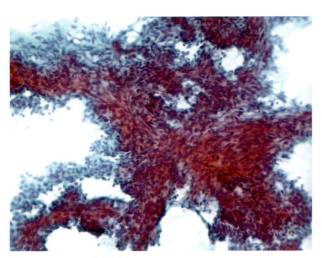

図7 APAMの細胞像
紡錘形細胞を伴った内膜腺細胞集塊を認める．

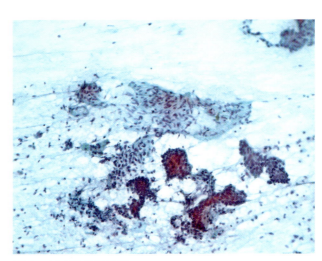

図8 APAMの細胞像
紡錘形細胞の集塊は内膜腺細胞の集塊と近接して存在している．

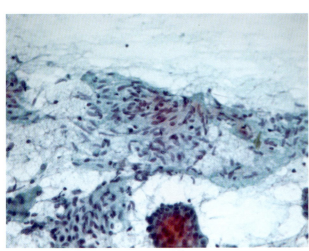

図9 APAMの細胞像
紡錘形細胞の核は，両端はやや丸みを帯びて葉巻様形態をしている．

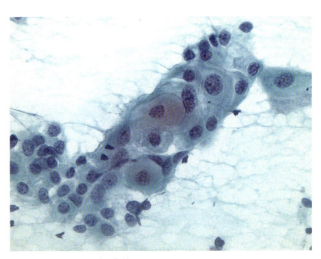

図10 APAMの細胞像
扁平上皮化生細胞を伴った細胞集塊．

Ⅲ 実践編　2．子宮体部

3）微小な類内膜癌 G1 の鑑別診断

　類内膜癌 G1 の細胞診断では，腫瘍細胞の細胞異型が軽度であるため構造異型を加味した細胞診断が有用である[1]．しかしながら，「病変が小さく，深達度も浅い，かつ内膜異型増殖症との混在・移行を示すような早期の類内膜癌（ほとんどが臨床進行期Ⅰa期にあたる）」においては，採取細胞量の不足，腫瘍性背景の欠如などにより細胞診推定にしばしば難渋する．その際，組織発生の前景となる内膜異型増殖症と，類内膜癌 G1 のそれぞれが占める割合によっても細胞像は異なり推定の難易度を増すことになる．

　このような早期の類内膜癌 G1 の細胞像は，時に採取細胞量少量で，図1，図3のように，きれいな背景に大小の不整形集塊の出現を認めるのみのこともある．異型に乏しい細胞で構成され，結合性の強い集塊であっても，集塊内に複数の腺腔を不規則に含む場合は内膜異型増殖症以上の病変が示唆される（図2）．核の重積が強く，一部に核の大小不同がみられる小集塊（図4），好酸性化生を伴い，核形不整，核縁の肥厚を示す細胞が不規則に配列する集塊（図5），粘液化生を示す集塊（図6）などの出現にも注目するべきである[2,3]．また，早期の類内膜癌 G1 では腫瘍腺管の増殖により腺上皮細胞と間質細胞との占拠率に変化がみられ，より腺上皮細胞が優位となる．このため細胞像においても両者の出現率には変化が生じ，背景にみられる間質細胞の減少，あるいは集塊への内膜間質細胞付着の欠如などの所見が認められる．したがって，細胞異型が軽度な集塊を主体とする症例であっても上記所見が観察された場合は異常所見として捉え，組織学的検査での確定診断の必要性を婦人科医に伝えることが望ましい．

　早期の類内膜癌 G1 の組織診断は，生検でも採取部位によっては内膜異型増殖症にとどまることもしばしばである．摘出材料の肉眼所見で，不整な内膜肥厚やポリープ状の隆起性病変として観察されることもある（図7）．図1〜図7は，内膜異型増殖症を背景に（図8a），わずかな類内膜癌 G1 の病巣が認められ（図8b），筋層浸潤はみられずⅠa期であった．

　結合性の良い不整形突出集塊が少数標本中に出現している場合，①癌病巣が小さい，②何らかの理由で癌細胞が十分量採取されなかった，③癌病巣周囲の内膜異型増殖症由来の細胞が採取されているなどの可能性が考えられる．また，早期の類内膜癌 G1 では，閉経期においてもエストロゲン作用により背景の正常内膜細胞の萎縮の程度が弱いことがあるため，腫瘍細胞との違いを見極めるのが困難な場合が多い．このことを踏まえたうえで，良・悪性の判断に迷う際には，確定困難としてその旨を明確に記載，伝達することが不可欠である．

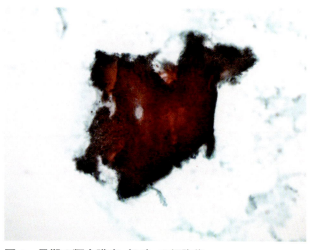

図1　早期の類内膜癌（G1）の細胞像
きれいな背景に，比較的大型の不整形突出集塊がみられる．

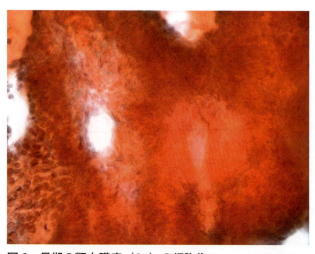

図2　早期の類内膜癌（G1）の細胞像
図1の拡大．核異型は乏しいが重積は強く，複数の腺腔が含まれている．

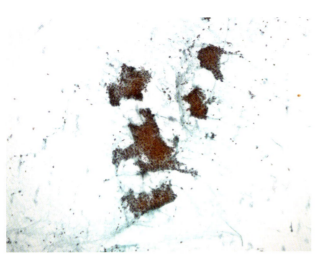

図3 早期の類内膜癌（G1）の細胞像
きれいな背景に，断片化した小型の不整形突出集塊がみられる．

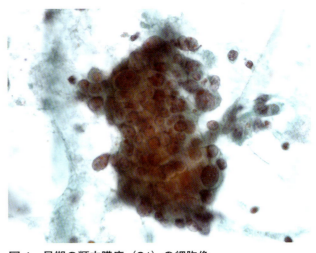

図4 早期の類内膜癌（G1）の細胞像
図3の拡大．重積を伴う小集塊．一部に核の大小不同がみられる．

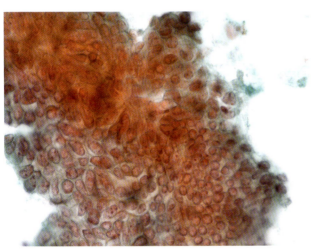

図5 早期の類内膜癌（G1）の細胞像
わずかに好酸性化生を示す集塊．核形不整，核縁の肥厚がみられる．

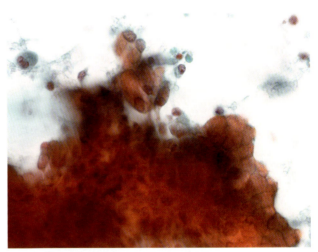

図6 早期の類内膜癌（G1）の細胞像
重積集塊の一部に粘液性化生がみられる．

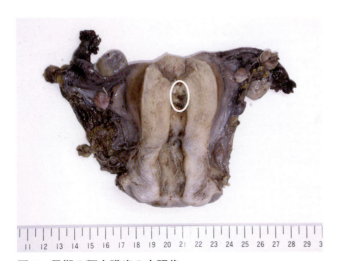

図7 早期の類内膜癌の肉眼像
子宮底部に15 mm大の隆起性病変がみられる（白丸）．

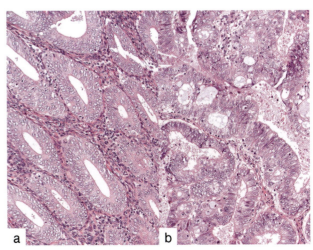

図8 早期の類内膜癌の組織像
a：子宮内膜異型増殖症．
b：類内膜癌，G1．

III 実践編　2. 子宮体部

4）著しい細胞質変化（化生）を伴う類内膜癌（G1）

　類内膜癌 G1 の腫瘍細胞は，小型で核異型が弱く，細胞異型のみから悪性度を判断するのは困難なことがある．そのため組織構築を反映する構造異型を加味した推定診断が提唱されている[1), 2)]．早期の類内膜癌 G1 に著しい種々の細胞質変化[3)～5)] が加わると，より判定が困難となる．

　細胞質変化を伴う類内膜癌 G1 の細胞像は，不整形重積集塊として出現することが多く，集塊内には不規則な腺腔や粘液球などを含み，重厚な細胞質を有する好酸性化生細胞由来を示すもの，細胞質内に粘液を含む粘液化生細胞由来を示すものが一集塊内に混在することもまれではない．また，好中球の取り込み像も観察される頻度が高い（図1～図4）．細胞間の結合性の低下がみられる小集塊では，個々の核所見が観察可能であるが，小型類円形核に核小体の明瞭化もみられず核異型が軽度であることが多い（図5，図6）．類内膜癌 G1 の細胞診断では，異常細胞集塊の出現数，それら絶対量や占有率の把握が必須であるが，早期の例では必ずしも容易ではない．

　組織診断においては，細胞質変化の存在は影響をそれほど大きな及ぼさないことが多い．通常，癌の表層は炎症の影響を受けやすく種々の程度に修飾を受ける．細胞像を提示した症例の組織像では，病巣表面に好酸性変化を主体とする細胞質変化が観察され，一部に粘液化生を示す部分もみられた．また，細胞診でしばしば捉えられる好中球の取り込み像もよくみられる（図7，図8）．

　早期の類内膜癌 G1 症例に多彩で著しい細胞質変化が加わると，核異型が軽度に感じられ，過小評価に繋がることがある．とくに，細胞質変化を伴う腺細胞が主に出現している，異型細胞が頸管腺細胞に類似しているなどの要素が加わると，良悪の判定をより困難にする．ゆえに，内膜細胞診においては構造異型を加味した細胞診断が有用と考えられているが，病変部が微小であれば，異常細胞集塊の出現数，頻度（占有率）ともに悪性と判定するには不十分な症例も経験される．このような症例では，前項（実践編　2. 子宮体部　3））と同様に，所見を明確に記して可能性の高い疾患および鑑別疾患をあげ，診断確定を組織診に委ねることになる．

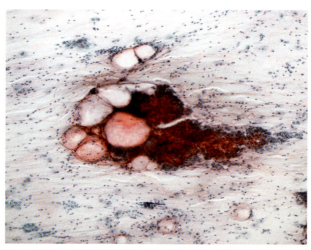

図1　著しい細胞質変化を伴う類内膜癌（G1）の細胞像
粘液性背景に大小の細胞集塊がみられ，透明な粘液球様構造がみられる．

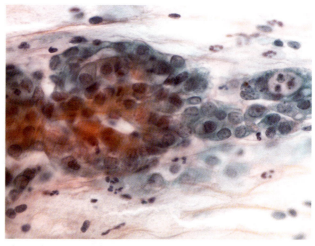

図2　著しい細胞質変化を伴う類内膜癌（G1）の細胞像
図1の拡大．好酸性細胞質，透明～橙色の粘液が混在する細胞が混在している．

2. 子宮体部

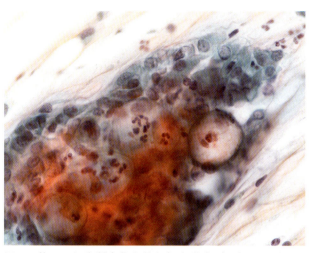

図3 著しい細胞質変化を伴う類内膜癌（G1）の細胞像
不規則重積の強い集塊．透明な粘液球が含まれる．また，好中球の取り込み像も観察される．

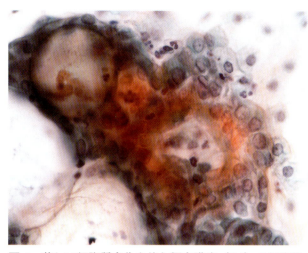

図4 著しい細胞質変化を伴う類内膜癌（G1）の細胞像
隣接する腺腔を伴う集塊．

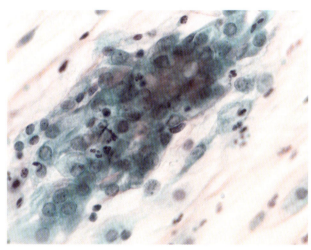

図5 著しい細胞質変化を伴う類内膜癌（G1）の細胞像
ゆるく結合する小集塊．小腺腔がみられる．

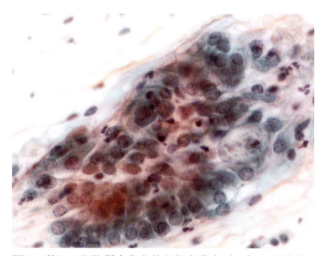

図6 著しい細胞質変化を伴う類内膜癌（G1）の細胞像
ゆるく結合する小集塊．粘液球内に好中球がみられる．

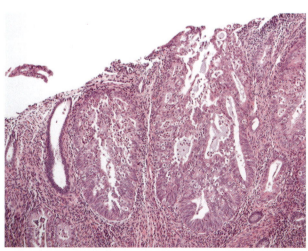

図7 著しい細胞質変化を伴う類内膜癌（G1）の組織像
篩状，癒合状の異型腺管がみられる．腺管内に粘液貯留をみる．

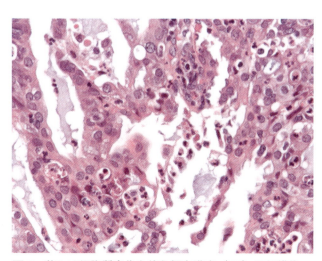

図8 著しい細胞質変化を伴う類内膜癌（G1）の組織像
図7の拡大．病変表層は好酸性化生が主体で，一部に粘液化生を示す部分をみる．また，好中球の取り込み像も観察される．

Ⅲ 実践編　2．子宮体部

5）肉腫様の形態を示す類内膜癌（G3）

　類内膜癌 G3 は，子宮内膜癌のなかでは比較的頻度が少ない[1]．その細胞像は類内膜癌 G1 に比べ細胞異型が強く，明瞭な構造的な分化を欠く．悪性と判断することは容易な場合が多いが，組織型を推定する際は，未分化癌，脱分化癌，小細胞癌，内膜間質肉腫，平滑筋肉腫，腺肉腫，癌肉腫などとの鑑別に留意する必要がある[2]．本項では，肉腫様の形態を示した類内膜癌 G3 について解説する．

　肉腫様の形態変化を伴う類内膜癌 G3 の細胞像は，①同一集塊内に腺癌由来の異型細胞と紡錘の異型細胞がみられる，②両者に移行像がみられる，③線維状の細胞質を有する異型細胞が散在性に出現する，などの所見が観察される．このような例では細胞診で癌肉腫と判断されることもまれではない．提示症例の出現形式は散在性から大小の重積性集塊まで多彩である（図 1）．不規則重積性を示す集塊では，小型類円形核を有し，N/C 比が高く，クロマチンは微細で，核小体が目立つ細胞も認められる（図 2）．また，図 3 のように，若干配列に規則性がみられ上皮由来と思われる部分と，規則性に乏しい配列を呈する紡錘細胞が混在する所見が観察される．配列の規則性が乏しい集塊と散在性の細胞は細胞質が乏しく，細胞質辺縁不明瞭な所見もみられる（図 4，図 5）．これらの核は楕円形～紡錘形の割合が高く，大小不同も認められ，肉腫由来が疑われる形態を示している．

　組織像では，平滑筋腫の表面に腫瘍細胞の増殖がみられた（図 6）．その一部には小型腺管が確認された（図 7a）．免疫染色では，AE1/3 陽性（図 7b），CD 10 陰性（図 8a），αSMA 陰性（図 8b）であり，内膜間質肉腫や平滑筋肉腫が否定され，類内膜癌 G3 と診断された．

　提示症例では，結合性の低下した分化の低い癌細胞が，細胞採取や塗抹時のアーチファクトにより散在傾向を示したため肉腫成分様の形態を示したものと考えられる．分化度の低い高異型度内膜癌は変性や壊死を起こしやすく，細胞採取時，塗抹時のアーチファクト所見が加わりやすいことも考慮して組織推定を行うことが大切である．

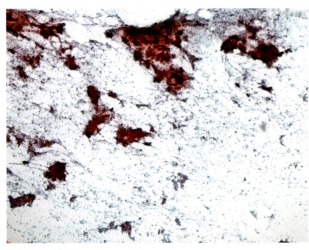

図 1　肉腫様の形態を示した類内膜癌（G3）の細胞像
大小の集塊および線維状構造を示す構造もみられる．

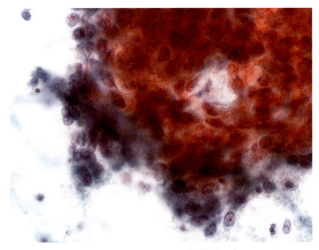

図 2　肉腫様の形態を示した類内膜癌（G3）の細胞像
小型細胞より構成される重積の強い集塊．小型の腺腔様構造がみられる．

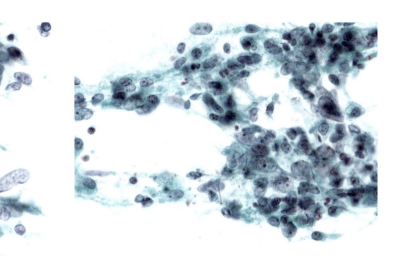

図3 肉腫様の形態を示した類内膜癌（G3）の細胞像
画像上部には配列にやや規則性がみられ，下部は紡錘細胞が混在し，規則性に乏しい．

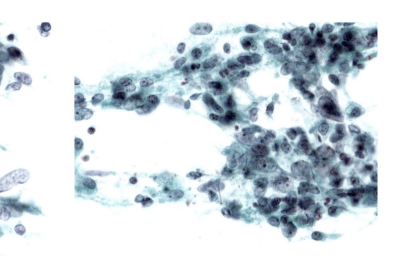

図4 肉腫様の形態を示した類内膜癌（G3）の細胞像
結合性の乏しい集塊．核の大小不同，紡錘状核が混在する．

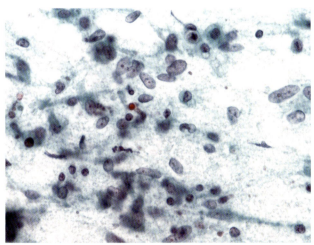

図5 肉腫様の形態を示した類内膜癌（G3）の細胞像
散在細胞．核の大小不同，紡錘状核が混在する．

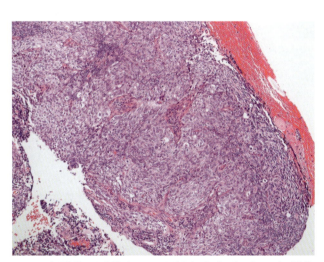

図6 肉腫様の形態を示した類内膜癌（G3）の組織像（摘出筋腫核表面）
平滑筋腫の表面に，小型の腫瘍細胞の増殖がみられる．

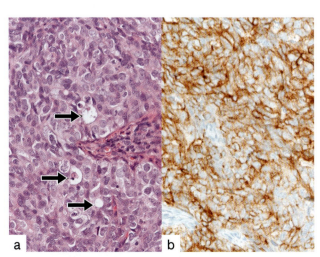

図7 肉腫様の形態を示した類内膜癌（G3）の組織像（摘出筋腫核表面）
図6の拡大．a：充実性増殖を示すが，一部には小腺管が散見される（矢印）．b：AE1/AE3 × 40 陽性．

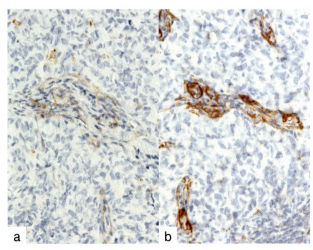

図8 肉腫様の形態を示した類内膜癌（G3）の組織像（摘出筋腫核表面）
a：CD10 × 40 陰性．b：αSMA × 40 陰性．

III 実践編　2. 子宮体部

6）粘液性癌の鑑別診断

　粘液性癌（mucinous carcinoma）は，類内膜癌の1〜9％に認められるまれな組織型である．患者の年齢は47〜89歳，不正出血をきたし多くは臨床病気Ⅰ期である．粘液性癌は，類内膜癌より骨盤リンパ節転移が多いと報告されているが，予後は類内膜癌と変わらない．粘液性癌の多くはKRAS遺伝子変異を有すると報告されている[1),2)]．

　肉眼的には腫瘍に粘液の付着が目立つ．組織学的には粘液産生性の異型腺管が腫瘍全体の50％以上に認められることが必要であるとされている．腺管構造は複雑で，多くは絨毛腺管状や絨毛状の構造を有する．主たる腺管はPAS染色陽性の粘液を有する子宮頸管腺類似の腺管であるが，好酸性の細胞を混じることがある．約半数にER（estrogen receptor）やPgR（progesterone receptor）を認める．筋層浸潤は約半数に認められる．鑑別診断には頸部腺癌，子宮内膜の粘液化生や，子宮頸部の微小腺管過形成などがあげられる．核異型は弱く核の重積はあまり目立たない．粘液は，PAS染色，Mucicarmine，Alcian blueで染色される．時に扁平上皮への分化が認められ，腫瘍周囲の子宮内膜には内膜増殖症や粘液化生を有することが多い．粘液性腺癌の前癌病変としては乳頭状粘液化生（papillary mucinous metaplasia）が考えられるとの報告がある．一部の症例では既往にEstrogenやProgesterone製剤の使用が報告されている．

　近年，子宮頸部胃型腺癌に似た異型の弱い低異型度粘液性癌（low grade mucinous carcinoma）の存在が報告されており診断にはより注意が必要である[3)]．

　細胞学的には，著明な粘液や炎症細胞を背景に伴うなか類円形の腫大核を有する淡明な核偏在性円柱状細胞を重積集塊状に認める．粘液空胞を有する細胞や髪をなびかせるように細胞質が長い細胞も認められる．クロマチンは細顆粒状で軽度増量している．核小体はあまり目立たない．柵状に配列する細胞集塊も認められる．扁平上皮への分化を示す細胞質の厚いライトグリーン好性やオレンジG好性の紡錘形細胞も認められる．細胞学的には子宮頸部粘液性癌に類似しているため，鑑別には背景に子宮頸部由来の成熟した扁平上皮が存在するかまたは類内膜癌と思われる集塊が存在するかなどの所見が参考になると考えられる[4)]．

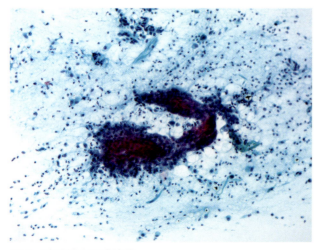

図1　粘液性癌の細胞像
粘液を背景に辺縁不整の重積性集塊を認める．

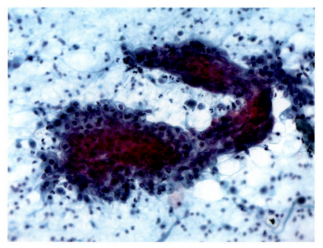

図2　粘液性癌の細胞像
淡明な核偏在性大型異型細胞の集塊を認める．

2. 子宮体部

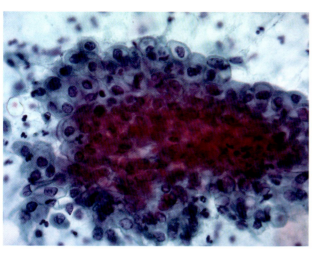

図3 粘液性癌の細胞像
細胞質の豊かな淡明な細胞の重積性集塊を認める．

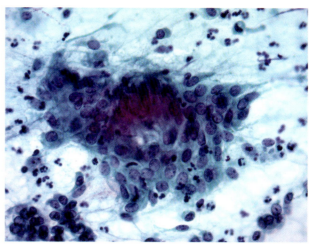

図4 粘液性癌の細胞像
細胞質の細長い細胞が柵状に配列する．

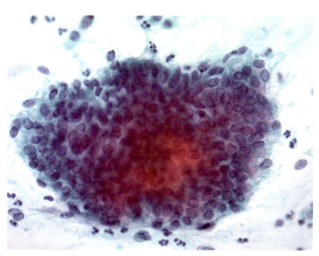

図5 粘液性癌の細胞像
重積の強い集塊も認められる．

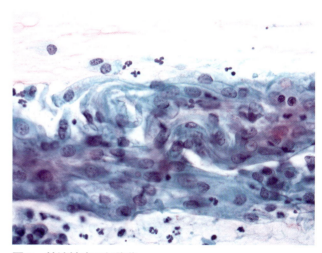

図6 粘液性癌の細胞像
髪をなびかせるように細胞質が長い細胞の集塊も認められる．

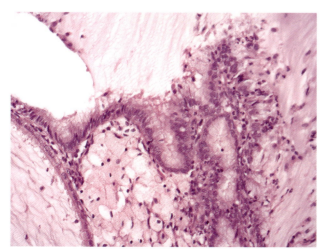

図7 粘液性癌の組織像
組織像では，粘液産生高円柱状細胞の増殖を認める．核重積はあまり目立たない．

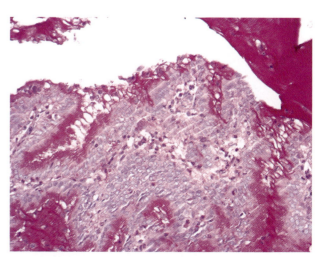

図8 粘液性癌（PAS染色）の組織像
PAS染色では，粘液が陽性に染色される．

147

7）漿液性癌の鑑別診断①（乳頭状増生が著しい漿液性癌）

　子宮内膜の漿液性癌（serous carcinoma）は卵巣の漿液性癌に似た組織像を示す癌であり，当初は uterine papillary serous carcinoma と呼ばれていたように複雑な乳頭状構造（図1，図2），腫瘍細胞が間質を伴わずに上皮表面に積み重なるように増殖する芽出（budding）（図3），裂隙状腺腔形成などの構造，高度な核異型（図4）が組織学的な所見として重視されてきた[1]．近年，漿液性腺癌のほとんどの症例で p53 遺伝子の変異がみられ，それを反映して免疫染色での p53 タンパクの発現パターンが，ほぼすべての細胞が強陽性となるか，すべての細胞が陰性となるかという異常所見を呈することが診断の参考とされるようになり，漿液性癌でも腺管状増殖や充実性増殖などの多彩な組織構築を示し得ることが明らかとなってきた．しかしながら乳頭状構造は漿液性癌の最も特徴的な組織構築であることに変わりはない．漿液性癌にみられる乳頭状構造の特徴は繊細な線維性間質を軸として複雑な分岐を示す点である．

　漿液性癌が複雑な乳頭状構造をとるため，細胞診でみられる腫瘍細胞集塊は類内膜腺癌の集塊よりも外に向かって凸な形状が複雑であることが多い（図5，図6）．細胞集塊が乳頭状構造に由来するものであることは，集塊の辺縁に間質細胞がなく，細胞表面が辺縁にみられることで認識できる．乳頭状構造の間質が細いためか，上皮のみの集塊がちぎれて出現することが多いためか，間質に相当する構造をみることは少ない（図7）．細胞異型は高度であり，核縁不整な類円形であることが多く，クロマチンは粗大顆粒状に増量して大型核小体をもつ（図7，図8）．細胞診検体に現れる腫瘍の浅層にあたる部分では腺管構造を呈することは少ないため，集塊の内部に腺腔をみることはまれである．

　子宮内膜上皮の乳頭状増殖は漿液性癌以外の病態においても観察される．良性の病態としては papillary proliferation があるが，この場合，上皮細胞は比較的均一な小型立方状であり，細胞異型は目立たない[2]．乳頭状構造を示す子宮体癌としては漿液性癌の他に類内膜癌の絨毛腺管亜型，明細胞癌があげられる．類内膜癌絨毛腺管亜型では乳頭状増殖は直線的な細い線維性間質を芯に持ち，漿液性癌よりも単純な構造であることと，細胞異型が通常の類内膜癌と同程度であることが漿液性癌と異なる．明細胞癌は漿液性癌と同じ程度の核異型がみられるが細胞質がやや広くみられること，間質の好酸性硝子様物質や粘液変性がみられる点で漿液性癌と鑑別可能である．

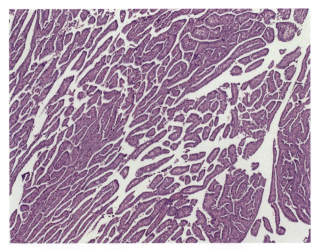

図1　漿液性癌の組織像
細い間質を芯とした乳頭状構造が密にみられる．

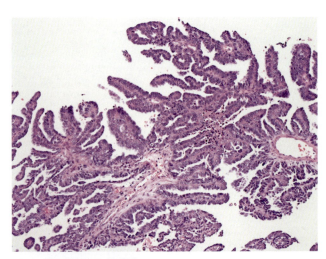

図2　漿液性癌の組織像
複雑な分岐を示す乳頭状構造をみる．

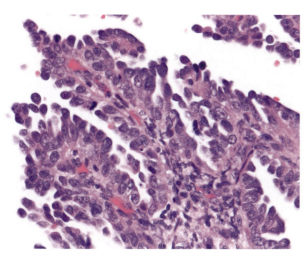

図3 漿液性癌の組織像
立方状の腫瘍細胞は高度な核異型を示し，表面に凹凸がみられる．

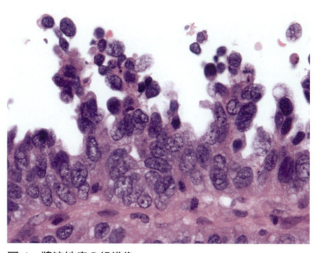

図4 漿液性癌の組織像
間質を伴わずに腫瘍細胞が積み重なって増殖する像は芽出と呼ばれる．

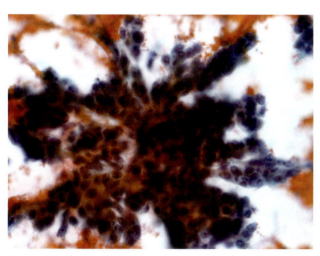

図5 漿液性癌の細胞像
集塊の外側に向かって腫瘍細胞が細い乳頭状構造を呈して増殖している．

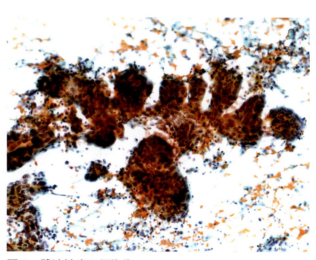

図6 漿液性癌の細胞像
いくつかの分枝からなる乳頭状構造．

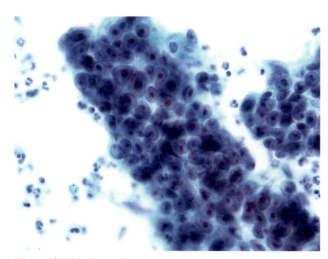

図7 漿液性癌の細胞像
細く，小さな乳頭状集塊がみられる．間質は目立たない．

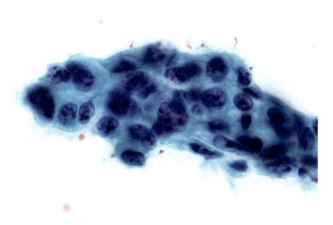

図8 漿液性癌の細胞像
腫瘍細胞は核の多形性を示し，大型核小体の出現を伴い，核異型が高度である．

III 実践編　2. 子宮体部

8）漿液性癌の鑑別診断②（大型で異型の強い漿液性癌）

　漿液性癌（serous carcinoma）は，子宮体癌の2～10%程度の頻度であるが，悪性度が高く，子宮体癌での死亡例の約半数を占め予後不良といわれている．現行の子宮体癌取扱い規約では「高度な異型を示す腫瘍細胞の複雑な乳頭状構造や芽出を特徴とする腺癌」と定義されている[1),2)]．閉経後に発症し，無症状のことが多く，早期発見には内膜細胞診が重要な役割を担っている．本項では漿液性癌の細胞所見の特徴と鑑別について概説する．

　漿液性癌は定義にあるように複雑な乳頭状構造や芽出を特徴としているが（**図1**，**図2**），この組織構築を反映するように細胞診標本において腫瘍細胞は乳頭状集塊として出現してくる．血管結合織成分を伴い大型で不整な集塊として出現することもあるが，乳頭状となった小型の不整形集塊として多数出現することもしばしばある（**図3**）．背景は出血性であり，裸核状となった異型細胞として腫瘍細胞が出現することもある．腫瘍細胞に強い異型性がみられる点が本腫瘍の特徴であり，核腫大，核の大小不同が目立ち，時として奇異な形状を示す核の出現や多核化もみられる（**図4**）．クロマチンは粗く，不均一に増加し，核小体の肥大も示す．細胞質はライトグリーン好性で，厚みのある細胞質を有することが多い（**図4**）．集塊内での結合性は比較的保持されており，核重積は3層程度のことが多い（**図5**）．集塊の辺縁は不整であるが（**図6**），最外層において細胞質が保たれていることがよく認められる（**図7**）．砂粒体の出現は特徴的といわれているが，出現頻度はあまり高いものではない．以上の細胞所見が漿液性癌の特徴とされているものである[3)～5)]．

　これらの所見が揃っている症例であれば組織型の推定は可能であるように考えられる．類内膜癌や明細胞癌も強い核異型を示すことがある．類内膜癌でいわれる高度な異型は「大型で多形性を示す」，「粗造なクロマチンを有する」，「大型核小体を有する」といった所見で表現されている．漿液性癌の核所見と重なる点が多いが，集塊の大きさや管腔構造の有無といった集塊構造の違いを観察することが鑑別点としてあげられる．明細胞癌とは腫瘍細胞の細胞質の性状や核形の違いをみることがポイントとなる．良性の状態で問題となるものとして核腫大や核小体の明瞭化を伴い核所見が目立つような好酸性化生があげられる．好酸性化生では核小体は概ね1個であり，核クロマチンの増加も目立つほどではない．集塊内での重積性もほとんどみられないか，もしくは軽度なものであり，核間も概ね均一となっている（**図8**）．集塊内において間質細胞の介在がみられたり，固有の子宮内膜細胞との移行が確認されたりする．これらの点が鑑別のポイントとなりうるが，観察には細心の注意を払う必要がある．

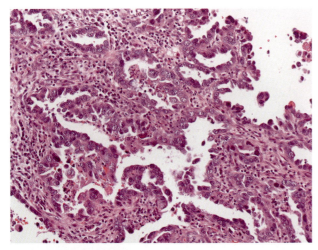

図1　漿液性癌の組織像
小型で複雑な乳頭状構造を形成している．

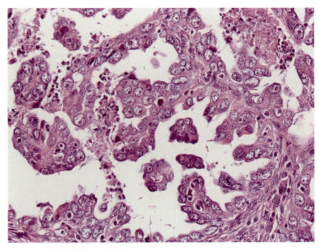

図2　漿液性癌の組織像
芽出像．腫瘍細胞は強い異型性を示し，厚い好酸性に細胞質を有する．

図3 漿液性癌（ブラシ採取）の細胞像
血性背景で，裸核状から小型の乳頭状集塊をなす腫瘍細胞が認められる．

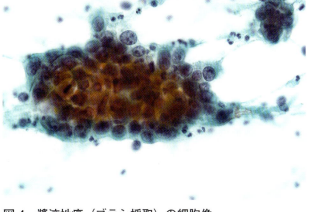

図4 漿液性癌（ブラシ採取）の細胞像
核腫大，核の大小不同，1～数個の核小体がみられ，細胞質も比較的厚くなっている．

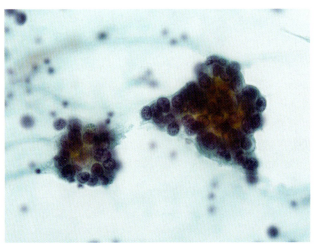

図5 漿液性癌（ブラシ採取）の細胞像
不整形の集塊で，核重積を示す．

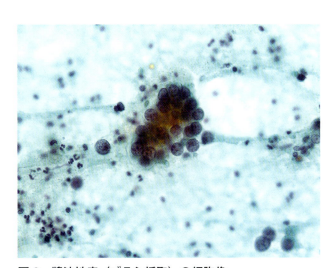

図6 漿液性癌（ブラシ採取）の細胞像
集塊辺縁は不整で，核の飛び出しもみられる．

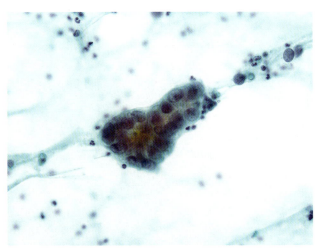

図7 漿液性癌（ブラシ採取）の細胞像
集塊内での結合性が強く，最外層において細胞質が保持されている．

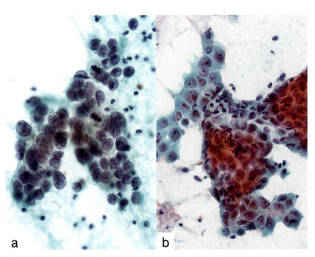

図8 漿液性癌（a）と好酸性化生（b）の細胞像
クロマチンの量や分布，核小体の数，細胞密度，核重積に違いが認められる．

2. 子宮体部

9) 明細胞癌の鑑別診断

　明細胞癌（clear cell carcinoma）は，子宮体癌の2〜5%程度の頻度であるが，エストロゲン非依存性のⅡ型腫瘍に分類され，予後不良な腫瘍と位置付けられている．現行の子宮体癌取扱い規約では「グリコーゲンに富む淡明な細胞質をもつ細胞や，わずかな細胞質と大型核を有して鋲釘（hobnail）状の形態をとる腫瘍細胞によって構成される腺癌」と定義されている[1),2)]．閉経後の発症が主体で，不正性器出血を主症状とし，子宮外進展をきたす傾向があるといわれている．治療を進めていくうえで正確な診断が要求され，内膜細胞診が果たす役割は重要である．本項では明細胞癌の細胞所見の特徴と鑑別について概説する．

　明細胞癌は，乳頭状，管状・嚢胞状，充実胞巣状といった組織構築を示し（図1〜図3），時として間質に好酸性の硝子様物質がみられることがある．細胞診標本では，血性の背景の中，小型〜中型の集塊として出現することが多く，集塊内での結合性は概してゆるく，最外層で核の突出像を示すこともある（図4〜図6）．腫瘍細胞は淡明で豊かな細胞質を有するものが多いが，ライトグリーン好性の厚い細胞質を有するものや細胞質内に粘液様物質を有するものも出現する．核は中央付近に位置することが多く，類円形で大小不同を示す．クロマチンは微細顆粒状に増加し，1〜2個程度の好酸性の核小体を有している．時として核小体が目立つことがある．明細胞癌でみられる細胞集塊はシート状もしくは2層程度までの軽度の核重積を示すものが多いが，中心部に分泌物様の基質を伴う集塊も時に認められる（図7）．同様の基質を伴い類円形の集塊ないし，ミラーボール状集塊と呼ばれる集塊もみられることがあり，診断に際して有用な所見になるといわれている[3),4)]．

　以上の細胞所見が揃って認められるような時には明細胞癌と診断することは可能であると思われるが，類内膜癌との鑑別に苦慮することがしばしば経験される．明細胞癌では核異型が強いことが多いが，細胞の分化が低い類内膜癌との鑑別が問題となる．類内膜癌の集塊では核重積が強く，3層以上の重積を示し，腫瘍細胞間の境界も不明瞭なことが多い．これに対して核重積が軽度で，細胞間の境界も明瞭な集塊が主体である時は明細胞癌を疑う必要がある．両者とも裸核状で孤在性となった腫瘍細胞も出現するが，明細胞癌の核形は類円形であるのに対し，類内膜腺癌のものは円形〜長楕円形で核縁の肥厚を伴うとされており，核形の違いを確認することもポイントとなる（図8）[5)]．明細胞癌は淡明な細胞質を有するだけでなく，類内膜腺癌や漿液性癌よりも広い細胞質を有することも特徴といわれている．異型性が強い点で共通しているが，核重積を示し，結合性が強く，ライトグリーン好性の厚い細胞質を有する腫瘍細胞が主体の時には漿液性癌を疑う必要があるものと考えられる．

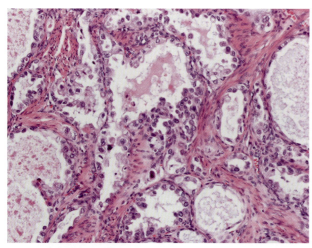

図1　明細胞癌の組織像
管状ないし嚢胞状構造を示す．

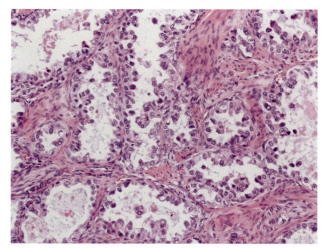

図2　明細胞癌の組織像
核が突出する鋲釘状の腫瘍細胞が認められる．

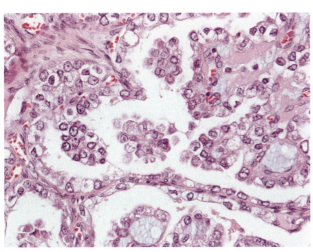

図3　明細胞癌の組織像
淡明ないし淡い好酸性の細胞質を有し，核の大小不同や形状不整がみられる．

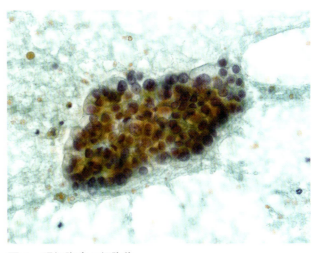

図4　明細胞癌の細胞像
血性背景の中，小型の集塊として認められ，細胞密度も増している．

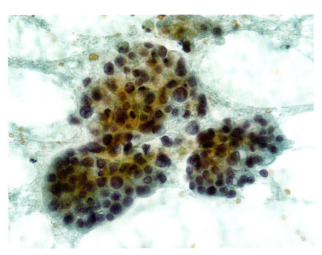

図5　明細胞癌の細胞像
核は類円形であるが，大小がみられ，細胞質は淡く豊かである．核重積は軽度である．

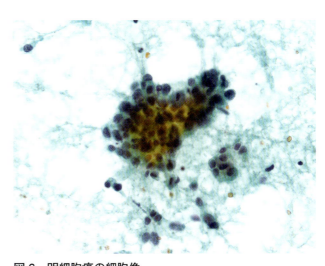

図6　明細胞癌の細胞像
集塊の最外層において核の飛び出しが認められる．

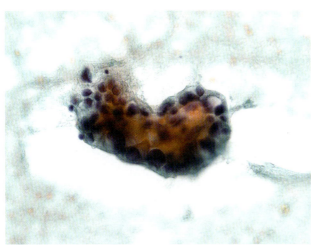

図7　明細胞癌の細胞像
集塊中央および細胞質内に粘液様の物質を容れている．

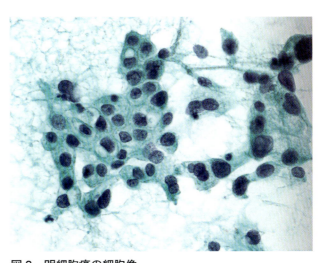

図8　明細胞癌の細胞像
核中心性で，大小不同がみられる．細胞質は淡く，細胞境界も比較的明瞭である．

III 実践編　2. 子宮体部

10）癌肉腫の細胞診断

　癌肉腫（carcinosarcoma, malignant mixed müllerian tumor：MMMT）は上皮性悪性腫瘍と間葉系悪性腫瘍の混在する腫瘍であり，子宮体部悪性腫瘍の5％以下に認められる．多くは高齢者に起こり40～90歳代に発生の報告がある．発生の危険因子として乳癌治療薬のタモキシフェンおよび子宮頸癌や直腸癌に対する放射線療法がある．臨床症状としては不正性器出血が多いが，子宮口からの腫瘤の下垂も認められることがある．肉眼的には腫瘍はポリープ状を呈することが多く，約1/4は子宮口をこえて発育する．腫瘍は柔らかく壊死や出血を伴う．

　組織学的には上皮性悪性腫瘍（癌）の成分と間葉系悪性腫瘍（肉腫）の成分が混在して存在する．癌の成分は類内膜癌，漿液性癌や高異型度の癌が多い．肉腫成分は約半数が紡錘形や多型性を示す同所性肉腫成分からなり，平滑筋肉腫や内膜間質肉腫の形態を示すこともある．異所性成分も約半数にみられ，横紋筋肉腫や軟骨肉腫などを含む[1,2]．

　細胞学的には，組織像と同様に上皮性悪性腫瘍の成分と間葉系悪性腫瘍の成分が壊死性の背景とともに認められる．上皮性悪性腫瘍の成分が類内膜癌であれば核偏在性異型細胞の密な重積性集塊を認める．また高異型度の癌であればクロマチンの増量した異型の強い上皮細胞が辺縁不整な重積性集塊として出現する．間葉系悪性腫瘍の成分は異型の弱い大型紡錘形細胞や逆に異型の強い大型細胞として認められ，孤立性の細胞として散在性に出現することが多い．異所性の成分として横紋筋肉腫を含む場合にはライトグリーン好性の厚い胞体を有する核偏在性細胞が認められ，胞体内に横紋を認めることもある[3]．

　癌肉腫の病理発生については，単クローン性が認められるため肉腫成分も上皮由来であると考えられている．癌肉腫の遺伝子異常は$p53$遺伝子変異が最も頻度が高いが，約半数にPI3K/AKT系やRAS/RAF系の遺伝子異常が認められる[1]．

　癌肉腫の予後は不良であるが，臨床病期Ⅰ期の腫瘍に関しては，異所性成分を有する腫瘍の予後が同所性成分を有する腫瘍より不良であると報告されている[1]．

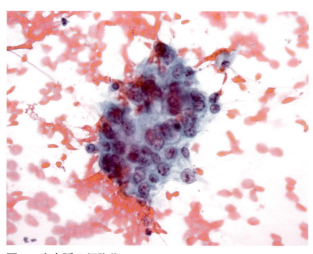

図1　癌肉腫の細胞像
核腫大，核クロマチンが増量した核偏在性大型細胞の集塊を認める．癌に由来する集塊と考えられる．

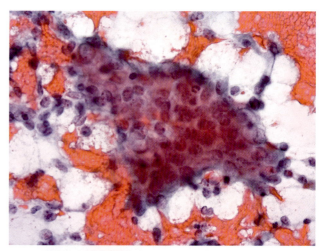

図2　癌肉腫の細胞像
胞体の広い核偏在性異型細胞の平面的集塊．癌に由来する集塊と考えられる．

2. 子宮体部

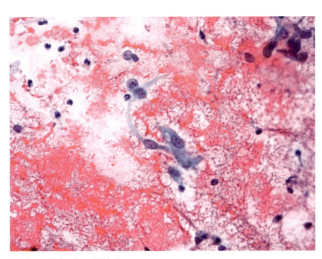

図3　癌肉腫の細胞像
核腫大を伴う紡錘形細胞を認める．核小体は明瞭，核クロマチンの増量は目立たない．肉腫成分に由来する細胞と考えられる．

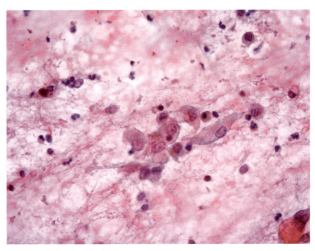

図4　癌肉腫の細胞像
胞体の幅の広い紡錘形異型細胞の集塊．肉腫成分に由来する細胞と考えられる．

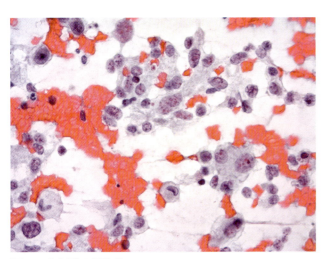

図5　癌肉腫の細胞像
核小体明瞭な胞体の豊かな大型細胞が結合の乏しい集塊として出現する．肉腫に由来する細胞集塊と考えられる．

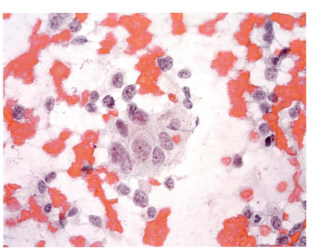

図6　癌肉腫の細胞像
淡明な大型異型細胞の集塊．核小体の形成を伴う大型核を有するが，クロマチンの増量は著明ではない．肉腫に由来する細胞と考えられる．

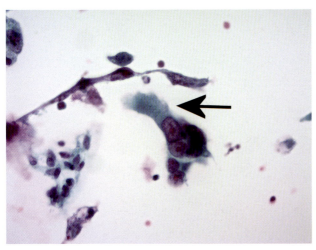

図7　癌肉腫（LBC標本　BD SurePath™）の細胞像
肉腫に由来する奇怪な大型細胞には横紋の形成が認められる（矢印）．

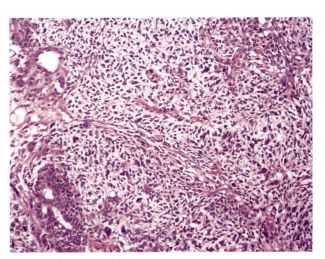

図8　癌肉腫の組織像
腺腔を形成する癌の成分の周囲には肉腫成分を認める．

2. 子宮体部

11）漿液性癌の初期病変・漿液性子宮内膜上皮内癌

　漿液性子宮内膜上皮内癌（serous endometrial intraepithelial carcinoma：SEIC）は，漿液性腺癌の前駆病変とされており，高度な異型を示す腫瘍細胞が萎縮内膜腺を置換するように増殖し，間質浸潤がみられないものをいう．高齢者に発生することが多く，しばしばポリープ内に発生することが知られている．間質浸潤を認めないにも関わらず子宮外への腹膜播種をきたし予後不良な転帰を辿る症例がある．多くの症例で p53 遺伝子変異が認められる．

　SEIC は細胞診的には「陽性」と判定できるにも関わらず，組織生検では，内膜が萎縮性のため，しばしば十分な組織が採取できず「陰性」・「検体不適」と診断されることがある．症状に乏しい例では，細胞診異常が発見の契機となると同時に，診断の決め手となることもある[1]．

　SEIC の細胞像は，背景は壊死に乏しく血性や水様性で，萎縮内膜細胞の混在をみることが多い．腫瘍細胞は，軽度の重積もしくは配列の乱れた比較的平面的な集塊や微小乳頭状集塊をなしている．腫瘍細胞と萎縮内膜細胞との移行像がみられることもある．腫瘍細胞は N/C 比が高く，核形不整，クロマチンの増加を伴い，大型で明瞭な核小体を認める．また，腫瘍細胞の核は萎縮内膜細胞の核と比較して大型である（腫瘍細胞 12 μm：萎縮内膜細胞 5.5 μm ＝ 2 倍強）[1]．

　鑑別疾患として，①卵巣癌や卵管癌の転移，経卵管的流入，②漿液性腺癌，③非腫瘍性内膜化生性変化があげられる．①転移や流入の場合，背景が清明である点や，腫瘍細胞の特徴なども SEIC と共通点が多い．子宮鏡，画像所見，腹水の有無，ポリープの有無といった臨床情報を加味した総合的な診断が肝要である．②漿液性腺癌では壊死がみられることが多く，様々な太さの血管性間質を伴う乳頭状増殖を示す．個々の腫瘍細胞は大型で N/C 比が高く，核形不整，および核小体が目立つ．異型は強いが，結合性が比較的良い．③閉経後の内膜には種々の程度に萎縮がみられるが，腺上皮の変化は個人差があり一様ではない．小型の萎縮内膜細胞との対比において，比較的大きな化生性上皮がしばしば問題となり，腫瘍性と誤って判断されることがある．核異型や細胞密度に留意する必要がある．

　近年，SEIC の前駆病変として「endometrial glandular dysplasia」の概念も提唱されている[2]．SEIC および一連の上皮内病変には抗 p53 タンパクの免疫細胞化学染色が一助となることがある[3]．

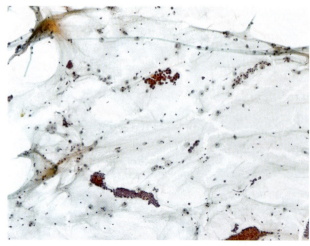

図1　SEIC の細胞像
清明な背景に，萎縮上皮と異型細胞集塊が散見される．

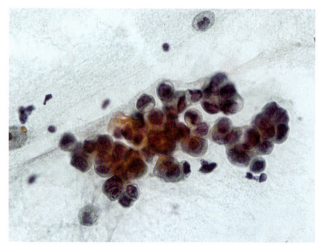

図2　SEIC の細胞像
腫瘍細胞は N/C 比が高く，核形不整が目立つ．

2. 子宮体部

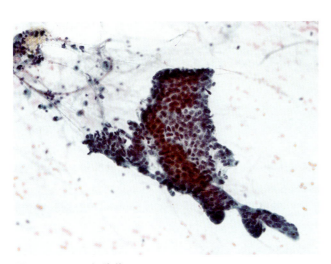

図3　SEICの細胞像
平面的な集塊の一部に乳頭状の突出がみられる．

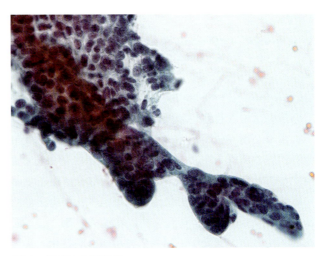

図4　SEICの細胞像
乳頭状の突出部は間質を伴わない（図3の拡大）．

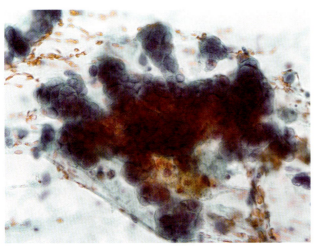

図5　SEICの細胞像
腫瘍細胞が密に結合して微小乳頭状を呈している．

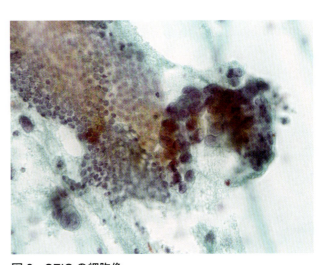

図6　SEICの細胞像
小型の萎縮内膜細胞と腫瘍細胞に移行がみられる．

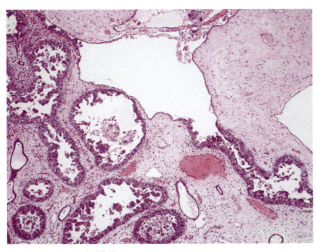

図7　SEICの組織像
異型の強い腫瘍細胞が腺管内で増殖している．間質浸潤はみられない．

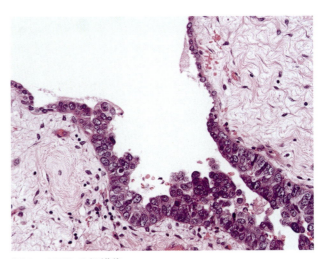

図8　SEICの組織像
腫瘍細胞は多層化し，非腫瘍細胞と明瞭な境界（フロント）をなしている．

157

Ⅲ 実践編　2. 子宮体部

12) 子宮内膜細胞診陽性であった卵管癌症例

　卵管癌は婦人科悪性腫瘍婦人科悪性腫瘍のなかで0.3〜1.1%を占めるまれな腫瘍で，好発年齢は40〜65歳で約半数が閉経後である．臨床症状は水様帯下，不正性器出血，下腹痛，腹部腫瘤とされている[1]．卵管癌は卵管内腔の卵管上皮より発生し，乳頭状に発育するが早期により筋層にも浸潤する．初期癌は卵管が水腫状を呈することが多く，組織学的には，大部分は腺癌で卵巣の漿液性腺癌に類似する[2]．

　組織所見は，卵管内で結節性に増殖する腫瘍を認め（図1），卵管采にも結節を形成している．組織学的に腫瘍は乳頭状（図2）から充実性に増殖（図3）し，腫瘍細胞は胞体内粘液の目立たないN/C比の高い細胞からなり，核の腫大と大小不同性，核小体の明瞭化，異型核分裂などを示し（図3），スリット状の管腔形成が特徴である（図2）[3]．微小乳頭状集塊の形成も認められる（図4）．

　細胞像の特徴は，きれいな背景に異型性のない内膜腺細胞ともに小型の丸みを帯びた小集塊状の異型腺細胞が出現することである．それらは，細胞質に重厚感があり，N/C比の増大，核の大小不同，クロマチンの増量，核縁の不均等肥厚，肥大した核小体が目立つ（図5〜図10）[4],[5]．

　卵管癌はまれな腫瘍ではあるが，腺系悪性細胞が検出されたにも関わらず子宮頸管，子宮体部ともに病変が認められない場合には，考慮する必要がある．

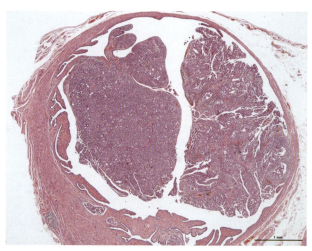

図1　卵管癌の組織像
卵管内で増殖する腫瘍乳頭状増殖部．

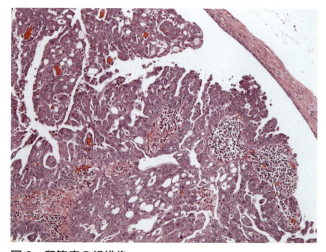

図2　卵管癌の組織像
腫瘍細胞が，不規則な樹枝状，乳頭状配列を示し，スリット状の裂隙形成を認める．

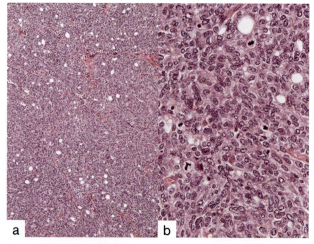

図3　卵管癌の組織像
低分化充実性増殖を示す領域（a）．多数の核分裂像を伴う（b）．

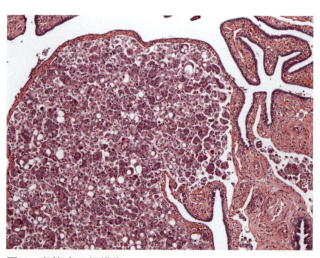

図4　卵管癌の組織像
微小乳頭状胞巣（主にリンパ管内）．空胞形成も目立つ．

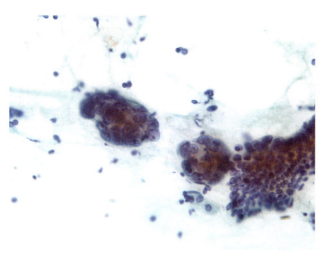

図5 卵管癌の細胞像（子宮内膜細胞診）
正常内膜細胞集塊のなかに丸みを帯びた小集塊で出現する腺系の腫瘍細胞を認める．

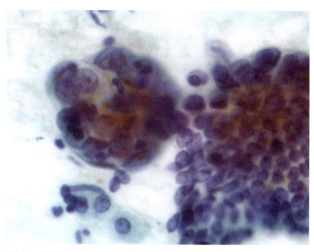

図6 卵管癌の細胞像（子宮内膜細胞診）
腫瘍細胞は重積性が著明である．

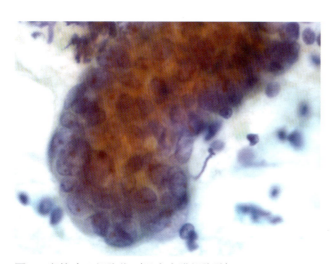

図7 卵管癌の細胞像（子宮内膜細胞診）
乳頭状集塊で出現す腫瘍細胞．不規則で細胞質に乏しくN/C比は高い．

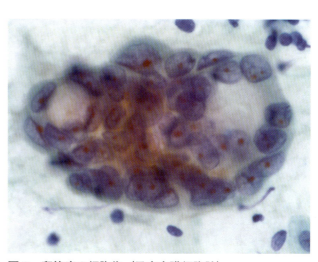

図8 卵管癌の細胞像（子宮内膜細胞診）
管状配列を示す集塊で出現する腫瘍細胞．核縁は肥厚し核小体の肥大が明瞭．

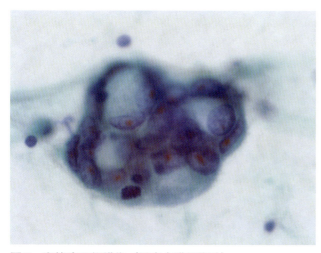

図9 卵管癌の組織像（子宮内膜細胞診）
腫瘍細胞の細胞質は辺縁に重厚感があり，空腔が認められる．

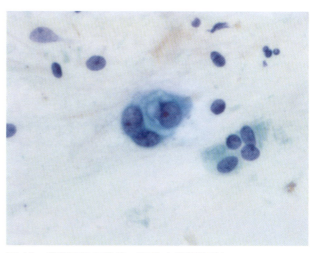

図10 卵管癌の細胞像（子宮内膜細胞診）
孤立性に出現する腫瘍細胞．細胞質内に小空腔を認める．

13）腹水中に出現した子宮内膜間質肉腫

　子宮内膜間質肉腫（endometrial stromal sarcoma：ESS）は，内膜間質細胞に由来する腫瘍で，比較的まれな疾患である．2014年のWHO分類（第4版）では，良性の内膜間質結節（endometrial stromal nodule：ESN），高悪性の未分化子宮内膜肉腫（undifferentiated uterine sarcoma：UUS）などとともに，子宮内膜間質関連腫瘍（endometrial stromal and related tumors）に分類される[1]．高悪性度子宮内膜間質肉腫（ESS, high grade）は，2003年のWHO分類（第3版）で未分化子宮内膜肉腫にまとめられたが，2014年に発刊されたWHO分類（第4版）で復活した．

　子宮内膜間質肉腫は，組織学的に正常増殖期内膜に類似し異型の加わった腫瘍細胞が浸潤性に増殖する（図1，図2）．ほかの子宮肉腫との鑑別には，免疫組織化学的な検索が一助となる．子宮肉腫のなかで割合の多い平滑筋肉腫とは，Desmin（図3）などの平滑筋への分化を示すマーカーが陰性であることが鑑別点となる．子宮内膜間質細胞マーカーであるCD10や，ER（estrogen receptor），PgR（progesterone receptor）が陽性となるが，高悪性度になればCD10やER，PgRが陰性化または減弱する．c-KITは，低異型度で時に陽性，高異型度ではほとんどの症例で陽性を示すが，未分化では陽性を示さないとされている．Cyclin D1は低異型度でもしばしば陽性を示すが高異型度や未分化では大部分の例でびまん性陽性を示すのが特徴である（図4）．分子病理学的に，低異型度，未分化ともにJAZF1を含む領域の転座が報告されているが，高異型度ではYWHAE-FAM22A/Bの融合遺伝子のみでJAZF1の異常はみられない[2]．

　子宮内膜間質肉腫の捺印細胞像では，腫瘍細胞は主として小型で孤立散在性に出現し，腫瘍細胞の大小不同は比較的少ない．卵円形〜楕円形の核を有し，N/C比が高く裸核状を呈する細胞も多くみられる．クロマチンの増量は比較的少なく，顆粒状を呈し，核小体は1〜2個のものが多いが目立たない[3]．

　腹水中の細胞像は，小型の細胞が孤立散在性あるいは小集塊として出現する．腫瘍細胞は小型で，N/C比がきわめて高い．核は卵円形〜楕円形で，核縁肥厚がみられ，微細顆粒状のクロマチンを有する．クロマチンは軽度の増量を示し，小型の核小体が1個〜数個みられる場合や不明瞭な場合もある．細胞質は淡く細胞質辺縁は比較的明瞭となる（図5〜図8）．孤立散在性に出現する腫瘍細胞は胞体の豊かな中皮細胞との鑑別は容易であるが，組織球との鑑別が困難である．高異型度子宮内膜間質肉腫細胞は，偽結合性を示す小集団で出現する場合があり，小型の中皮細胞集塊との鑑別が難しくなる．N/C比がきわめて高く，微細顆粒状で増量したクロマチンと肥厚した核縁に着目することが，中皮細胞や組織球との鑑別ポイントになる．

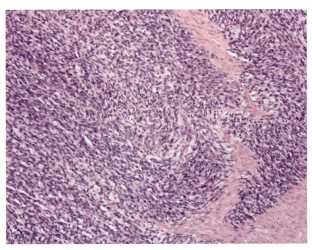

図1　子宮内膜間質肉腫（高悪性度）の組織像
紡錘形腫瘍細胞が子宮筋層へ浸潤性に増殖している．

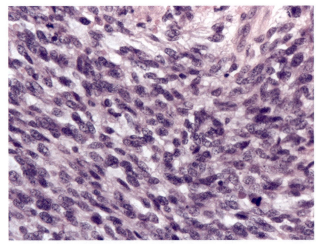

図2　子宮内膜間質肉腫（高悪性度）の組織像
増殖期子宮内膜間質に類似した腫瘍細胞．核分裂像も認める．

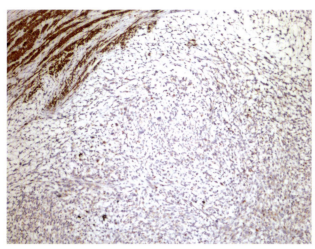

図3 子宮内膜間質肉腫（高悪性度）の免疫染色
既存の平滑筋はDesmin陽性であるが，腫瘍細胞は陰性である．

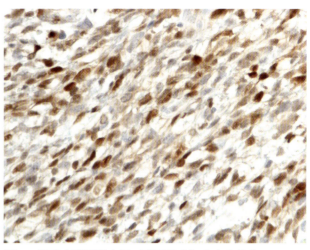

図4 子宮内膜間質肉腫（高悪性度）の免疫染色
腫瘍細胞の核にCyclin D1陽性像を示す．

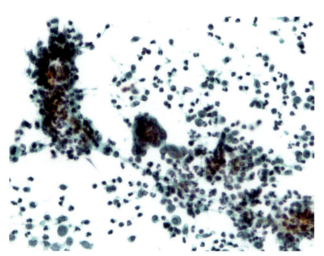

図5 子宮内膜間質肉腫の細胞像（術中採取腹水）
好中球や組織球を背景に孤在性や小集団で出現している．

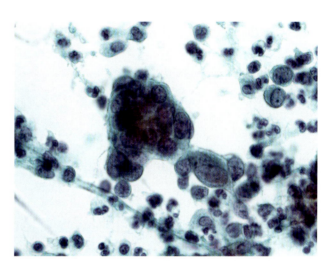

図6 子宮内膜間質肉腫の細胞像（術中採取腹水）
核は類円形〜楕円形で，核縁肥厚がみられ，微細顆粒状のクロマチンを有する．

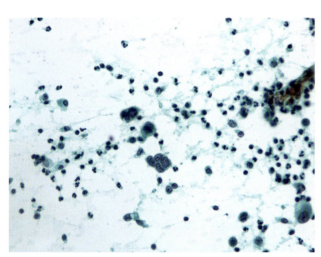

図7 子宮内膜間質肉腫の細胞像（術中採取腹水）
数個の集まりで出現している．中皮細胞と比較して腫瘍細胞は小型である．

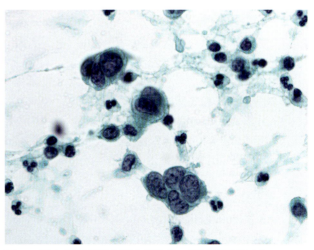

図8 子宮内膜間質肉腫の細胞像（術中採取腹水）
核は楕円形で核形不整もみられる．核小体は小型で1個〜数個有する細胞もあるが，目立たない細胞もある．

【参考文献】

1）著しい好酸性細胞質変化（化生）を伴う子宮内膜腺間質破綻

1）Hendrickson MR, Kempson RL. Endometrial epithelial metaplasias: proliferations frequently misdiagnosed as adenocarcinoma. Report of 89 cases and proposed classification. Am J Surg Pathol. 1980; 4: 525-542.

2）McClaggage WG. Benign disease of the endometrium. In: Kurman RJ, editor. Blaustein's pathology of the female genital tract. 6th ed. New York: Springer-Verlag; 2011: 329-332.

3）Ellenson LH, Ronnett BM, Kurman RJ. Precursor lesions of endometrial carcinoma. In: Kurman RJ, editor. Blaustein's Pathology of the female genital tract（6th edition）. New York: Springer-Verlag, 2011: 379-385.

4）Shimizu K, Norimatsu Y, Kobayashi TK, et al. Endometrial glandular and stromal breakdown: I. Cytomorphological appearance. Diagn Cytopathol. 2006; 34: 609-613.

5）Norimatsu Y, Shimizu K, Kobayashi TK, et al. Endometrial glandular and stromal breakdown: II. Cytomorphology of papillary metaplastic change. Diagn Cytopathol. 2006; 34: 665-669.

2）ポリープ状異型腺筋腫

1）Mazur MT. Atypical polypoid adenomyoma of the endometrium. Am J Surg Pathol. 1981; 5: 473-482.

2）Ota S, Catasus L, Matias-Guiu X, et al. Molecular pathology Atypical polypoid adenomyoma of the uterus. Hum Pathol. 2003; 34: 784-788.

3）中村祐司・他. ポリープ状異型腺筋腫の子宮内膜細胞像の検討. 日臨細胞誌. 2010; 49: 171-176.

3）微小な類内膜癌 G1 の鑑別診断

1）則松良明, 香田浩美, 尾関祐里・他. 細胞集塊形態を主体とした子宮内膜細胞診. 日臨細胞誌. 1997; 36: 369-375.

2）鈴木雅子, 江原輝彦, 是松元子. 婦人科 子宮内膜の化生性病変. 日本臨床細胞学会埼玉県支部会誌. 2003; 21: 55-57.

3）是松元子, 鈴木雅子, 泉緑. 子宮内膜の細胞診－誤陰性を防ぐために－. 日本臨床細胞学会埼玉県支部会誌. 2009; 27: 63-65.

4）著しい細胞質変化（化生）を伴う類内膜癌（G1）

1）蔵本博行・編. 細胞診断編 I子宮体部の正常および病変の細胞像 カラーアトラス 子宮体癌検診. 医歯薬出版. 1988: 41-46.

2）則松良明, 香田浩美, 尾関祐里・他. 細胞集塊形態を主体とした子宮内膜細胞診. 日臨細胞誌. 1997; 36: 369-375.

3）Silverberg SG, Kurman RJ, Tumor-like lesions. in Atlas of the Tumor Pathology. Tumor of the Uterine Corpus and Gestational Trophoblastic Diseas. Washington DC, AFIP. 1992: 191-206.

4）清水恵子. ホルモン不均衡内膜および細胞質変化（化生）の細胞像. 清水恵子・編. 子宮内膜細胞診の実際 臨床から報告様式まで 第1版. 近代出版. 2012: 60-71.

5）森谷卓也. 子宮内膜に生じる化生（細胞質変化）. 矢野恵子・編. 子宮内膜細胞診の応用 診断精度の向上に向けて 第1版. 近代出版. 2015: 29-32.

5）肉腫様の形態を示す類内膜癌（G3）

1）坂本穆彦, 平井康夫, 山内一弘・他. 子宮内膜癌の組織型と予後. 癌の臨床. 1987; 33: 1987-1900.

2）南口早智子. 子宮内膜病変 その他の子宮内膜癌. 森谷卓也, 柳井広之・編. 腫瘍病理鑑別診断アトラス 子宮体癌 第1版. 文光堂. 2014: 52-56.

6）粘液性癌の鑑別診断

1）Kurman RJ, Carcangiu ML, Herrington CS, Young RH, eds. WHO classification of tumours of female reproductive organs. International Agency for Research on Cancer, Lyon: 2014.

2）Ellenson LH, Ronnett BM, Soslow RA, et ai. Endometrial carcinoma. In: Kurman RJ, Ellenson LH, Ronnett BM, eds. Blaustein's pathology of the female genital tract. 6th edition. Springer New York Dodrecht Heidelberg London. 2011: 393-452.

> 3) Fujiwara M, Longacre TA. Low-grade mucinous adenocarcinoma of the uterine corpus: A rare and deceptively bland form of endometrial carcinoma. Am J Surg Pathol. 2011; 35: 537-544.
>
> 4) Gray W, Kocjan G, eds. Diagnostic cytopathology, 3rd ed. Churchill Livingstone Elsevier. 2010.

7) 漿液性腺の鑑別診断①（乳頭状増生が著しい漿液性腺癌）

> 1) 山本宗平. 漿液性腺癌・明細胞腺癌. 森谷卓也, 柳井広之・編. 腫瘍病理鑑別診断アトラス 子宮体癌. 文光堂. 2014: 43-51.
>
> 2) Rekhi B, Menon S, Maheshwari A. Complex papillary hyperplasia of the endometrium: an uncommon case report with cytopathological features and diagnostic implications. Diagn Cytopathol. 2015; 43: 163-168.

8) 漿液性癌の鑑別診断②（大型で異型の強い漿液性腺癌）

> 1) 日本産科婦人科学会, 日本病理学会, 日本医学放射線学会, 日本放射線腫瘍学会・編. 子宮体癌取扱い規約第3版. 金原出版. 2012.
>
> 2) Zaino R, Carinell SG, Ellenson LH, et al. Epithelial tumors and precurrsors. In: Kurman RJ, Carcangiu ML, Herrington CS et al (eds.). WHO Classification of Tumours of Female Reproductive Organs. 4th ed. Lyon, IARC Press. 2014: 122-135.
>
> 3) 矢野恵子・編. 子宮内膜細胞診の実際 診断精度向上に向けて. 近代出版. 2015: 126-129.
>
> 4) 前田宜延. 漿液性腺癌. 平井康夫, 矢納研二, 則松良明・編. 記述式内膜細胞診様式に基づく子宮内膜細胞診アトラス. 医学書院. 2015: 130-133.
>
> 5) Yasuda M, Katoh T, Hori S, et al. Endometrial intraepithelial carcinoma in association with polyp: review of eight cases. Diagn Pathol. 2013; 8: 25.

9) 明細胞癌の鑑別診断

> 1) 日本産科婦人科学会, 日本病理学会, 日本医学放射線学会, 日本放射線腫瘍学会・編. 子宮体癌取扱い規約第3版. 金原出版. 2012.
>
> 2) Zaino R, Carinell SG, Ellenson LH, et al. Epithelial tumors and precurrsors. In: Kurman RJ, Carcangiu ML, Herrington CS et al (eds.). WHO Classification of Tumours of Female Reproductive Organs. 4th ed. Lyon: IARC Press. 2014: 122-135.
>
> 3) 山口知彦. 明細胞腺癌. 平井康夫, 矢納研二, 則松良明・編. 記述式内膜細胞診様式に基づく子宮内膜細胞診アトラス. 医学書院. 2015: 138-142.
>
> 4) 矢野恵子・編. 子宮内膜細胞診の実際 診断精度向上に向けて. 近代出版. 2015: 122-125.
>
> 5) 涌井架奈子, 松井成明, 安田政実・他. 子宮体部明細胞腺癌の細胞学的検討 腫瘍細胞の出現パターンおよび類内膜腺癌との比較. 日臨細胞誌. 2008; 47 (4): 269-274.

10) 癌肉腫の細胞診断

> 1) Kurman RJ, Carcangiu ML, Herrington CS, Young RH, eds. WHO classification of tumours of female reproductive organs. International Agency for Research on Cancer. Lyon: 2014.
>
> 2) Ellenson LH, Ronnett BM, Soslow RA, et al. Endometrial carcinoma. In: Kurman RJ, Ellenson LH, Ronnett BM, eds. Blaustein's pathology of the female genital tract. 6th edition. Springer New York Dodrecht Heidelberg London. 2011: 393-452.
>
> 3) Gray W, Kocjan G, eds. Diagnostic cytopathology, 3rd ed. Churchill Livingstone Elsevier. 2010.

11) 漿液性癌の初期病変・漿液性子宮内膜上皮内癌

> 1) Yasuda M, Katoh T, Hori S, et al. Endometrial intraepithelial carcinoma in association with polyp: review of eight cases. Diagn Pathol. 2013 Feb; 15; 8: 25.
>
> 2) Zheng W, Xiang L, Fadare O, Kong B. A proposed model for endometrial serous carcinogenesis. Am J Surg Pathol. 2011 Jan; 35 (1): e1-e14.
>
> 3) Tolcher MC, Swisher EM, Medeiros F, et al. Characterization of precursor lesions in the endometrium and fallopian tube epithelium of early-stage uterine serous carcinoma. Int J Gynecol Pathol. 2015 Jan; 34 (1): 57-64.

III 実践編　2. 子宮体部

12）子宮内膜細胞診陽性であった卵管癌症例

1）Frick, II, HC. Cancer of fallopiantubu, In corsdens gynecologic cancer. the Lippincott Williams & Wilkins. Baltimore. 1978: 368-374.

2）高階俊光・他. 原発性卵管癌について. 産と婦. 1982; 49: 1448-1464.

3）高階俊光・他. 原発性卵管癌の細胞診の意義. 日臨細胞誌. 1983; 22: 155-163.

4）Moore DH, Woosley JT, Reddick RL, et al. Adenosquamous carcinoma of the fallopian tube. Am J Obest Gynrcol. 1987; 157: 903-905.

5）村上項子, 日浦昌道, 重政和志・他. 卵管癌3例の細胞像. 日臨細胞誌. 1995; 34: 516-521.

13）腹水中に出現した子宮内膜間質肉腫

1）Kurman, RJ, Carcangiu, ML, Herrington, CS, et al（eds）. WHO Classification of Tumours of Female Reproductive Organs, 4th ed. IARC press. Lyon: 2014: 122-144.

2）Sabrina Croce1, Isabelle Hostein1, Agnes Ribeiro, et al. YWHAE rearrangement identified by FISH and RT-PCR in endometrial stromal sarcomas: genetic and pathological correlations. Mod Pathol. 2013; 26: 1390-1400.

3）楯真一, 岩崎秀昭, 平井康夫・他. 子宮内膜間質肉腫捺印細胞診に血管所見が特徴的であった3例の検討. 日臨細誌. 1999; 38（6）: 587-590.

2. 子宮体部

3. 卵 巣

1）体腔液中にみられる漿液性境界悪性腫瘍の鑑別診断

　卵巣腫瘍において腹腔細胞診は進行期決定の重要な因子であるが，診断の際には悪性度や組織型など判定に苦慮することが少なくない．境界悪性腫瘍は組織学的に悪性と比べて細胞異型が比較的軽度であるが，腹腔細胞診では，悪性だけでなく良性との鑑別も困難なことがある[1), 2)]．ここでは体腔液中に出現する漿液性境界悪性腫瘍（serous borderline tumor：SBT）のパターン（集塊状と孤立散在性）とそれぞれの鑑別疾患について取り上げる．

　漿液性腫瘍の特徴のひとつに表在性発育があり，このタイプでは必然的に腫瘍細胞が腹腔内に飛散される可能性が高い．体腔液中にみる漿液性境界悪性腫瘍の腫瘍細胞は，主として結合性が強く核密度の高い集塊状を呈するが（基礎編参照）[2)]，時に孤立散在性に認められることがある．孤立散在性に出現する腫瘍細胞は比較的均一な大きさの細胞からなり，核は偏在性で形状不整，核小体を認める．細胞質は緻密で空胞状，泡沫状を呈し，細胞間に窓状の空隙を認める．また，偏在核と反対側の一端に偽線毛が観察されることがある．これらの腫瘍細胞はしばしば反応性中皮との鑑別が問題となる．反応性中皮の核は類円形で比較的中心に位置し，細胞質は緻密でライトグリーン好染性，辺縁はやや不明瞭なことが多い．Giemsa染色では細胞質が全体的に好塩基性を示す．一方で，漿液性境界悪性腫瘍の腫瘍細胞は細胞質が淡明で灰白色調を呈する点などが鑑別に有用な所見でもある[3)]．

　集塊状で出現する漿液性境界悪性腫瘍では，子宮内膜症や卵管内膜症などの良性疾患や顆粒膜細胞腫との鑑別がしばしば問題になる．子宮内膜症や卵管内膜症は，小型で核密度の高い集塊からなるが不規則な重積はみられない．また背景にヘモジデリン貪食組織球や線毛を有する細胞，砂粒小体がみられることがある．これらの所見を基本に臨床情報を勘案した総合的な診断が望まれる[4)]．顆粒膜細胞腫はN/C比の高い，小型で均一な腫瘍細胞からなることより，腹腔内に飛散した場合，漿液性境界悪性腫瘍と類似した形態を示すことがある．漿液性境界悪性腫瘍とは，微細なクロマチンや核溝などの核所見に留意することで鑑別が可能であると思われる．

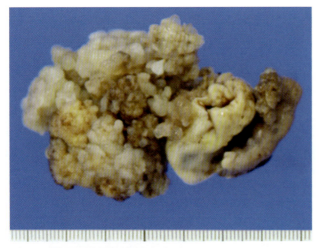

図1　漿液性境界悪性腫瘍の肉眼像
卵巣表面に乳頭・顆粒状の発育を認める．

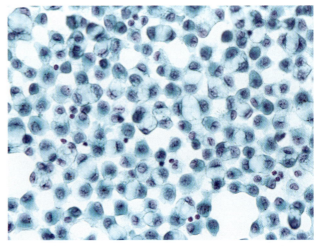

図2　腹水中にみられた漿液性境界悪性腫瘍の細胞像
散在性あるいは一部集合性に異型を示す腫瘍細胞を多数認める．

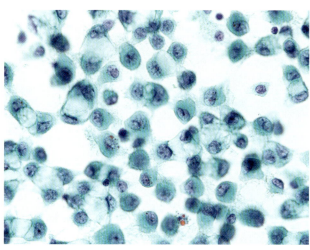

図3　腹水中にみられた漿液性境界悪性腫瘍の細胞像
核は偏在性，不整形で，核小体を認める．細胞質は空胞状を呈する．

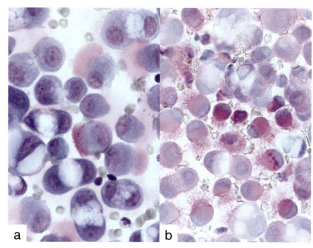

図4　腹水中にみられた漿液性境界悪性腫瘍の細胞像
偏在核と反対側の一端に偽線毛が観察される（a：Giemsa染色，b：PAS染色）．

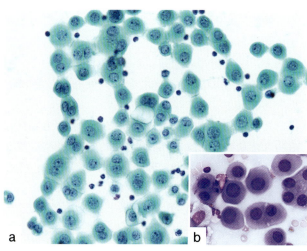

図5　腹水中にみられた反応性中皮の細胞像
核は類円形で比較的中心に位置し，細胞質は緻密である（a：Pap.染色，b：Giemsa染色）．

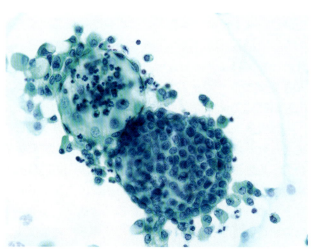

図6　腹水中にみられた漿液性境界悪性腫瘍の細胞像
腫瘍細胞が結合性の強い，核密度の高い集塊状をなす．

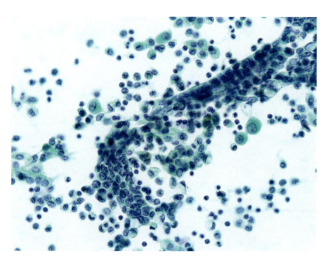

図7　腹腔洗浄液にみられた子宮内膜症の細胞像
配列の整った核密度の高い細胞集塊が観察され，ヘモジデリン貪食組織球を背景に認める．

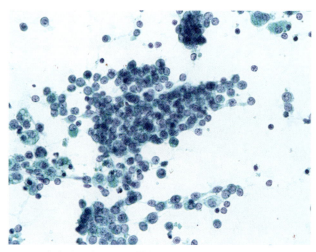

図8　腹水中にみられた顆粒膜細胞腫の細胞像
クロマチンは微細で核に縦溝を示す，小型で均一な腫瘍細胞からなる．

3. 卵 巣

2）骨盤内漿液性癌の考え方：高異型度漿液性癌

　卵巣の漿液性癌はほとんどが高異型度であり，その由来は昨今，卵管遠位端（主として卵管采）に発生した漿液性卵管上皮内癌（serous tubal intraepithelial carcinoma：STIC）であると考えられるようになった．また，卵巣だけでなく，卵管および腹膜における代表的な悪性腫瘍である高異型度漿液性癌（high grade serous carcinoma：HGSC）にも同様の理論が当てはめられている[1]．よって，これらを組織発生の観点から一連の病変として解釈し，骨盤内漿液性癌（pelvic serous carcinoma）の包括的名称も生まれた[2]．

　腹膜癌は，かつては正常大卵巣癌症候群に含まれるように，あるいはその一部として扱われてきたが，ごく最近になって独立した疾患単位に考えられるようになった．臨床病理学的特徴としては，卵巣癌に比して発症年齢が高く，Ⅲ期，Ⅳ期の進行癌でみつかる．多量の腹水を伴い，血清CA125が高度に上昇する．卵巣は概ね正常大を呈すが，微小な浸潤（5 mm以下）を伴うこともある．腹腔内播種巣はomental cakeと呼ばれる腫瘤をなす．

　腹水中にみられる高異型度漿液性癌の腫瘍細胞は不規則な立体集塊として多数出現し，類円形核でクロマチンに富み，1ないし2個の明瞭な核小体を有する．淡明で豊富な細胞質を持ち，空胞化も伴う．また多核細胞や砂粒小体を認め，集塊内には高頻度に核分裂が観察される．明細胞癌との鑑別がしばしば問題となることがある．明細胞癌は，より細胞質が豊富で基底膜物質の存在が決め手となりうる．また，多量な腹水から作製されたセルブロックの免疫染色により組織推定が可能なことがある．消化器等の他臓器癌との鑑別において，婦人科領域のマーカーにPax-8, CA125, ERが，また高異型度漿液性癌の診断に有用なマーカーとしてp53, p16, WT-1などがある．

　癌性腹膜炎を呈している状態では，腫瘍細胞が卵管を経由してしばしば内膜細胞診や頸部細胞診でも陽性に捉えられることがある[3]．子宮内に流入した腫瘍細胞は，清明な背景に正常な内膜細胞や頸管由来細胞に混在して不規則重積性を示す細胞集塊をなす．集塊は比較的小さく，数個から十数個の腫瘍細胞が観察され，弧在性腫瘍細胞も認められる．個々の細胞は，基本的に腹水でみられる腫瘍細胞に類似している．鑑別にあがる子宮原発漿液性癌は腫瘍性背景を伴い，通常，腫瘍の細胞量が多く，集塊も大きい．なお，子宮内に流入する腫瘍細胞は悪性とは限らず，漿液性境界悪性腫瘍でも，とくに表在性発育を示すものやインプラントを伴うものでは，内膜細胞診などでみつかる例が経験される[4]．

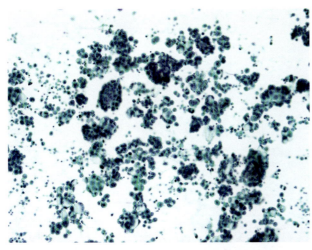

図1　腹水中にみられた腹膜高異型度漿液性癌の細胞像
微小乳頭状，弧在性に多数の腫瘍細胞を認める．

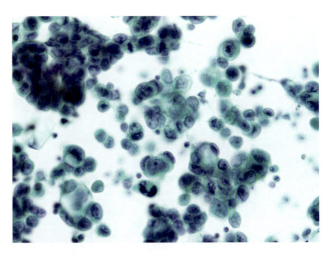

図2　腹水中にみられた腹膜高異型度漿液性癌の細胞像
核は類円形でクロマチンに富み，明瞭な核小体を有する．細胞質の空胞化をみる．

3. 卵巣

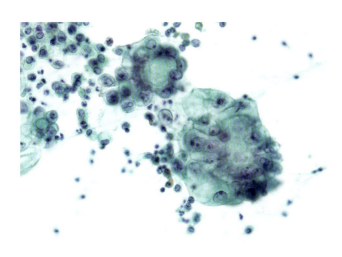

図3 腹水中にみられた卵巣明細胞癌の細胞像
集塊中心部に基底膜様物質を認める.

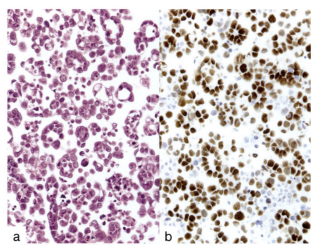

図4 腹膜高異型度漿液性癌の腹水セルブロック像
腫瘍細胞が小集塊, 微小乳頭状に増殖している. p53に強陽性を示す (a：HE, b：p53).

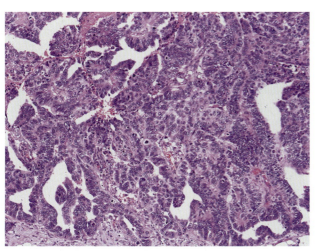

図5 腹膜高異型度漿液性癌の組織像
腫瘍細胞が高度な核形不整, 明瞭な核小体を有し乳頭状に増殖している.

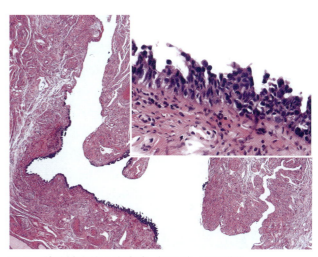

図6 漿液性卵管上皮内癌 (STIC) の組織像
強い細胞異型を示す腫瘍細胞が卵管上皮を置換している.

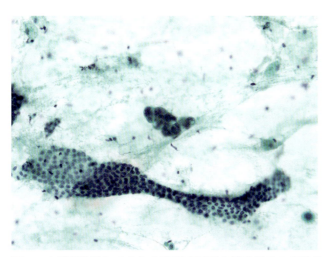

図7 内膜細胞診にみられた腹膜高異型度漿液性癌の細胞像
清明な背景に, 正常な内膜細胞と混在して重積性を示す腫瘍細胞小集塊を認める.

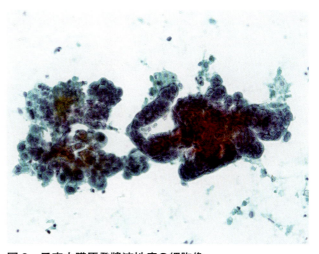

図8 子宮内膜原発漿液性癌の細胞像
壊死とともに, 高度な細胞異型からなる腫瘍細胞が乳頭状集塊をなす.

3) 腹膜偽粘液腫の現状

　腹膜偽粘液腫（pseudomyxoma peritonei）の診断には，腹腔内に多量の固形性粘液物質を確認することが重要といえる．典型的な腹膜偽粘液腫は，虫垂の粘液物質を産生する異型度の低い腫瘍が破裂し，腹腔内に多量のゼリー状粘液物質が貯留する病態をいう（図1）[1]．虫垂に代表される消化管由来が大半を占めるが（図2, 図3）[2]，卵巣粘液性腫瘍（奇形腫由来のものが知られている）も腹膜偽粘液腫を呈することがある（図4）．虫垂由来（原発）でも明らかに虫垂が腫大しているとは限らず，むしろ卵巣の腫大（腫瘤形成）が著明なために，虫垂が切除されていないと卵巣腫瘍として扱われる例もみられる．虫垂に腫瘍を認めた場合でも顕微鏡的に腺腫と誤認される低異型度粘液性腫瘍（腺癌のカテゴリーに含まれる）がみつかる例が少なくない．卵巣由来の腹膜偽粘液腫は粘液産生腫瘍の腹膜播種／インプラントの一亜型ともいえるが，その生物学的なふるまいは，一般には浸潤や転移を示すことはあまりないものの放置すれば予後不良で致死に至る例もある．虫垂由来と卵巣由来を鑑別する，有用な免疫染色マーカーにCDX-2，CK7，CK20，ER，Pax-8，CA125などがある．腹膜偽粘液腫の細胞集塊は血流に乏しく，増殖速度が遅いため化学療法はほとんど無効とされている．有効的な治療法としては外科的な完全切除と考えられている．

　貯留する粘液の性状は様々で，液状粘液主体の柔らかいものや，固形性粘液からなる硬い粘液を含むものがある．粘液物質中には腫瘍細胞をほとんど認めない例もあり，液状粘液を含む腹水では細胞成分が少ないために診断が困難となる．組織学的に，虫垂腫瘍では核異型の乏しいものから核異型を伴う高円柱状の異型細胞が，単層もしくは小乳頭状に増殖する．卵巣では粘液性境界悪性腫瘍を例にとると，大小の多房性粘液嚢胞が特徴的にみられる．粘液性境界悪性腫瘍や粘液性癌が自然破綻を起こしたり，もしくは術中操作によって破綻を招き腹腔内に液状粘液成分のみが漏出することもあるが，これらと腹膜偽粘液腫は異なった病態であることに留意する必要がある．このような破綻例でも腹腔細胞診検体中に腫瘍細胞を確認できない場合もしばしば経験され，標本中の粘液所見だけでは良悪性の判定には至らない．まずは，少量でも粘液性上皮からなる腫瘍細胞集塊を確認することが大切である（図5〜図8）．著しい増殖像や細胞異型を示しても，破壊性浸潤の有無（微小浸潤の域をこえたもの）が粘液性境界悪性腫瘍と粘液性癌の鑑別ポイントとなるため，細胞診上で両者の区別は難しい．実際，先述のように腹膜偽粘液腫をきたす例は虫垂由来の低異型度粘液性腫瘍（いわゆる腺腫相当）のことが多く細胞診での推定は疑陽性とせざるを得ない．しかしながら，予後の観点からは，細胞診検体において可能な範囲で，disseminated pertitoneal adenomucinosis（DPAM）か，あるいはperitoneal mucinous carcinomatosis（PMCA）かの推定には努める必要がある[3], [4]．

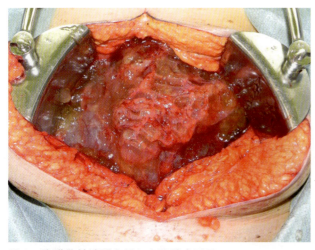

図1　腹膜偽粘液腫を呈した腹腔内所見
多量の固形性粘液成分がみられる．

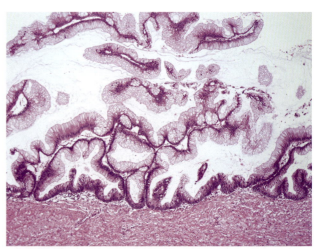

図2　虫垂にみられた低異型度粘液性腫瘍の組織像
核異型の乏しい高円柱状の異型細胞が，単層もしくは小乳頭状に増殖する．

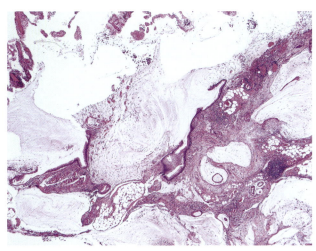

図3　体網にみられた腹腔内播種の組織像
粘液産生が豊富な腫瘍細胞が認められる．

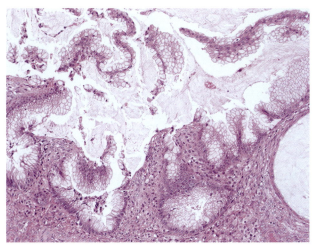

図4　卵巣にみられた粘液性境界悪性腫瘍の組織像
高円柱状を呈する粘液産生性上皮が乳頭状に増生する．

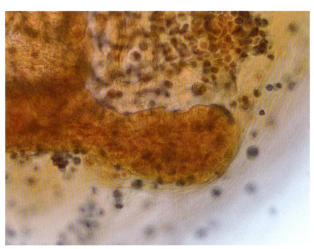

図5　腹膜偽粘液腫を呈した虫垂腫瘍の腹水細胞像
粘液性背景に細胞異型に乏しい高円柱状の上皮細胞集塊を認める．

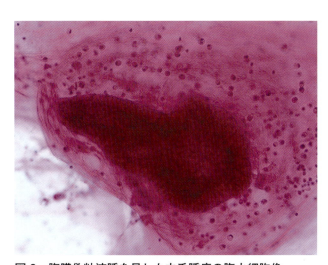

図6　腹膜偽粘液腫を呈した虫垂腫瘍の腹水細胞像
　　　（PAS染色）
細胞内外にPAS染色陽性の粘液所見を認める．

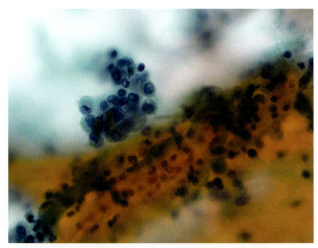

図7　腹膜偽粘液腫を呈した卵巣腫瘍の腹水細胞像
背景は炎症細胞と組織球および粘液物質がみられ，核異型を伴う細胞を認める．

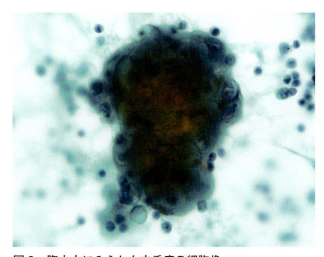

図8　腹水中にみられた虫垂癌の細胞像
核の腫大と核形不整を認め，細胞質内粘液の減少をみる．

3. 卵巣

4) 類内膜癌からみた体腔液細胞診の鑑別診断

　本項では腹水における類内膜癌（endometrioid carcinoma）と，漿液性癌（serous carcinoma），粘液性癌（mucinous carcinoma），明細胞癌（clear cell carcinoma）との鑑別について述べる．なお，卵巣上皮性腫瘍では，2種類以上の組織型が混合するタイプや，分類の困難な例にも少なからず遭遇する．

　類内膜癌の捺印細胞診は高分化なものではシート状，管状，柵状，乳頭状，腺腔様構造を呈した大小の重積性集塊として認められ，核は比較的小型で均一，核溝などの不整，核縁の不均等肥厚，核小体肥大を認める．腹水では球状から八つ頭状の大小の集塊として出現し（図1），核は小型で核密度は高く大小不同に乏しい．集塊は重積性が強く腺腔様構造（図2）や柵状配列を認めることもある．

　漿液性癌は，大小のまりも状集塊や乳頭状集塊で出現し，まりも状集塊の表面細胞は平面的配列を示す（図3）．重積性の強い集塊では類内膜癌と比べると核異型は強く，明瞭な核小体がみられる（図4）．大型異型細胞も散見され，砂粒小体（psammoma body）の存在は漿液性癌の特徴となる（図5）．核の大小不同，明瞭な核小体など細胞異型は漿液性癌の方が強いが，両者とも分化度が低くなるほど結合性は低下し，それぞれの特徴が曖昧となるため鑑別は容易ではない[1), 2)]．

　粘液性癌は，類内膜癌に比べると細胞は大型で，乳頭状，シート状，充実状，散在性と多彩な出現パターンを呈するが，背景の粘液貯留や細胞質内の粘液産生が鑑別のポイントとなる（図6）．

　明細胞癌は，細胞・核ともには大型で，細胞質は泡沫状で明るく細胞境界明瞭，大型の核小体を認める（図7）．ミラーボール状やシート状，乳頭状集塊，散在性細胞など多彩な出現パターンを示す．淡明で豊富な細胞質を有することから鑑別は比較的容易であるが，体腔液中に浮遊する腫瘍細胞に生じやすい空胞変性には留意する．Pap.染色でライトグリーン好染，Giemsa染色でメタクロマジーを示す基底膜様物質の存在も鑑別のポイントとなる[1), 2)]．

　まれではあるが腹水に顆粒膜細胞腫（granulosa cell tumor）がみられることがある．腫瘍細胞は結合性の強い大から小の重積性集塊として出現する．核は小型で細胞質は乏しく，集塊のなかをよく観察するとコーヒー豆様の核溝を有する細胞が認められる（図8）[1)]．類内膜癌に比べ細胞はやや小型で核密度が高く，重積性も著しい．

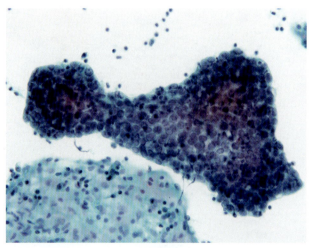

図1　腹水中にみられた類内膜癌の細胞像
八つ頭状の大型集塊．

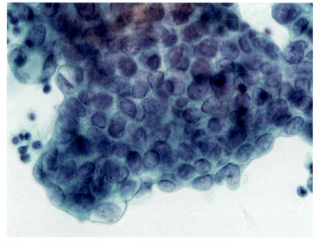

図2　腹水中にみられた類内膜癌の細胞像
小型均一な腫瘍細胞が重積し，腺腔様構造を呈する．

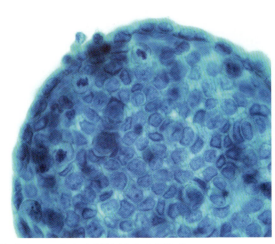

図3 腹水中にみられた漿液性癌の細胞像
まりも状集塊の表面．N/C比が高く異型の強い細胞が平面的に配列している．

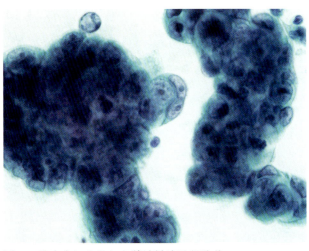

図4 腹水中にみられた漿液性癌の細胞像
小型で重積性の強い集塊．明瞭な大型核小体を認め，核異型は強い．

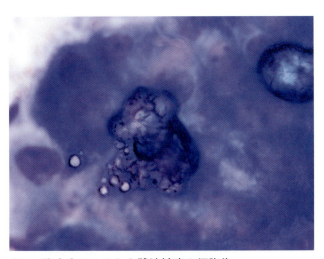

図5 腹水中にみられた漿液性癌の細胞像
集塊のなかに砂粒小体を認める．

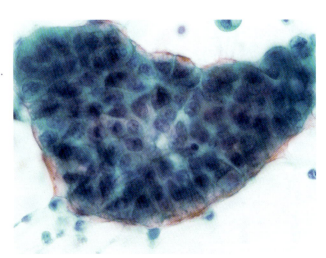

図6 腹水中にみられた粘液性癌の細胞像
円柱状細胞のシート集塊．細胞質内の桃色の粘液を認める．

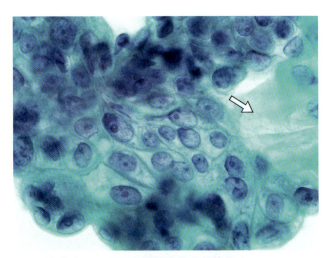

図7 腹水中にみられた明細胞癌の細胞像
大型で明瞭な核小体を認め，細胞質は淡く細胞境界明瞭．基底膜様物質を認める（矢印）．

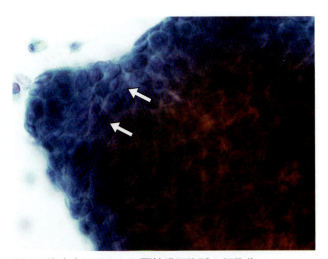

図8 腹水中にみられた顆粒膜細胞腫の細胞像
結合性の強い大型集塊．核は小型で核密度が高い．コーヒー豆様の細胞を認める（矢印）．

III 実践編　3. 卵　巣

5) 明細胞癌からみた体腔液細胞診の鑑別診断

　明細胞癌（clear cell carcinoma）と，漿液性癌（serous carcinoma），粘液性癌（mucinous carcinoma），類内膜癌（endometrioid carcinoma）との鑑別について述べる．

　明細胞癌の捺印細胞診は細胞境界が明瞭で，グリコーゲンに富む淡明で豊富な細胞質を持ち，細顆粒状の核には明瞭な核小体を認める．また，核が突出する鋲釘 hobnail 状の細胞やPap.染色でライトグリーン好染，Giemsa染色でメタクロマジーを呈する基底膜様物質の存在を特徴とする[1),2)]．腹水でも同様の細胞像を呈し，細胞は大型で細胞境界明瞭，淡明で豊富な細胞質を有し（図1），基底膜様物質を有する大小の細胞集塊（図2）や弧在性細胞まで多彩な出現形態でみられる．

　漿液性癌は，明細胞癌と比べると細胞質は厚くN/C比は高い[1)]．時に樹枝状の乳頭状集塊や小乳頭状集塊（図3）が出現するのに対し，明細胞癌ではこのような複雑な乳頭状集塊は出現しない[3)]．明細胞癌の方が，核・細胞ともに概して大きい．砂粒小体（psammoma body）の存在は漿液性癌を考える指標ではあるが，特異性は低い[3)]．

　粘液性癌は，明細胞癌と同様に，乳頭状，シート状，散在性と多彩な出現パターンを呈するが，粘液性背景や細胞質内粘液が鑑別のポイントとなる（図7）．明細胞癌が細胞質内に粘液をもつことはない[3)]．

　類内膜癌は，球状から八つ頭状の大から小集塊として出現し，核は小型で核密度は高く大小不同に乏しい．細胞の大きさや細胞質の性状から鑑別は容易である．

　卵巣腫瘍では明細胞癌の他にも，細胞質にグリコーゲンや脂肪に富み明るく広い細胞質を有する腫瘍として，胚細胞腫瘍である卵黄嚢腫瘍（yolk sac tumor）とディスジャーミノーマ（dysgerminoma）がある．これらは，好発年齢が20歳前後で閉経後に発生するものは例外的できわめて少ない．卵黄嚢腫瘍はAFP産生能を有し，血清学的に高値となる．卵黄嚢腫瘍では細胞質内外の好酸性硝子球（eosinophilic hyaline globule）の存在，ディスジャーミノーマはリンパ球性背景（two cell pattern）を伴うことが，明細胞癌との鑑別に有用である[3)]．

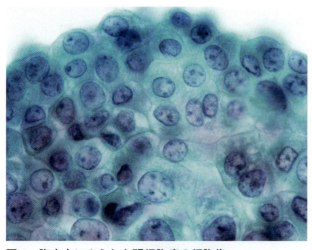

図1　腹水中にみられた明細胞癌の細胞像
淡明で豊富な細胞を有し細胞境界は明瞭，著明な核小体を認める．

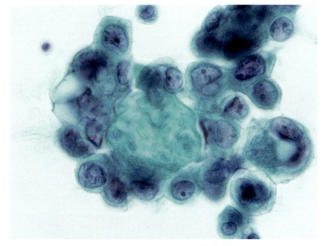

図2　腹水中にみられた明細胞癌の細胞像
ライトグリーン好染する基底膜様物質を認める．

3. 卵巣

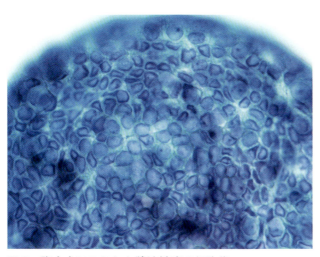

図3 腹水中にみられた漿液性癌の細胞像
まりも状集塊. 細胞の配列は平面的でN/C比は高い.

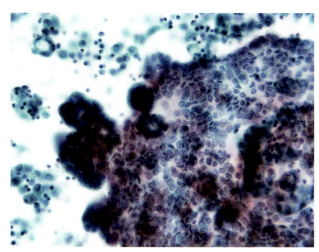

図4 腹水中にみられた漿液性癌の細胞像
小乳頭状集塊が多数突出して, 複雑な乳頭状を呈している.

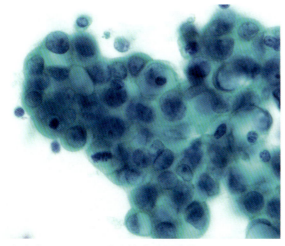

図5 腹水中にみられた漿液性癌の細胞像
細胞質は厚くライトグリーン好染する.

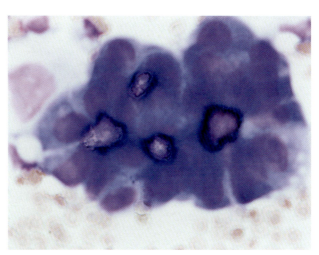

図6 腹水中にみられた漿液性癌の細胞像
集塊のなかに砂粒小体を認める.

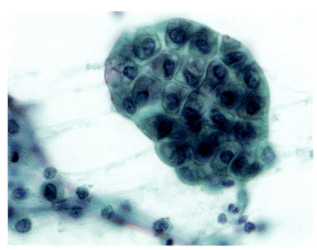

図7 腹水中にみられた粘液性癌の細胞像
広い細胞質を有し細胞境界は明瞭であるが, 背景と細胞質内に桃色の粘液を認める.

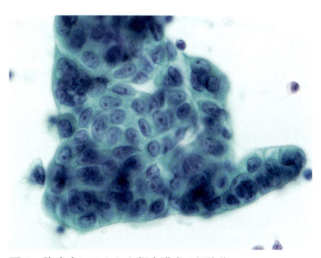

図8 腹水中にみられた類内膜癌の細胞像
核小体明瞭な重積性集塊. 細胞は小型でN/C比も高い.

6）顆粒膜細胞腫との鑑別

　顆粒膜細胞腫（granulosa cell tumor）の診断は，発生頻度が低いために症例の経験数が少なく，さらに多彩な組織像を呈し小型であることから確定診断に苦慮することが多い[1]．顆粒膜細胞腫の診断をするうえで，顆粒膜細胞腫の細胞像（図1, 図2）と類似する代表的な鑑別疾患5例を提示する．

　カルチノイド腫瘍は，組織学的には小型で均一な腫瘍細胞が微小濾胞構造，島状構造，索状構造を呈するため，同様な組織構築を呈する顆粒膜細胞腫との鑑別が問題となる．細胞診では，神経内分泌腫瘍やカルチノイド腫瘍でしばしば認められる腫瘍血管が顆粒膜細胞腫においても高頻度に認められ，さらに腫瘍細胞が小型で一様であり，両者の出現パターンに類似性がみられる（図3）．しかし，カルチノイド腫瘍は顆粒膜細胞腫に比べN/C比は低く，クロマチンパターンが顆粒膜細胞腫では淡染性であるのに対し，カルチノイド腫瘍では細かな顆粒状と粗い顆粒状の混在した，いわゆる「ゴマ塩状」のクロマチンパターンを呈するため，両者の鑑別に重要な所見となる（図4）．また注意点として，両者は免疫組織学的に神経内分泌マーカーであるCD56が陽性となるので，カルチノイド腫瘍の検索には他の神経内分泌マーカーを併用することが重要である．

　子宮内膜間質肉腫においても，顆粒膜細胞腫と類似の組織構築や核所見がみられるため鑑別困難な場合がある．細胞診では，両者は共に小型で均一な細胞が一様にみられるが，子宮内膜間質肉腫では細胞がより小型で，紡錘形であること，さらに顆粒膜細胞腫では，特徴的な核溝が散見される点で，両者の鑑別が可能である（図5）．免疫組織学的には，子宮内膜間質肉腫で発現のみられるWT-1が両者で陽性となるため，注意が必要である．

　ブレンナー腫瘍は，顆粒膜細胞腫でみられる核溝のあるコーヒー豆様の核が多数みられることで知られており，細胞診断上，鑑別のひとつにあげられる．良性ブレンナー腫瘍では，背景に紡錘形の裸核状細胞と共に間質細胞集塊および上皮性の細胞集塊がみられる点が顆粒膜細胞腫とは大きく異なる（図6）．また，上皮性細胞集塊は顆粒膜細胞腫に比べ結合性が保たれており，N/C比も低く尿路上皮細胞に類似しているため，鑑別が可能である．悪性ブレンナー腫瘍では，背景が壊死性で良性に比べ間質由来の細胞の出現は少ないが，散在性の裸核状細胞および明瞭な核小体を有する細胞密度の高い集塊としてみられるため，顆粒膜細胞腫とは鑑別可能である（図7）．

　また，顆粒膜細胞腫との鑑別を要する組織型として，一部の漿液性癌や類内膜癌があげられる．それらとの鑑別は核所見が最も重要である．小型で均一な細胞からなる顆粒膜細胞腫に比較し，核の大小不同やクロマチンの増量，明瞭な核小体といった核異型が強い腺癌とは鑑別可能である（図8）．

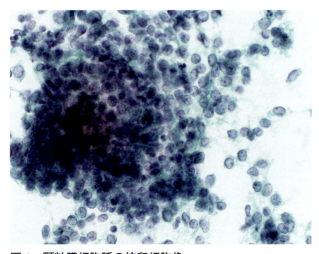

図1　顆粒膜細胞腫の捺印細胞像
均一な小円形細胞がびまん性増殖を反映し，疎結合性集塊に出現している．

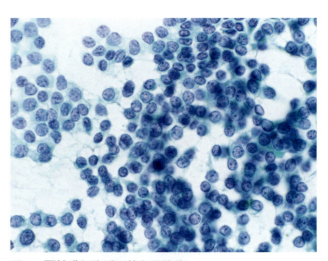

図2　顆粒膜細胞腫の捺印細胞像
腫瘍細胞はN/C比が高く，細胞質は乏しく，核は類円形，クロマチンは淡染性である．

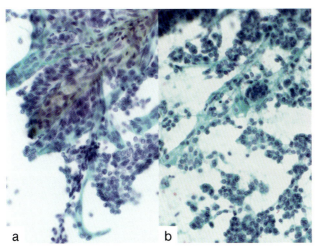

図3 顆粒膜細胞腫（a）とカルチノイド腫瘍（b）の捺印細胞像
両者ともに，均一な小型細胞が腫瘍血管周囲に増殖性にみられる．

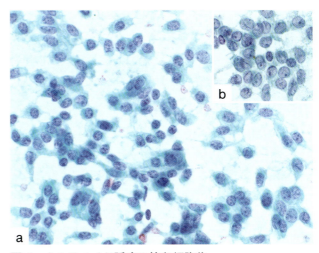

図4 カルチノイド腫瘍の捺印細胞像
腫瘍細胞は均一小型で，細胞質が保たれ N/C 比は低くクロマチンがゴマ塩状である（a：カルチノイド腫瘍，b：顆粒膜細胞腫）．

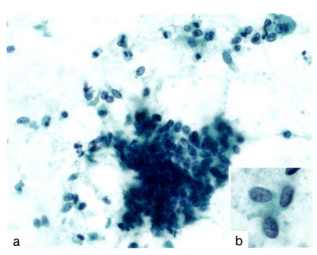

図5 子宮内膜間質肉腫の捺印細胞像
小型細胞の集塊と孤在性細胞をみる（a）．核は短紡錘形，核溝は明らかでない（b）．

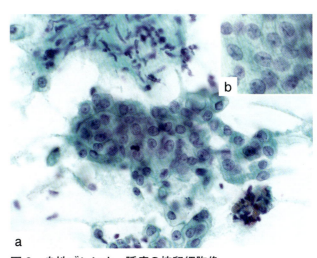

図6 良性ブレンナー腫瘍の捺印細胞像
間質細胞集団と上皮性細胞集団を認める（a）．腫瘍細胞は N/C 比が低く核溝が散見される（b）

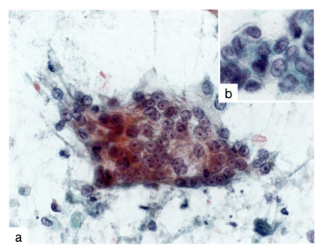

図7 悪性ブレンナー腫瘍の捺印細胞像
壊死物質と共に，核小体の明瞭な上皮性細胞集団をみる（a）．一部に核溝を認める（b）．

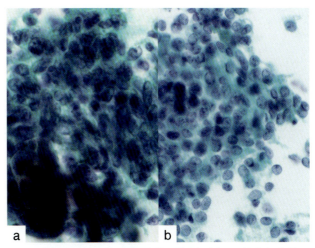

図8 漿液性癌（a）と顆粒膜細胞腫（b）の捺印細胞像
比較的小型核からなる漿液性癌では，不規則重積やクロマチンの増量が明らかである．

III 実践編　3. 卵　巣

【 参考文献 】

1）体腔液中にみられる漿液性境界悪性腫瘍の鑑別診断

1) Rosemary E Zuna. Diagnostic cytopathology of peritoneal washing. Cytopathologic Diagnosis of Serous Fluids. Elsevier. 2007: 91-105.
2) 加藤智美，矢島智紀，佐瀬智子・他．内膜細胞診で砂粒小体を伴う腫瘍細胞を認めた卵巣漿液性境界悪性腫瘍の1例．日臨細胞会誌．2015; 54（3）: 216-220.
3) 大森真紀子，端晶彦，須波玲・他．腹膜インプラントを伴う卵巣漿液性境界悪性腫瘍の1例．日臨細胞会誌．2011; 50（1）: 24-29.
4) Bell DA. Low-grade serous tumors of ovary. Int J Gynecol Pathol. 2014; 33（4）: 348-356.

2）骨盤内漿液性癌の考え方：高異型度漿液性癌

1) 長峰理子，三上芳喜．卵巣腫瘍I－病理の新しい考え方 漿液性腫瘍．病理と臨床．2015; 33（9）: 938-945.
2) Sherman ME, Guido R, Wentzensen N, et al. New views on the pathogenesis of high-grade pelvic serous carcinoma with suggestions for advancing future research. Gynecol Oncol. 2012 Dec; 127（3）: 645-650.
3) Otsuka I, Kameda S, Hoshi K. Early detection of ovarian and fallopian tube cancer by examination of cytological samples from the endometrial cavity. Br J Cancer. 2013; 109（3）: 603-609.
4) 加藤智美，矢島沙紀，佐瀬智子・他．内膜細胞診で砂粒小体を伴う腫瘍細胞を認めた卵巣漿液性境界悪性腫瘍の1例．日臨細胞会誌．2015; 54（3）: 216-220.

3）腹膜偽粘液腫の現状

1) 石倉浩，手島伸一・編．卵巣腫瘍病理アトラス．文光堂．2004: 115-125.
2) 羽場礼次，内藤善哉・編．細胞診の基本から実践．病理と臨床．文光堂，2014; 31 臨時増刊号: 185-195.
3) Badyal RK, Khairwa A, Rajwanshi A, et al. Significance of epithelial cell clusters in pseudomyxoma peritonei. Cytopathology. 2016; 27（6）: 418-426.
4) Shin HJ, Sneige N. Epithelial cells and other cytologic features of pseudomyxoma peritonei in patients with ovarian and/or appendiceal mucinous neoplasms: a study of 12 patients including 5 men. Cancer. 2000: 25; 90（1）: 17-23.

4）類内膜癌からみた体腔液細胞診の鑑別診断

1) 池田勝秀．卵巣．土屋眞一・編．体腔液細胞診カラーアトラス．文光堂．2012: 113-122.
2) 日本臨床細胞学会・編．細胞診ガイドライン4 呼吸器・胸腺・体腔液・リンパ節．金原出版．2015: 150-151.

5）明細胞癌からみた体腔液細胞診の鑑別診断

1) 池田勝秀．卵巣．土屋眞一・編．体腔液細胞診カラーアトラス．文光堂．2012: 113-122.
2) 日本臨床細胞学会・編．細胞診ガイドライン4 呼吸器・胸腺・体腔液・リンパ節．金原出版．2015: 150-151.
3) 日本産婦人科学会・日本病理学会・編．卵巣腫瘍取扱い規約．金原出版．2009: 15-39.

6）顆粒膜細胞腫との鑑別

1) 大石善丈．顆粒膜細胞腫［成人型・若年型］．本山悌一，坂本穆彦・編．腫瘍病理鑑別診断アトラス　卵巣腫瘍．文光堂．2012: 75-86.

索 引

和文索引

あ

悪性黒色腫································26, 118
悪性腺腫···6
異型血管··16
胃型腺癌··6
異型増殖症··8
移行上皮癌·······································12
萎縮性腟炎·······································28
印環細胞癌······································113
インプラント····································14

か

外陰部上皮内腫瘍································20
改訂コルポスコピー分類·······················16
角化型扁平上皮癌···························46, 122
角化真珠··46
角化真珠形成····································25
核の圧排像·····································118
芽出···148
顆粒膜細胞腫··················108, 166, 172, 176
カルチノイド腫瘍·······························176
カンジダ··32
感染症··32
癌肉腫···154
偽コイロサイトーシス·····························4
記述式内膜細胞診報告様式·······················90
クロミフェン····································78
軽度異形成······································36
結核症··32
原始内胚葉腫瘍·································110
コイロサイトーシス···············4, 21, 34, 36
高異型度漿液性癌························12, 98, 168
好酸性基底膜様物質·······························88
好酸性変化（化生）·······························74
好中球取り込み像·······························136
高度異形成······························40, 120, 124
骨盤内漿液性癌···························12, 168

さ

細菌性腟炎······································28
最小偏倚型粘液性腺癌···························130
最小偏倚腺癌·····································6

細胞質変化を伴う類内膜癌 G1··················142
錯角化··35
錯角化細胞······································35
砂粒小体·································172, 174
砂粒体·····································56, 89
子宮内避妊具····································76
子宮内膜異型増殖症······························82
子宮内膜炎······································76
子宮内膜間質肉腫·························160, 176
子宮内膜症·····································166
子宮内膜症性嚢胞··························104, 106
子宮内膜上皮内腫瘍······························9
子宮内膜腺間質破綻······························72
子宮内膜増殖症····································8
子宮瘤膿腫······································76
修復細胞··30
漿液性癌·····················12, 88, 98, 150, 174
漿液性境界悪性腫瘍···············13, 96, 98, 166
漿液性子宮内膜上皮内癌···············9, 88, 156
漿液性腺癌······································56
漿液性卵管上皮内癌·························12, 168
小細胞型神経内分泌腫瘍···························9
小細胞癌··································64, 132
硝子様小体·····································110
上皮内癌·················42, 120, 124, 126, 132
上皮内腺癌·································4, 5, 48
小濾胞構造·····································109
神経内分泌腫瘍····································9
すりガラス細胞癌································62
すりガラス様核·································118
赤色斑··16
腺異形成·······································4, 5
線維形成性間質反応······························84
腺管の断片化····································72
腺侵襲··42
腺扁平上皮癌····································60
腺様嚢胞癌·····································118
桑実胚様細胞巣····························82, 86
増殖期··70
早期類内膜癌 G1································140

た

大細胞型神経内分泌腫瘍	9
大腸癌	113
多核形成	118
脱分化癌	9
タモキシフェン	78
単純型子宮内膜増殖症	80
断片化集塊	136
中等度異形成	38, 120
通常型	6
通常型内頸部腺癌	50
低異型度子宮内膜間質肉腫	11
低異型度漿液性癌	12, 98
ディスジャーミノーマ	174
低分化型扁平上皮癌	132
転移性卵巣腫瘍	112
トリコモナス	32

な

内膜間質細胞の変性凝集	72
内膜間質細胞変性凝集像	136
内膜間質腫瘍	11
肉腫様類内膜癌 G3	144
日母クラス分類	2
乳頭状過形成	14
乳頭状合胞体性変化（化生）	74
乳頭状粘液化生	146
乳房外 Paget 病	22
粘液性癌	102, 146, 174
粘液性癌・内頸部型	6
粘液性境界悪性腫瘍	100
粘液性腺癌	52
粘液性変化（化生）	74

は

白色上皮	16
白斑	16
パラケラトサイト	126
反応性変化	28
非角化型扁平上皮癌	46
微小浸潤癌	126
微小浸潤扁平上皮癌	44
微小乳頭状集塊	156
非特異性腟炎	28
びまん性大細胞型 B 細胞リンパ腫	132
鋲釘様	58

表在乳頭発育型	13
表層上皮性・間質性腫瘍	12
複雑型子宮内膜増殖症	80
腹膜インプラント	96
腹膜偽粘液腫	170
不整形突出集塊	136
不調増殖期内膜	72
篩状胞巣	84
ブレンナー腫瘍	176
分泌期	70
分葉状頸管腺過形成	130
分葉状内頸部腺過形成	6
ベセスダシステム	2
ヘルペス	32
ヘルペスウイルス感染症	118
扁平上皮化生	30
扁平上皮癌	24, 46, 118
扁平上皮性変化（化生）	74
扁平上皮内腫瘍	4
扁平上皮内病変	4
ポリープ状異型腺筋腫	138
ホルモン不均衡内膜	72

ま

ミラーボール状集塊	152
無排卵性機能性子宮出血	136
明細胞癌	88, 106, 152, 174
明細胞腺癌	58
メラニン顆粒	23, 26
モザイク	16

や

癒合腺管	84

ら

卵黄嚢腫瘍	110, 174
卵管癌	158
卵管内膜症	166
ラングハンス型巨細胞	32
リンパ上皮腫様癌	128
類糸球体構造	110
類上皮細胞	32
類内膜癌	84, 104, 172, 174
類内膜腺癌	54
裂隙状腺腔形成	148
濾胞性頸管炎（慢性リンパ性頸管炎）	28

索引

欧文索引

A

adenocarcinoma in situ：AIS ⋯⋯⋯⋯ 4, 48
adenoma malignum ⋯⋯⋯⋯⋯⋯⋯⋯⋯⋯⋯ 6
adenosquamous carcinoma ⋯⋯⋯⋯⋯⋯ 60
AGC ⋯⋯⋯⋯⋯⋯⋯⋯⋯⋯⋯⋯⋯⋯⋯⋯⋯⋯⋯ 6
ATEC ⋯⋯⋯⋯⋯⋯⋯⋯⋯⋯⋯⋯⋯⋯⋯⋯⋯⋯ 90
ATEC-A ⋯⋯⋯⋯⋯⋯⋯⋯⋯⋯⋯⋯⋯⋯⋯⋯⋯ 90
ATEC-US ⋯⋯⋯⋯⋯⋯⋯⋯⋯⋯⋯⋯⋯⋯⋯⋯ 90
atypical endometrial hyperplasia ⋯⋯⋯ 82
atypical polypoid adenomyoma：APAM ⋯⋯ 138
atypical proliferative mucinous tumor ⋯⋯⋯ 100
atypical proliferative serous tumor ⋯⋯⋯ 96

C

Call-Exner body ⋯⋯⋯⋯⋯⋯⋯⋯⋯⋯ 109
carcinoma in situ ⋯⋯⋯⋯⋯⋯⋯⋯⋯⋯ 120
carcinosarcoma ⋯⋯⋯⋯⋯⋯⋯⋯⋯⋯⋯ 154
cervical intraepithelial neoplasia：CIN ⋯⋯⋯ 4
CGIN ⋯⋯⋯⋯⋯⋯⋯⋯⋯⋯⋯⋯⋯⋯⋯⋯⋯ 5
CIN1 ⋯⋯⋯⋯⋯⋯⋯⋯⋯⋯⋯⋯⋯ 36, 120
CIN2 ⋯⋯⋯⋯⋯⋯⋯⋯⋯⋯⋯⋯⋯ 38, 120
CIN3 ⋯⋯⋯⋯⋯⋯⋯⋯⋯ 40, 42, 120
CIN 分類 ⋯⋯⋯⋯⋯⋯⋯⋯⋯⋯⋯⋯⋯⋯⋯ 2
CIS ⋯⋯⋯⋯⋯⋯⋯⋯⋯⋯⋯⋯⋯⋯⋯⋯⋯ 42
clear cell adenocarcinoma ⋯⋯⋯⋯⋯⋯ 58
clear cell carcinoma ⋯⋯⋯⋯ 106, 152, 174

D

dedifferentiated carcinoma ⋯⋯⋯⋯⋯⋯ 9
disseminated pertitoneal adenomucinosis：DPAM
⋯⋯⋯⋯⋯⋯⋯⋯⋯⋯⋯⋯⋯⋯⋯⋯⋯⋯⋯ 170
DPP ⋯⋯⋯⋯⋯⋯⋯⋯⋯⋯⋯⋯⋯⋯⋯⋯ 72
DUB ⋯⋯⋯⋯⋯⋯⋯⋯⋯⋯⋯⋯⋯ 72, 136
dysgerminoma ⋯⋯⋯⋯⋯⋯⋯⋯⋯⋯⋯ 174

E

EGBD ⋯⋯⋯⋯⋯⋯⋯⋯⋯⋯⋯⋯⋯⋯⋯⋯ 72
endocervical adenocarcinoma, usual type ⋯⋯⋯ 50
endomeritis ⋯⋯⋯⋯⋯⋯⋯⋯⋯⋯⋯⋯⋯ 76
endometrial glandular dysplasia ⋯⋯⋯⋯ 156
endometrial hyperplasia ⋯⋯⋯⋯⋯⋯⋯ 80
endometrial intraepithelial neoplasia：EIN ⋯⋯ 9

endometrial stromal sarcoma：ESS ⋯⋯⋯⋯ 160
endometrioid adenocarcinoma ⋯⋯⋯⋯ 54
endometrioid carcinoma ⋯⋯⋯⋯⋯⋯⋯ 174
endometrioid carcinoma ⋯⋯⋯⋯ 84, 104
eosinophilic hyaline globule ⋯⋯⋯⋯⋯ 174
Epstein-Barr virus：EBV ⋯⋯⋯⋯⋯⋯ 128
extramammary Paget's disease ⋯⋯⋯⋯ 22

F

FIGO 2008 分類 ⋯⋯⋯⋯⋯⋯⋯⋯⋯⋯⋯ 11
flat condyloma ⋯⋯⋯⋯⋯⋯⋯⋯⋯⋯⋯⋯ 4
follicular cervicitis ⋯⋯⋯⋯⋯⋯⋯⋯⋯⋯ 28

G

ghost cell ⋯⋯⋯⋯⋯⋯⋯⋯⋯⋯⋯⋯⋯⋯ 47
glandular dysplasia ⋯⋯⋯⋯⋯⋯⋯⋯⋯⋯ 4
glassy cell carcinoma：GCC ⋯⋯⋯⋯⋯⋯ 62
grade ⋯⋯⋯⋯⋯⋯⋯⋯⋯⋯⋯⋯⋯⋯⋯⋯ 8
granulosa cell tumor ⋯⋯⋯⋯⋯⋯ 108, 172

H

high grade serous carcinoma：HGSC ⋯ 12, 98, 168
high grade squamous intraepithelial lesion：HSIL
⋯⋯⋯⋯ 5, 38, 40, 42, 120, 122, 124
hight grade endometrial stromal sarcoma ⋯⋯⋯ 11
hobnail 細胞 ⋯⋯⋯⋯⋯⋯⋯⋯⋯⋯⋯ 58, 88
HSIL with feature suspicious for invasion ⋯⋯⋯ 44
human papilloma virus：HPV ⋯⋯⋯⋯⋯ 34
hyaline globules ⋯⋯⋯⋯⋯⋯⋯⋯⋯⋯ 110

I

implant ⋯⋯⋯⋯⋯⋯⋯⋯⋯⋯⋯⋯⋯⋯⋯ 14
infection disease ⋯⋯⋯⋯⋯⋯⋯⋯⋯⋯ 32
IUD ⋯⋯⋯⋯⋯⋯⋯⋯⋯⋯⋯⋯⋯⋯⋯⋯ 76

J

JAZF1 ⋯⋯⋯⋯⋯⋯⋯⋯⋯⋯⋯⋯⋯⋯⋯ 11

K

koilocytosis ⋯⋯⋯⋯⋯⋯⋯⋯⋯⋯⋯⋯⋯ 4
KRAS 遺伝子変異 ⋯⋯⋯⋯⋯⋯⋯⋯⋯ 146
Kruckenberg 腫瘍 ⋯⋯⋯⋯⋯⋯⋯⋯⋯ 112

L

lobular endocervical hyperplasia：LEGH … 6，130
low grade endometrial stromal sarcoma … 11
low grade mucinous carcinoma … 146
low grade serous carcinoma … 12，98
low grade squamous intraepithelial lesion：LSIL
　　　　　　　　　　　… 4，36，120，124
lymphoepithelioma-like carcinoma … 128

M

malignant melanoma … 26
malignant mixed müllerian tumor：MMMT … 154
MDA … 130
metastatic ovarian tumor … 112
mild dysplasia … 36
moderate dysplasia … 38，120
morula … 82，86
mucinous adenocarcinoma … 52
mucinous borderline tumor … 100
mucinous carcinoma … 102，146，174

P

p16 … 5
p53 遺伝子 … 148
p53 遺伝子変異 … 88
p53 変異 … 56
Paget 病 … 118
parakeratocyto … 35
parakeratosis … 35
pelvic serous carcinoma … 12，168
peritoneal mucinous carcinomatosis：PMCA … 170
primitive endodermal tumor … 110
psammoma body … 172，174
pseudomyxoma peritonei … 170

R

RB タンパク … 5
reactive change … 28

S

Schiller-Duval body … 110
SERM … 78
seromucinous tumor … 100
serous adenocarcinoma … 56
serous borderline tumor：SBT … 96，98，166
serous carcinoma … 12，98，148，150，174
serous endometrial intraepithelial carcinoma：SEIC
　　　　　　　　　　　… 9，88，156
serous tubal intraepithelial carcinoma：STIC
　　　　　　　　　　　… 12，168
severe dysplasia … 40，120
small cell carcinoma … 64
smudged … 126
smudged 核 … 35
squamous cell carcinoma … 24，46
squamous intraepithelial lesion：SIL … 4
stratified mucin-producing intraepithelial lesion
　：SMILE … 5，6
surface epithelial-stromal tumor … 12
surface papillary type … 13
SUZ（JJAZ1） … 11

T

TNM 2017 分類 … 11
two cell pattern … 174

U

usual type … 6
uterine papillary serous carcinoma … 148

V

vulvar intraepithelial neoplasia … 20

W

WHO 2014 年分類 … 12

Y

yolk sac tumor … 110，174
YWHAE-FAM22 … 11

数字

Ⅰ型体癌 … 9
Ⅱ型体癌 … 9

実践から学ぶ 婦人科細胞診　　　価格はカバーに
表示してあります

2017 年 5 月 26 日　第一版 第 1 刷 発行

監　修　加藤　久盛・安田　政実 ©
編　集　北村　隆司・大金　直樹・加藤　智美・矢野　恵子
発行人　古屋敷　信一
発行所　株式会社 医療科学社
　　　　〒 113-0033　東京都文京区本郷 3 － 11 － 9
　　　　TEL 03（3818）9821　　FAX 03（3818）9371
　　　　ホームページ　http://www.iryokagaku.co.jp
　　　　郵便振替　00170-7-656570

ISBN978-4-86003-487-0　　　　　　（乱丁・落丁はお取り替えいたします）

本書の複製権・翻訳権・上映権・譲渡権・公衆送信権（送信可能化権を
含む）は（株）医療科学社が保有します。

JCOPY ＜（社）出版者著作権管理機構 委託出版物＞

本書の無断複写は著作権法上での例外を除き，禁じられています。
複写される場合は，そのつど事前に（社）出版者著作権管理機構
（電話 03-3513-6969，FAX 03-3513-6979，e-mail: info@jcopy.or.jp）の
許諾を得てください。